AF558744

Schäfer – Die Dosis macht das Gift

Für meine Familie.

Siegfried G. Schäfer

Die Dosis macht das Gift

Heilende Pflanzen im Spiegel der Geschichte

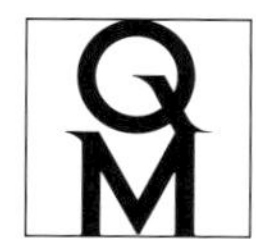

Quelle & Meyer Verlag Wiebelsheim

Bibliografische Information der Deutschen Nationalbibliothek
Die Deutsche Nationalbibliothek verzeichnet diese Publikation in der Deutschen Nationalbibliografie; detaillierte bibliografische Daten sind im Internet über http://dnb.d-nb.de abrufbar.

www.quelle-meyer.de

Umschlagabbildungen: Andreas Zehm
Druck und Verarbeitung: Belvédère Print & Packaging b.v., Niederlande
Printed in Europe/Imprimé en Europe
ISBN 978-3-494-01856-0

Inhaltsverzeichnis

Vorwort

„Dosis sola facit venenum": Nur die Dosis macht das Gift. Diese Beobachtung des Theophrastus Bombast von Hohenheim, besser bekannt unter dem Namen Paracelsus, war für das 16. Jahrhundert eine bedeutende Erkenntnis in der Medizin. Es muss bedacht werden, dass man zu jener Zeit keine Chemie kannte, die in der Lage war, gezielt Substanzen zu synthetisieren, um daraus eine entsprechende Arznei herzustellen. Mit anderen Worten: man war auf den Einsatz von Naturstoffen, das bedeutete in den meisten Fällen auf Pflanzen, für die Behandlung der verschiedenen Erkrankungen angewiesen. Zu dieser Zeit war den Menschen jedoch nicht bekannt, dass die Menge der Inhaltsstoffe in Abhängigkeit von der Jahreszeit und vom Standort variieren kann. Dieser Umstand führte leicht zu Über- oder Unterdosierungen bei einer Therapie.

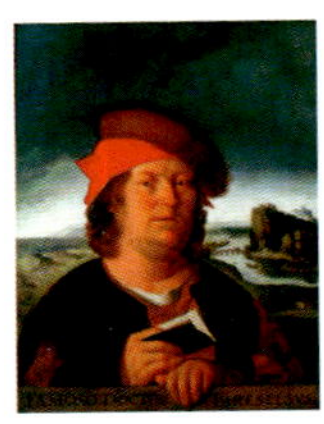

Neben den fehlenden naturwissenschaftlichen Möglichkeiten und Kenntnissen führten auch Lehrmeinungen wie die der Humoralpathologie (Lehre von den Körpersäften) zu vorwiegend spekulativen Methoden der Arzneimitteltherapie. Dieses Konzept bestimmte die Medizin, darunter auch die Pflanzenheilkunde (Phytotherapie), seit etwa dem 4. Jahrhundert v. Chr. über das Mittelalter hinaus bis in das 19. Jahrhundert hinein. Erst aufgrund der Arbeiten von Virchow (1821 – 1902) änderte sich diese Sichtweise.

Das Verständnis, warum die Dosis einer Substanz oder Pflanze für eine positive oder negative Wirkung verantwortlich ist, wirft aus heutiger Sicht die Frage auf: „Welche Pflanze ist eine Heilpflanze, welche ist giftig?" Dies ist selbst mit dem aktuellen Wissen um die Wirkung vieler Inhaltsstoffe der Pflanzen nicht immer leicht zu beantworten. In jedem Fall haben aber zum einen die modernen Erkenntnisse der Physiologie und zum anderen die Zellularpathologie von Virchow die Medizin und die Arzneimitteltherapie auf ein neues Fundament gehoben, auf dem sowohl das Entstehen von Krankheiten als auch eine entsprechende Therapie mit physiologischen Zusammenhängen erklärt werden können.

Anhand von vier Beispielen soll aufgezeigt werden, wie sich im Laufe der Geschichte die Wahrnehmung in Bezug auf Nutzen und Schaden von Pflanzen für eine Therapie verändert hat.

Im 9. Jahrhundert traten in Frankreich plötzlich bis dahin völlig unbekannte Symptome bei einer sehr großen Zahl von Menschen aus der armen Bevölkerungsschicht auf, ohne dass eine Ursache dafür auszumachen war. Die Erkrankung galt als eine Geißel Gottes. Heute weiß man, dass diese Menschen durch Roggenmehl, das große Mengen Mutterkorn enthielt, vergiftet worden waren. Heute ist aber auch bekannt, dass der Wirkstoff aus dem Mutterkorn wohl dosiert als Arzneimittel verwendet werden kann.

Ein anderes Beispiel sind Pflanzen wie die Tollkirsche, die psychische aber auch organische Effekte auslösen können. Diese wurden häufig für sogenannte Hexensalben oder besondere Zaubertränke genutzt. Heute ist die eine oder andere inzwischen synthetisch hergestellte Substanz aus dieser Gruppe von Pflanzen Bestandteil unseres Arzneischatzes.

Es gibt aber auch andere Pflanzen, die früher als Heilpflanzen angesehen wurden, von deren Gebrauch man heute in der Medizin aber dringend abrät. Dazu zählt das Jakobs-Kreuzkraut, das leberschädigende Substanzen enthält.

Ein weiteres Beispiel ist die Rizinuspflanze. Auf der einen Seite liefert sie bis heute das wirtschaftlich bedeutende Rizinusöl. Das führt aber gleichzeitig dazu, dass große Mengen an Pressrückständen entstehen, die das außerordentlich giftige Ricin enthalten.

Diese Beispiele machen deutlich, dass die Frage, welche Pflanze als Heil- und welche als Giftpflanze zu bezeichnen ist, sich nach wie vor nicht leicht beantworten lässt. Zudem zeigen sie, dass die heute weit verbreitete Meinung, Naturstoffe seien gleichzusetzen mit Gesundheit und Harmlosigkeit, eine große und gefährliche Fehleinschätzung ist. Inzwischen ist es unbestritten, dass die giftigsten Substanzen Naturstoffe sind. Beispiele sind das erwähnte Ricin aus dem Rizinus, die Digitalisglykoside aus dem Fingerhut oder auch das Aconitin aus dem Blauen Eisenhut.

In diesem Buch werden Heilpflanzen im Spiegel der Geschichte beschrieben. Dabei wurde auch die eine oder andere Anekdote zur Anwendung der Pflanzen aufgenommen, die vielleicht etwas Schmunzeln über das Menschliche und allzu Menschliche auslöst. Damit sollen unter anderem Aspekte aufgezeigt werden, die frühere Sichtweisen auf die eine oder andere Pflanze erkennen lassen und nicht nur die Frage beantworten, ob das jeweilige Gewächs giftig ist.

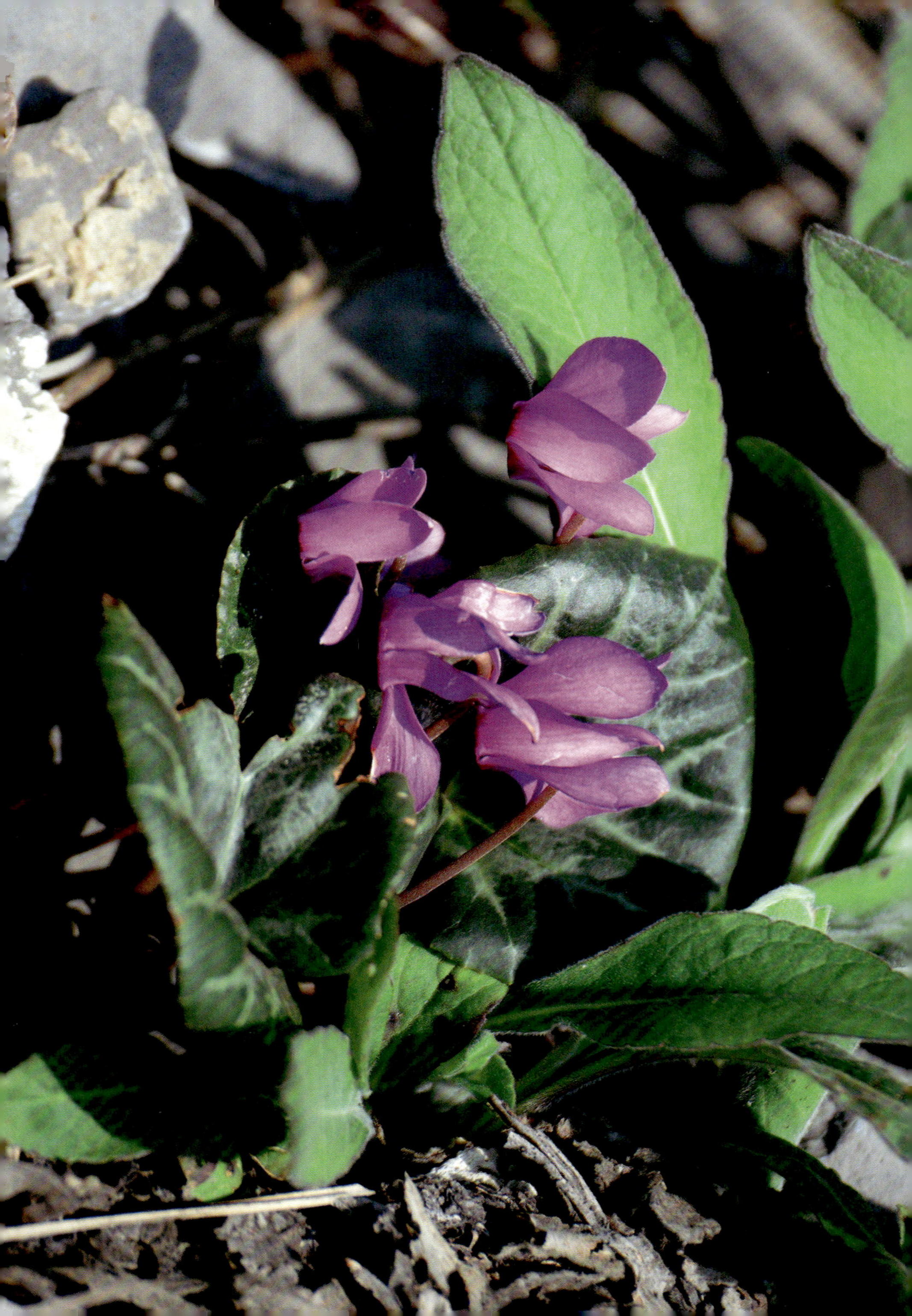

Europäisches Alpenveilchen

Cyclamen europaeum / purpurascens

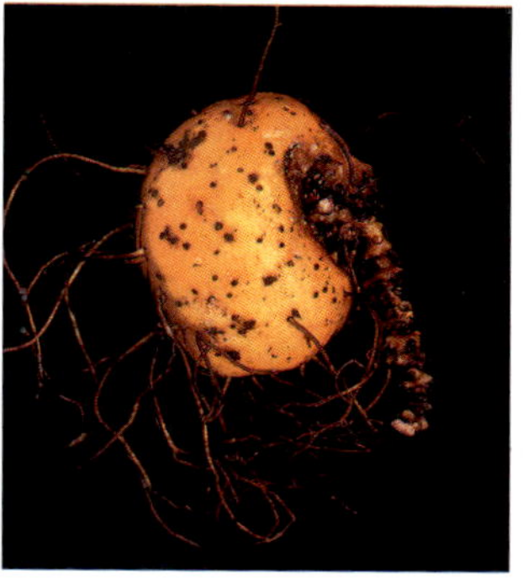

Auch wenn sie Veilchen genannt werden, gehören sie doch zu der Familie der Primelgewächse (Primulaceae). Der Name „Cyclamen" entstammt dem Griechischen und bezieht sich auf die scheibenförmige Wurzelknolle. Die Pflanze wurde zudem als „Bergveilchen" oder „Europäische Erdscheibe" bezeichnet. In Frankreich („Pain de porceau") und England („Sowbread") deuten die Namen eher darauf hin, von wem die Wurzelknollen bevorzugt gefressen wurden, nämlich von den Wildschweinen.
Aber auch im deutschsprachigen Raum lässt sich ein entsprechender Bezug finden, da die Knollen hier den Schweinen als Brunftmittel verfüttert wurden.
Mancherorts wurde die Knolle „Lausbleaml" (Niederösterreich) genannt, da sie gegen Ungeziefer wie Läuse eingesetzt wurde.[1]
Das Europäische Alpenveilchen wird bis zu 15 cm hoch, ist teilweise immergrün und mehrjährig. Im Boden findet sich eine abgeplattete Knolle. Die Blätter weisen oftmals helle Flecken auf. Aufgrund der schönen, meist lila gefärbten Blüten ist das Alpenveilchen auch als Zierpflanze sehr beliebt. Das Cyclamen europaeum steht unter Naturschutz.

[1] G. Madaus, Lehrbuch der Biologischen Heilmittel, Bd. 2, Hildesheim, New York 1976, S. 1157 f.

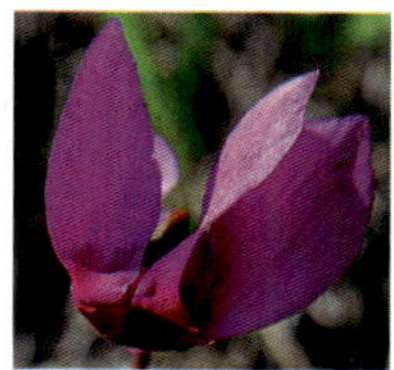

Historische Berichte

Seit der Antike gilt Cyclamen als Heilmittel für die verschiedensten Indikationen. Sowohl in Griechenland (Dioskurides, 1. Jahrhundert) als auch im alten Rom (Plinius d. Ä., 23 – 79) wurde das Alpenveilchen in der Medizin bereits verwendet. Es war zum einen ein Heilmittel gegen Regelbeschwerden, zum anderen wurde es aber auch für Abtreibungen oder nach Schlangenbissen eingesetzt. Daneben galt Cyclamen als ein besonderes Zaubermittel.

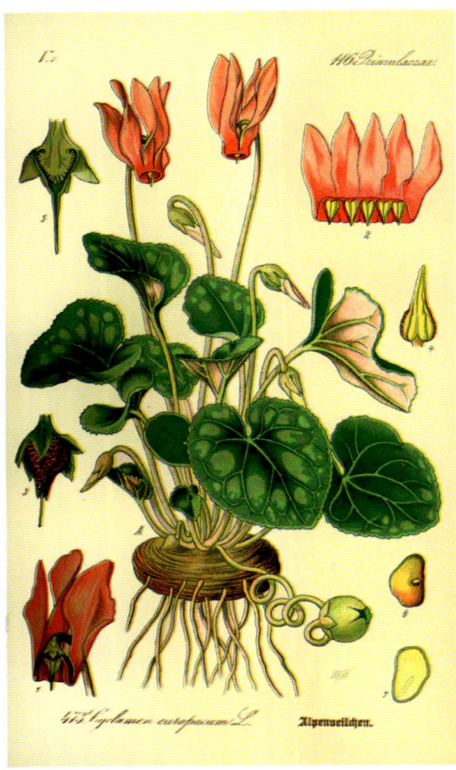

Auch noch im Mittelalter wurde es in Salben oder als Pulver bei Geschwüren und eiternden Wunden verwendet. Cyclamen wurde zudem gegen Nasenbluten und bei unregelmäßigen Menstruationen verordnet.

Es wird berichtet, dass bereits im alten Ägypten die Cyclamenknollen unter Beachtung eines langsamen Anfütterns zur Schweinemast genutzt wurden. Man erklärt sich den Erfolg dadurch, dass man annimmt, dass die enthaltenen Saponine die Aufnahme der Nahrung (Resorption) aus dem Darm steigern, wodurch die Ausnutzung des Futters verbessert wurde.

Im Mittelmeerbereich wurde die Pflanze seit dem 16. Jahrhundert als sogenannter „Tollköder“ in der Fischerei benutzt.[2] Zerquetschte Knollen wurden mit Ton vermengt und in Fischnetze gelegt, was dazu führte, dass die Fische betäubt wurden und so der Fang vereinfacht und verbessert wurde.[3]

Inhaltsstoffe und Wirkungen

Die Knolle enthält Triterpensaponine, unter anderem Cyclamin, das stark giftig ist. Auch für den Menschen besteht ein Risiko, da bereits Mengen ab etwa 0,3 Gramm Giftwirkungen verursachen können. Das Cyclamin ist eine hoch wirksame Substanz, die die roten Blutkörperchen (Erythrozyten) auflöst (hämolytische Wirkung). Dadurch kann es zu blutigem Urin (Hämoglobinurie) kommen. Fieber, Schüttelfrost und Kreislaufstörungen bis hin zum Kollaps können weitere mögliche Folgen der hämolytischen Wirkung sein. Nach größeren Dosen werden Entzündungen des Magen-Darm-Traktes (Gastroenteritis), eine körperliche und geistige Starre (Stupor), Krämpfe, Schwindel und schließlich eine tödliche zentrale Lähmung beobachtet.

Während Schweine weniger empfindlich reagieren, führt die Substanz bei Fischen bereits in sehr geringen Dosen zu einer Bewusstlosigkeit, was für den Einsatz als „Tollköder“ vorteilhaft war. Verwendet wurde

[2] C. Heresbach in: H. Grimm, Neue Beiträge zur „Fisch Literatur“ des XV. bis XVII Jahrhunderts und über Drucker und Buchführer. In: Börsenblatt für den deutschen Buchhandel – Frankfurter Ausgabe Nr. 89.5, Nov. 1968, S. 2871 – 2887

[3] G. Madaus, ebenda, S. 1159

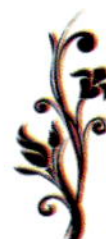

stets nur die Wurzelknolle mitsamt den Wurzeln. Die Pflanze verliert nicht ihre Wirksamkeit, wenn sie getrocknet wird.
Als Heilmittel wurde Cyclamen bereits im antiken Griechenland von Hippokrates (ca. 460 – 370 v. Chr.) bei Uterusbeschwerden eingesetzt. Paracelsus (1493 – 1541) nutzte es als „Wundtrank" und als „gutes Laxativum" (gegen Verstopfung). Neben den Anwendungen bei Unregelmäßigkeiten der Regelblutung wurde Cyclamen beispielsweise von Lonicerus (1528 – 1586) bei Wasseransammlungen im Bauchraum (Ascites) und gegen faules Fleisch in der Nase („Nasenkrebs") verordnet.[4] Andere wiederum verabreichten es bei Ohrensausen oder Migräneanfällen.
In der Homöopathie galt Cyclamen als „ein gutes Uterus- und Nervenmittel, welches besonders bei Menstruationsstörungen anämischer und chlorotischer (bleichsüchtig) Patientinnen und den damit häufig verbundenen nervösen Störungen" gegeben wurde.[5] Daneben fand Cyclamen Einsatz bei Neuralgien, Verdauungsbeschwerden wie Blähungen, bei Blasenleiden, rheumatischen Beschwerden aber auch Migräne.
Heute werden folgende typische Einsatzgebiete für Cyclamen in der Homöopathie beschrieben: Depressive Verstimmung, Menstruationsbeschwerden, Schnupfen und Magenbeschwerden. Darüber hinaus gehört Cyclamen „zu den bevorzugten homöopathischen Frauenmitteln. Die Wirkung erstreckt sich über das zentrale Nervensystem bis zu den weiblichen Geschlechtsorganen. Das Mittel wird auch bei Augenkrankheiten und Nasenbeschwerden eingesetzt. Es hat sich ebenfalls bei Reisekrankheit bewährt." „Blonde, blasse Patienten" gelten als „prädestiniert" für die Therapie.[6]

[4] G. Madaus, ebenda, S. 1160

[5] G. Madaus, ebenda, S. 1161

[6] U. Schlüter, Cyclamen in der Homöopathie, www1

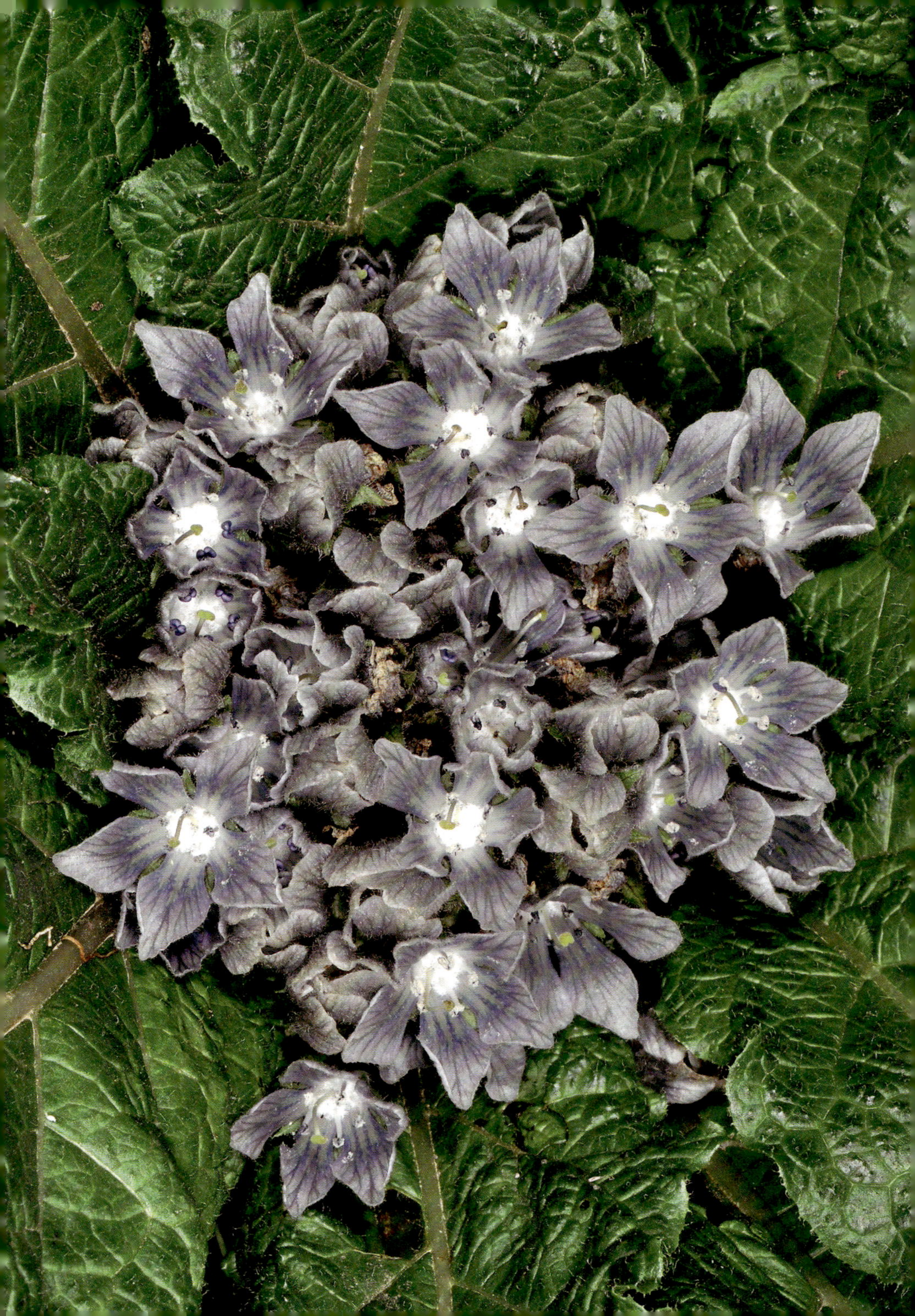

Heilmittel, Zauberwurzel, Wunderdroge

ALRAUNE

Mandragora officinarum

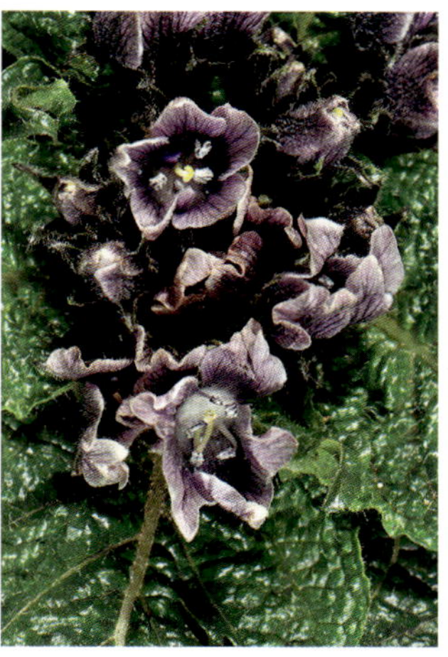

Sie wächst in Südeuropa und wurde schon in der Antike von Ägyptern und Griechen erwähnt. Ihr Name scheint sich aus dem Wort „Mandra" (griech.: Hürde, Schäferhütte) und dem Begriff „Agora" (griech.: Versammlung) zusammenzusetzen, da die Pflanze wohl oft nahe bei Schäferhütten gefunden wurde.[1]

Es gibt kaum eine andere Pflanze, über die während mehrerer tausend Jahre so viele mystische, märchenhafte oder heilbringende Geschichten erzählt wurden. Die Alraune wird bis heute von einem gewissen Zauber umgeben.

Bereits im alten Ägypten wurde sie unter dem Namen „Dja-Dja"[2] im Papyrus Ebers (16. Jh. v. Chr.) erwähnt und auch Pythagoras (570 – 510 v. Chr.) war die Pflanze bekannt. Die Alraune gehört zu der Familie der Nachtschattengewächse (Solanaceae) und zeigt einen recht großen, groben, kurz gestielten Blätterkranz. Die Blüte ist glockenförmig und besteht aus einem großen Kelch und einer gelblichen Blütenkrone, aus der sich die Tomaten ähnelnden Früchte, gelbe Beeren von 2 bis 4 cm Größe, entwickeln.[3] Die Früchte wurden auch „Liebesäpfel" genannt, da sie aphrodisierend wirken sollen. Die Wurzeln reichen tief ins Erdreich und bilden dort drei längliche Wurzelknollen, deren Form viele an einen menschlichen Körper erinnert. Die bis zu 60 cm lange und „menschenähnliche" Wurzel hat immer wieder Anlass zur Verwendung durch Zauberer oder bei Kulthandlungen gegeben. Diese Wurzel macht den ganz besonderen Ruf der Alraune aus. Die gesamte Pflanze ist stark giftig.

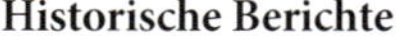

Historische Berichte

Nach dem jüdischen Geschichtsschreiber J. Flavius (37 – 100) soll Ruben seiner Mutter Lea die Alraune gebracht haben, die sie als Aphro-

[1] G. Madaus, Lehrbuch der Biologischen Heilmittel, Bd. 2, Hildesheim, New York 1976, S. 1835

[2] G. Madaus, ebenda, S. 1837

[3] L. Roth, M. Daunderer, K. Kormann, Giftpflanzen, Pflanzengifte, Hamburg 2012, S. 485

disiakum verwandt haben soll (1. Mose 30, 14). Zu dieser Zeit durfte man Mandragora jedoch nicht selbst aus der Erde ziehen, da diese währenddessen einen schrecklichen Schrei ausstoßen würde. Es ging daher die Geschichte um, dass man sich dabei die Ohren mit allerlei Dingen wie Wolle und Wachs verschließen musste. Dann war es nötig, an einem Freitag vor Sonnenaufgang hinauszugehen, drei Kreuze über der Alraune zu schlagen und die Erde um sie herum aufzugraben. Wenn sie nahezu vollständig ausgegraben war, sollte die Wurzel einem schwarzen Hund an den Schwanz gebunden und er mit einem Leckerchen dazu gebracht werden, sie aus der Erde zu ziehen. Dabei soll die Pflanze einen so schrecklichen Schrei ausgestoßen haben, dass der Hund tot zu Boden fiel.[4] Von diesen schrecklichen Schreien berichtete auch Shakespeare viele hundert Jahre später noch.

[4] G. Madaus, ebenda, S. 1837

Im Altertum wurden sowohl die frische Pflanze als auch die getrocknete Wurzel genutzt. A. C. Celsus (25 v. Chr. – 50 n. Chr.) setzte die Früchte der Alraune als Schlafmittel und die Wurzel bei Zahnschmerzen ein. Bei chirurgischen Eingriffen wurde den Patienten die Wurzel vor die Nase gehalten, was die Schmerzen lindern sollte.

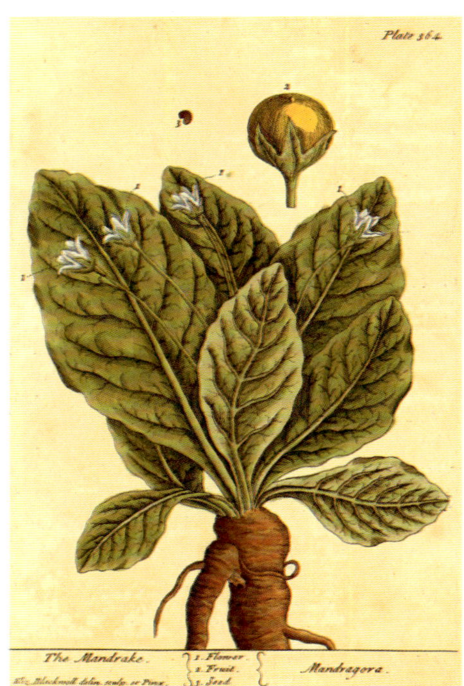

Im Mittelalter wurde in weiten Teilen von Europa und dem Vorderen Orient Mandragora als Heil- und Zaubermittel geschätzt. Die Wurzel der Alraune war auch ein wichtiger Bestandteil der „Hexensalben", die für die Walpurgisnacht bereitet wurden. Sie bestanden aus einer bunten Mischung Tollkirsche, Stechapfel, Bilsenkraut, Cannabis und Alraune, die zum Teil völlig unvorhersehbare halluzinogene Wirkungen verursachen. Zudem wurden unter anderem Krötenfett, Schierling und Opium beigemischt. Die Nachtschattengewächse und Opium sorgten für die Betäubung, Krötenfett und Cannabis für die Halluzinationen und die Kanthariden aus der spanischen Fliege für den erotischen Effekt der Salben.[5]

Zudem schnitzte man Figuren aus der Wurzel, die „Alraunen", die als glücksbringender Zauber galten. Selbst Kaiser wie Rudolph II.

(1552 – 1612) verwahrten Wurzeln der Mandragora als Glücksbringer. Die Alraune sollte die Zukunft prophezeien, das Geld verdoppeln oder Krankheiten heilen können. Diese Eigenschaften sind auch heute noch gefragt, jedoch hat noch niemand das Rezept verraten, das zum Erfolg führt.

[5] A. Lupp, Rauschmittel in: Toxikologie, H. Marquardt, S. G. Schäfer, H. Barth (Hrsg.), Stuttgart 2019, S. 962

Selbst im 20. Jahrhundert gab es in Wien noch den Spruch „Der muß a Oraunl (Alräunchen) im Sack (Tasche) haben", wenn jemand offensichtlich großes Glück gehabt hatte.

Es muss jedoch auch hervorgehoben werden, dass es zahlreiche ungewollte, tödliche Vergiftungsfälle oder beabsichtigte Vergiftungen mit Mandragora gegeben hat. So gibt es die Geschichte, dass Maharbal, ein Feldherr in Karthago, eine große Menge Mandragora in den Wein mischen ließ. Dann zog er sich zum Schein zurück. Die aufrührerischen Nordafrikaner waren glücklich über ihre Beute. Sie tranken mit viel Vergnügen den Wein und fielen in einen tiefen Schlaf. So konnte Maharbal sie leicht überwältigen.[6]

[6] G. Madaus, ebenda, S. 1838

Heute werden Mandragora-Präparate vor allem noch in der Homöopathie eingesetzt.

Inhaltsstoffe und Wirkungen

Die Pflanze enthält die Alkaloide Scopolamin, Atropin und L-Hyoscyamin (siehe auch *Tollkirsche*). Im Altertum und auch im Mittelalter wurde die Alraune als Beruhigungs- und Schlafmittel genutzt, wie Hippokrates (460 – 370 v. Chr.) und Paracelsus (1493 – 1541) überein-

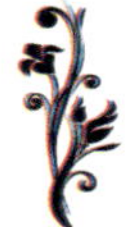

7 G. Madaus, ebenda, S. 1838

stimmend berichteten.[7] Lonicerus (1528 – 1586) schilderte, dass der Genuss der Wurzel die Patienten in einen so narkoseähnlichen Schlaf versetzte, dass sie quasi schmerzfrei operiert werden konnten. Frische, zerquetschte Blätter wurden zur Wundheilung verwendet. Noch bis ins 19. Jahrhundert hinein wurde die Pflanze als Narkotikum empfohlen.

Gleichzeitig wurde aber auch vor dem Gebrauch der Früchte, z. B. als Aphrodisiakum (erotisierendes Mittel), gewarnt, da sie tödliche Vergiftungen hervorrufen könnten. In Südfrankreich fand die Alraune als Aphrodisiakum allerdings noch lange Anwendung.

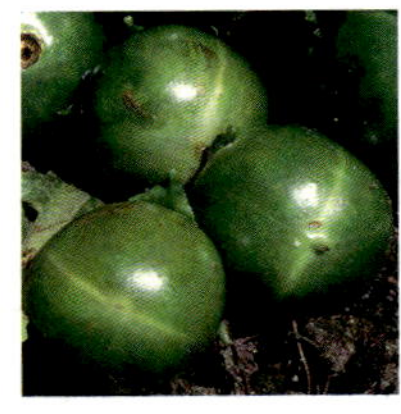

Im Laufe des 19. Jahrhunderts wurde sie jedoch immer seltener medizinisch eingesetzt. Lediglich bei Schlafstörungen wurde die Alraune gelegentlich empfohlen.

In der Homöopathie wird Mandragora officinarum nach wie vor vielfältig verwendet. Seine Wirkung auf das zentrale Nervensystem und die Gefäßmuskulatur steht dabei im Fokus. Darüber hinaus wird Mandragora aber auch bei Leiden der Leber, des Herzens und des Verdauungsapparates verordnet. Weitere Indikationen für die Alraunenpräparate sind beispielsweise auch die Behandlung von depressiven Verstimmungen, Ischiasbeschwerden sowie Reizhusten und Entzündungen der oberen Luftwege. Damit wird Mandragora in der Homöopathie in einem sehr breiten Indikationsfeld eingesetzt.[8] Dabei wird die Wurzel in Form von Globuli in den Potenzen D3 bis D12 verordnet.

8 U. Schlüter, Mandragora in der Homöopathie, www2

Es sollte darüber hinaus nicht unerwähnt bleiben, dass in einer Liste von 420 „Zauberpflanzen“ die Alraune aufgrund des hohen Gehalts an Hyoscyamin, Atropin und Scopolamin als eine stark giftige, Halluzinationen auslösende, psychodelisch wirkende und tödliche Pflanze beschrieben wird und somit in die gefährlichste Kategorie eingestuft werden muss.[9]

9 Cyrill (Hrsg.): Pflanzenliste – 420 Zauberpflanzen, www3

Das unbekannte Wesen

ARONSTAB

Arum maculatum

Vermutlich ist er ein „Ägypter". Zumindest wird die Herkunft der Pflanze aufgrund ihrer Erwähnung bei den alten Griechen unter dem Namen „Arum", einem ägyptischen Namen, mit diesem Land in Zusammenhang gebracht. Später wurde der Name wegen der Ähnlichkeit mit dem Hohepriester Aaron aus dem Alten Testament verknüpft. Zudem gibt es die Legende, dass Josua und Kaleb in das gelobte Land geschickt wurden. Sie nahmen einen Stab mit und trugen an ihm eine große Weintraube und andere Früchte ihres Landes. Nachdem sie die Früchte abgelegt hatten, steckten sie den Stab in die Erde. An dieser Stelle soll nachher ein Aronstab gewachsen sein. Unabhängig davon, ob eine dieser Erklärungen der Wahrheit entspricht, wird deutlich, dass der Aronstab in Nordafrika und weiten Teilen Europas seit alters her bekannt und verbreitet ist.

Verschiedene regionale Namen haben sich insbesondere aufgrund seines Aussehens entwickelt, wie zum Beispiel „Antensnepl" (Entenschnabel) in Braunschweig, „Johannishaupt" in Wien, „Trommelschlegel" im Thurgau in der Schweiz oder „Schdanizl", wohl aus dem Italienischen („scarnuzzo"), für Papiertüte.[1]

[1] G. Madaus, Lehrbuch der Biologischen Heilmittel, Bd. 1, Hildesheim, New York 1976, S. 606

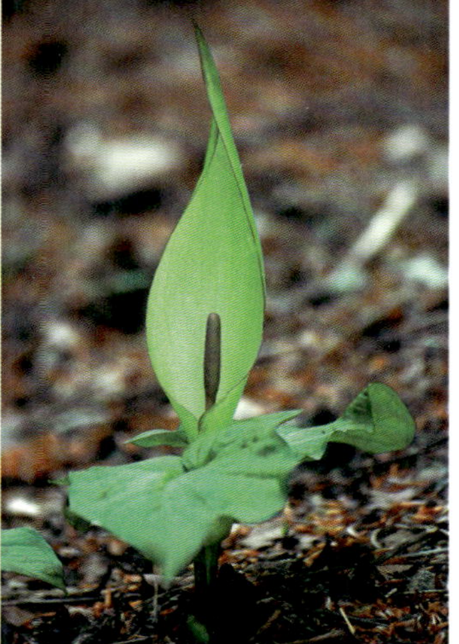

Der Gefleckte Aronstab wächst bevorzugt in Laubwäldern oder Hecken mit nährstoffreichen Böden. Er ist mehrjährig, überwintert als Knolle im Boden und zählt zu den Frühblühern. Die Pflanze gehört zur Familie der Aronstabgewächse (Araceae). Alle Teile des Gewächses sind giftig, weshalb es wichtig ist, darauf zu achten, es in der frühen Wachstumsphase nicht mit Bärlauch oder Sauerampfer zu verwechseln.

Ein Hochblatt umhüllt den eigentlichen Teil der Blüte wie eine Papiertüte und wird dadurch zu einer „Kesselfalle" für Insekten, die angelockt durch den aasähnlichen Geruch auf das sehr glatte Blatt fliegen und dann auf diesem in die Tiefe rutschen. Tieferliegende feine Bor-

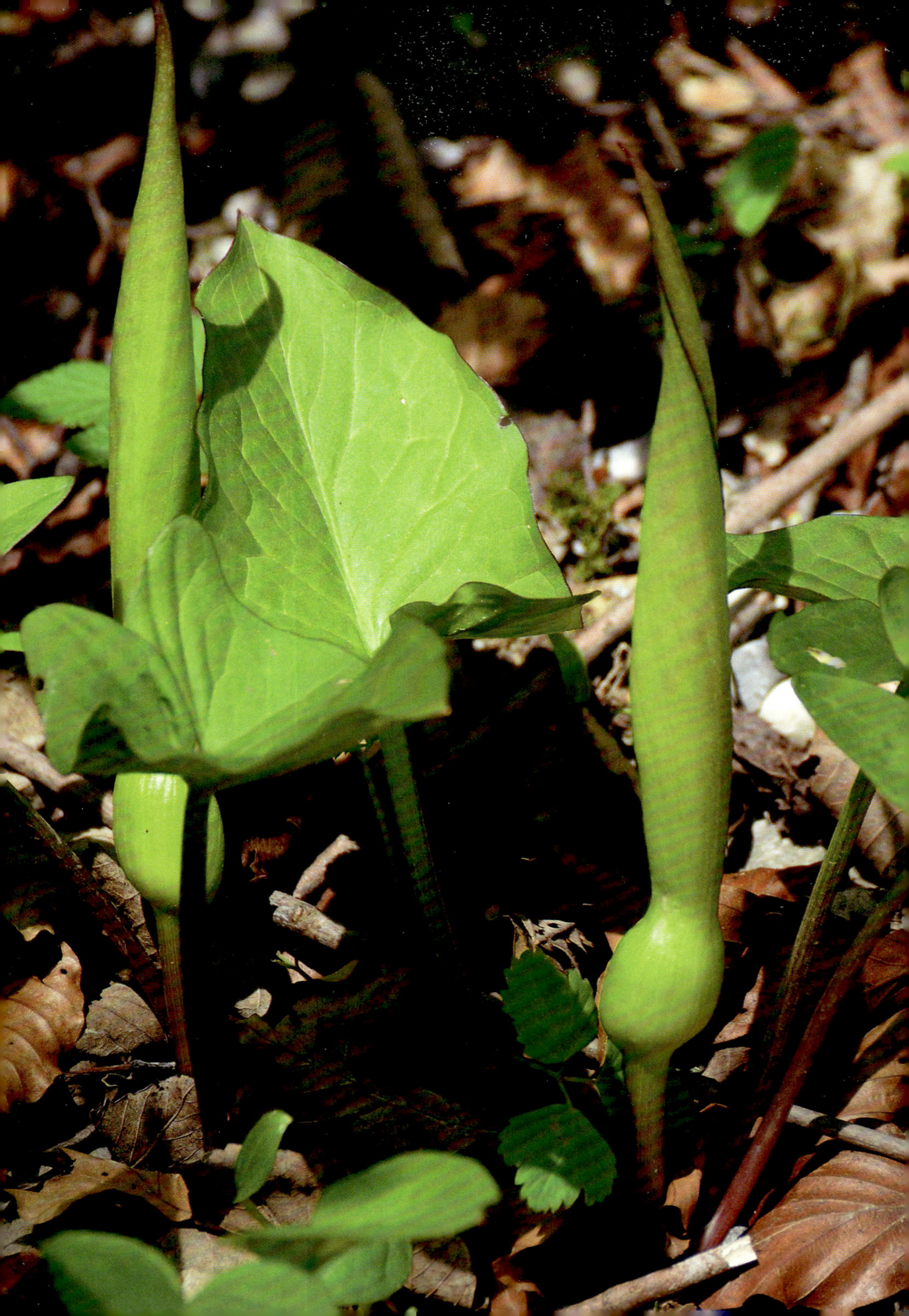

sten verhindern, dass die Insekten sofort wieder entkommen können. Erst am nächsten Tag, wenn durch die Insekten die weibliche Blüte bestäubt wurde, welken die Borsten und die Blüten geben sie wieder frei. Bereits 1818 beschrieb Helmstädt in M. J. P. Orfilas (1787 – 1853) Toxikologie, dass der Fruchtknoten zur Zeit der Blüte eine erhöhte Temperatur aufweist, damit der aasähnliche Geruch sich besser verbreiten kann.[2] Der Fruchtstand entwickelt sich im Herbst und besteht aus einem grünen Stängel, an dem viele hellrot leuchtende, süßlich schmeckende Beeren wachsen. Die Beeren sind giftig und können im Ausnahmefall zu einer tödlichen Vergiftung führen.

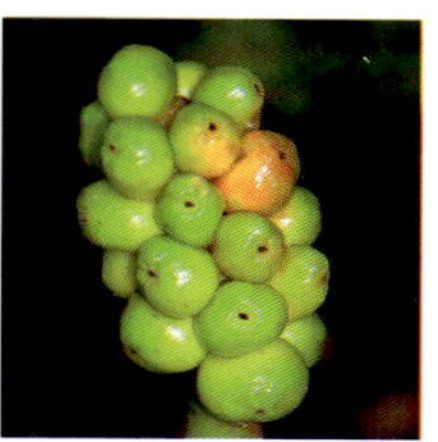

[2] G. Madaus, ebenda, S. 606

Historische Berichte

Vom Altertum an bis hinein in das 19. Jahrhundert wurde der Aronstab nicht primär als Giftpflanze betrachtet. Stattdessen wurde er zum einen wohl gegessen, nachdem er in Essig gekocht worden war, und zum anderen bei verschiedensten Erkrankungen als Heilmittel verwendet. Schon Hippokrates (460 – 370 v. Chr.) hat den Aronstab als schleimlösende Medizin (Expektorans) oder auch zur „Beförderung der Menstruation" verordnet. Als schleimlösendes Mittel wurde die Pflanze bis ins 19. Jahrhundert eingesetzt. Daneben wurde sie zur Therapie von Asthma, allgemeinen Magen-Darm-Beschwerden, zur äußeren Anwendung bei Geschwüren aber auch bei Rheuma oder starkem Gewichtsverlust (Kachexie) verabreicht.

In der Homöopathie wurde der Aronstab gegen Nervenleiden mit Krämpfen und Lähmungserscheinungen sowie bei chronischen Katarrhen der Luftröhre oder auch bei einer Neigung zur Blutung der Magenschleimhaut genutzt.

Neben der medizinischen Anwendung beschrieb P. A. Matthiolus[3] (1500 – 1577), dass man Wurzelsaft und Fenchelwasser gemischt hat, damit die Damen sich anschließend die Augen rein und klar waschen und auch eine Verschönerung ihrer Haut erreichen konnten.

[3] Matthiolus, New Kreuterbuch, 1626, S. 191 D in: G. Madaus, ebenda, S. 607

Gustav Schenk (1905 – 1969) beschrieb, dass um Pfingsten herum in ganz Europa die Feuer aufleuchteten, dann feierte man in Frankfurt am Main das „Aronsuchen". Die Mädchen suchten „die Manneskraft", und in diesem Fall galt Aronstab wie Alraun als ein Zaubermittel. Jungfrauen, die zum Tanze gingen und voll Sorge waren, dass sie nicht genügend Tänzer fänden, oder auch Mädchen voller Liebeskummer

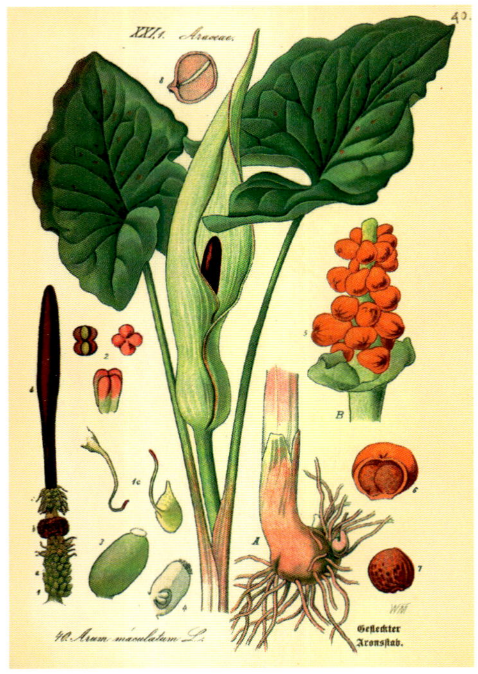

legten das Kraut in die Schuhe und sprachen: „Zehrwurzelkraut, ich zieh' dich in mein Schuh, ihr Junggesellen lauft alle zu".[4] Inwieweit ihre Wünsche und Erwartungen erfüllt wurden, ist leider nicht überliefert. Gelegentlich wurde auch von Vergiftungen mit tödlichem Verlauf berichtet. Beispielsweise beschrieb J. Bulliard (1752–1793), dass drei Kinder nach dem Genuss von Blättern des Aronstabes starke Krämpfe entwickelten und zwei von ihnen starben.[5] Der Verzehr der Wurzel kann zu starken Anschwellungen der Zunge mit ausgeprägten Atem- und Schluckbeschwerden führen. Zudem kommt es zu Entzündungen der Schleimhäute.

Noch zu Beginn des 20. Jahrhunderts waren Teile des Aronstabes Bestandteil von Verordnungen und Rezepten von Mund- und Rachentherapeutika.[6]

Der Aronstab wurde zur Giftpflanze des Jahres 2019 gekürt.

Inhaltsstoffe und Wirkungen

Die genaue Zusammensetzung der Wirkstoffe, die für die Giftigkeit des Aronstabes verantwortlich sind, ist bislang nicht bekannt. Die Konzentrationen der Giftstoffe in den verschiedenen Pflanzenteilen wie den Blättern, Wurzeln oder Beeren schwanken je nach Standort und Jahreszeit erheblich. Allgemein wird von der giftigen Substanz „Aroin" gesprochen, einem Glykosid, das zunächst psychische Erregungen und später Lähmungen auslösen kann. Daneben werden verschiedene Salze der Oxalsäure genannt sowie flüchtige Scharfstoffe, die nicht näher bezeichnet werden. Aufgrund der Symptome wird vermutet, dass insbesondere Saponine die Hautreizungen und Schleimhautschwellungen hervorrufen. Saponine sind in der Pflanzenwelt weit verbreitet und führen immer wieder zu Vergiftungssymptomen. Enthalten sind sie beispielsweise in der Seifenwurzel, der Rosskastanie oder der Kornrade. Der Name dieser Substanzgruppe deutet schon darauf hin, dass sie ähnlich wie Seifen wirken. Das bedeutet, dass sie

[4] G. Schenk, Aron oder das tropische Feuer, Hannover 1947, S. 46

[5] G. Madaus, ebenda, S. 608

[6] G. Madaus, ebenda, S. 609

zu starker lokaler Reizung führen können. Alle Saponine bringen die roten Blutkörperchen zum Platzen (hämolytische Wirkung). Da sie meist nicht aus dem Darm resorbiert werden können, lösen sie vorwiegend Beschwerden im Magen-Darm-Bereich aus. Eine Ausnahme bildet hier die Kornrade, deren Saponin (Githagin) resorbiert werden kann und auf diese Weise, bei entsprechend hohem Anteil im Brot, selbst beim Menschen zu Vergiftungssymptomen führen könnte. Häufiger ist jedoch eine Beeinträchtigung bei Tieren zu beobachten, wenn deren Futter viel Kornrade enthält. Bemerkenswerterweise sind Schafe und Ziegen dagegen unempfindlich.

Es ist jedoch hervorzuheben, dass wohl wegen der Saponine schon der bloße Kontakt mit Teilen des Aronstabes zu schweren Hautreizungen bis hin zur Blasenbildung oder zu Taubheitsgefühl führen kann. Der Verzehr der süßlich schmeckenden, roten Beeren kann innerhalb von 5 bis 25 Minuten zu Erbrechen, Durchfall und in schweren Fällen auch zu Krampfanfällen führen.

Ein besonderes Risiko besteht im Frühjahr für das Weidevieh, wenn es an dem Standort viel Aronstab gibt. Hier sind gelegentlich tödliche Vergiftungen möglich. Für den Menschen hingegen sind Intoxikationen mit letalem Ausgang kaum beschrieben.

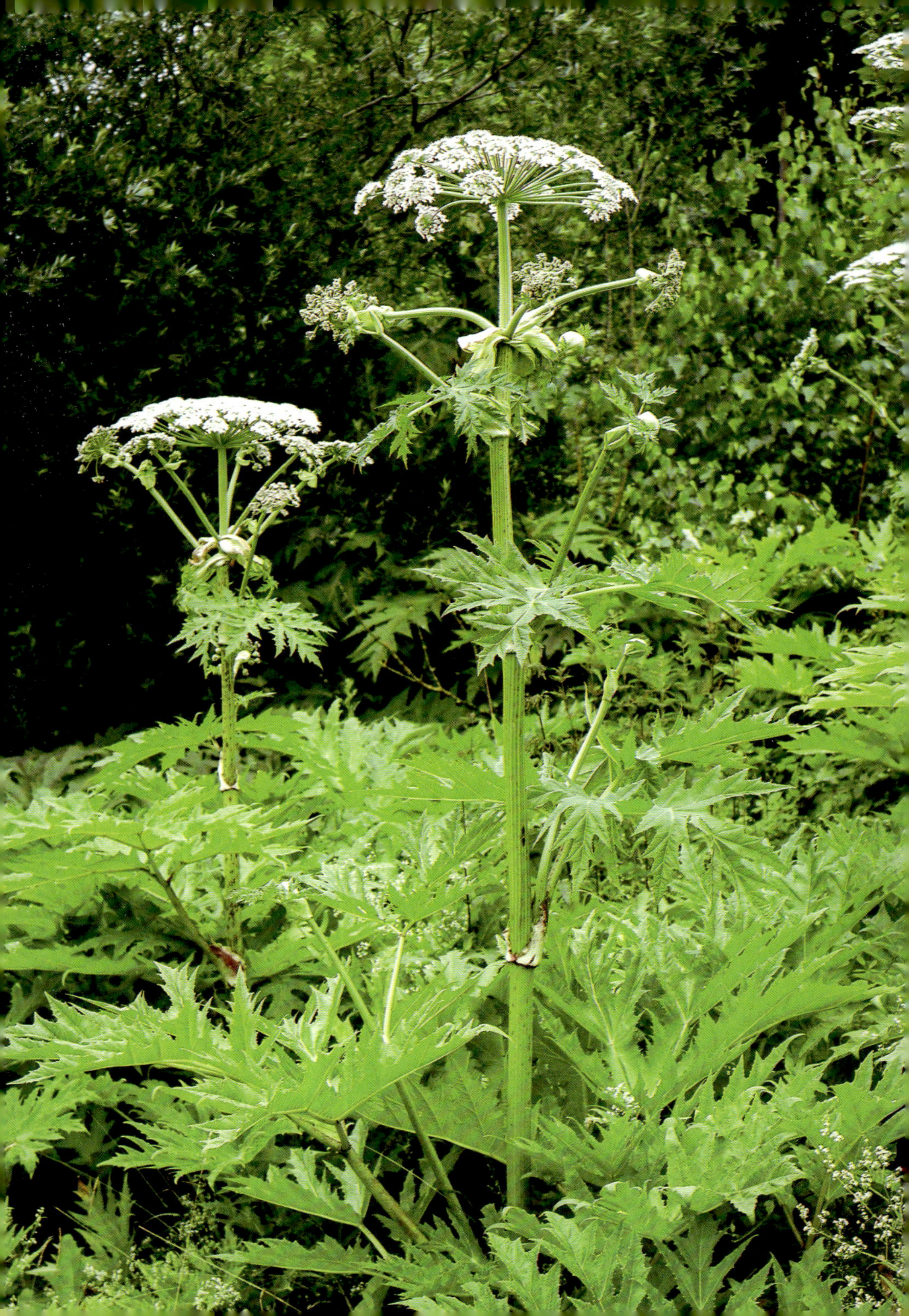

Vorsicht Photofalle

HERKULESSTAUDE, BÄRENKLAU

Heracleum giganteum / mantegazzianum

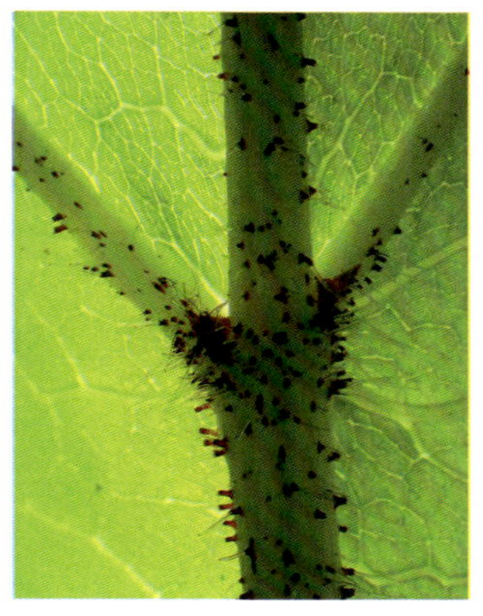

Der Riesen-Bärenklau ist eine zwei- bis mehrjährige Pflanzenart aus der Familie der Doldenblütler (Apiaceae). Der deutsche Name „Bärenklau" und eine Reihe anderer volkstümlicher Bezeichnungen sollen sich auf die „haarigen" Stiele und die Gestalt der rauen Blätter beziehen.[1] Andere Namen waren zum Beispiel „Bärnklawe" (Gotha) oder „Bärentatz'n" (bayrisch-österreichisch). In anderen Gegenden bezog man sich mehr auf die raue Behaarung, wie bei „Ochsenzunge" (Eifel, Sachsen) oder „Roßkemmich" (Schwaben). Alle diese Namen nehmen aber nur Bezug auf den „Wiesenbärenklau".[2] Die Herkulesstaude gehört zwar zur gleichen Gattung, war aber in Mitteleuropa lange Zeit unbekannt. Der Name „Herkulesstaude" rührt sicherlich von den gigantischen Ausmaßen der Pflanze her. Ihr Gattungsname „Heracleum" wurde bereits von Plinius d. Ä. gebraucht, und soll von dem griechischen Helden Herakles abgeleitet sein, der die Heilkraft der Pflanze entdeckt haben soll.

Aus dem fernen Kaukasus hat sich diese imposante und gleichzeitig sehr gefährliche Pflanze über Mitteleuropa hinweg ausgebreitet, seit etwa 1950 mehr oder weniger ungehindert. Auch in Deutschland ist sie nicht selten zu finden. Die eindrucksvolle Pflanze wurde anfänglich oft als Zierpflanze in den Gärten gehalten. Mit einer Größe von bis zu 3,5 m und ihren riesigen Dolden ist sie ein Blickfang. Es hat sich jedoch rasch gezeigt, dass sie nur schwer zu beherrschen ist.

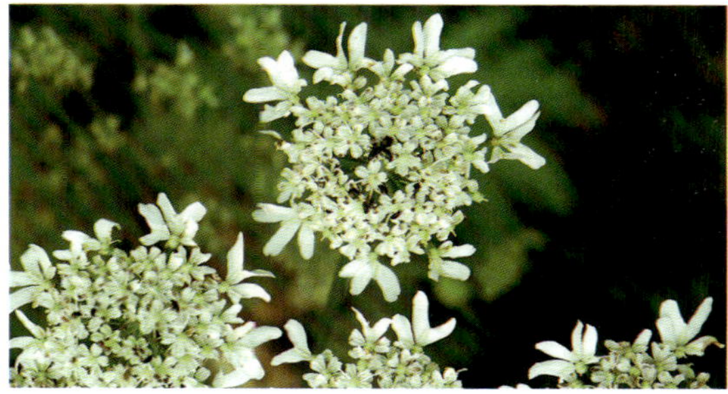

1 G. Madaus, Lehrbuch der Biologischen Heilmittel, Bd. 2, Hildesheim, New York 1976, S. 1543 f.

2 G. Madaus, ebenda, S. 1544

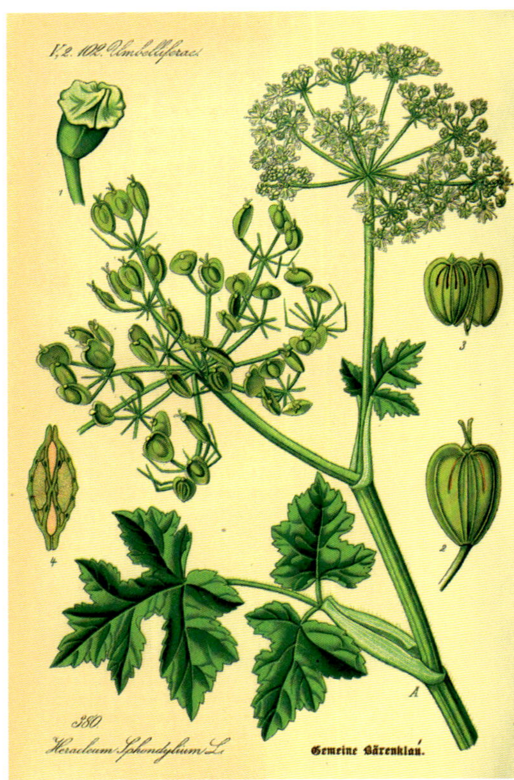

In der Schweiz ist sie auf die „Schwarze Liste der invasiven Neophyten" gekommen und darf dort nicht mehr verwendet werden.

Historische Berichte

In Zentraleuropa spielte die Pflanze lange Zeit keine Rolle. Erst 1817 wurde sie zum ersten Mal in der Samenliste „Kew Garden" (Der Royal Botanic Garden im Südwesten Englands mit berühmten Gewächshäusern) erwähnt.

Jedoch besteht mit dem Wiesenbärenklau (Heracleum sphondylium) ein nicht ganz so großes, aber ähnliches Problem. Man spricht davon, dass er eine „Wiesendermatitis" auslösen kann.[3] Diese Art des Bärenklaus wurde zeitweilig als Mittel gegen Epilepsie oder zur Verbesserung der Verdauung eingesetzt. In Litauen und Polen wurde daraus eine Art von Bier hergestellt. Außerdem wurden die Blüten als natürliche Wespenfänger verwendet. Durch den Blütenhonig in einen rauschähnlichen Zustand versetzt, fielen die Tiere zu Boden[4] und konnten so leicht aufgesammelt und vernichtet werden.

Die Botaniker Carlo Pietro Stefano Sommier (1848 – 1922) und Émile Levier (1839 – 1911) brachten die Herkulesstaude 1887 nach Mitteleuropa und haben sie wissenschaftlich beschrieben. Sie generiert mit ihren Dolden eine riesige Zahl von Samen, die entweder in der Nähe der Pflanze auf die Erde fallen oder auch von Vögeln verbreitet werden. Dabei ist zu berücksichtigen, dass die Samen über viele Jahre hinweg keimfähig bleiben. Erschwerend kommt hinzu, dass das Entfernen der Pflanze nicht ungefährlich ist, da sie zu schweren Schäden an der Haut und über die Atemwege an den Schleimhäuten führen kann.

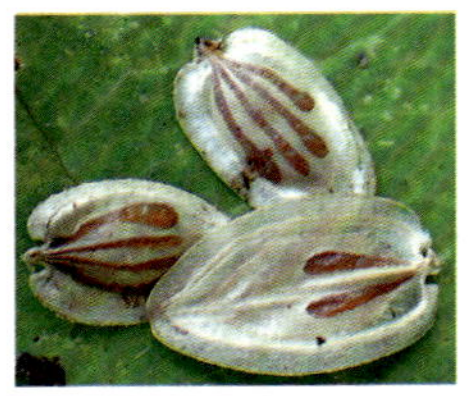

[3] D. Hoffmeister, A. Bechthold, Giftpflanzen, Pflanzengifte in: Aktories, Förstermann, Hofmann, Starke (Hrsg.), Allgemeine und spezielle Pharmakologie und Toxikologie, München 2009, S. 1110

Inhaltsstoffe und Wirkungen

Stiele und Blätter sind mit Borsten besetzt, die bei einer Berührung einen Saft freisetzen. Die wichtigsten Wirkstoffe in diesem Saft sind Furocumarine wie Methoxypsoralen, Bergapten und Imperatorin, die allesamt phototoxische Eigenschaften aufweisen.[5] Bei Berührung gelangen die Substanzen in die Haut. Das wirksamste aller Cumarine ist das Psoralen, gefolgt vom Xanthotoxin und Bergapten. Die Cumarine verbinden sich unter dem Einfluss von langwelligem UV-Licht der Sonne mit den Basen der DNA und wirken auf diese Weise als Zellgift.[6] Man spricht in diesem Fall von einer Phototoxizität. Diese Reaktion zeigt dann eine Symptomatik, die der einer schweren Verbrennung sehr ähnlich ist.[7] Es kommt zu ausgeprägter Blasenbildung und den entsprechenden problematischen Heilungen und zu Narbenbildung. Die Schwere der Symptomatik ist einerseits abhängig von der Dosis, d. h. in diesem Fall, wie groß die belasteten Hautflächen sind, andererseits aber auch von der Intensität der Sonneneinstrahlung, also von der Dosis des UV-Lichtes (Photodermatitis). Die Hautreizungen können über mehrere Wochen hinweg nässen. Die Heilung kann mit deutlichen Pigmentveränderungen der Haut einhergehen.

Es gibt eine Reihe von klinischen Berichten über Kontakte mit der Herkulesstaude oder auch dem Wiesenbärenklau, die zu schweren „Verbrennungen" geführt haben. Selbst nach dem Mähen von Wiesen, in denen die Stauden wuchsen, kam es durch das Verteilen der Pflanzensäfte zu unangenehmen Reaktionen. 1974 wurde nach einer Hautschädigung bei acht Kindern zunächst von einer Reaktion auf Industrieabwässer ausgegangen. Nach genauerer Prüfung stellte sich jedoch heraus, dass die Kinder mit der Herkulesstaude in Kontakt gekommen waren und sie sich dort die schweren Hautschädigungen zugezogen hatten. Ausgelöst wurden diese durch die phototoxischen Reaktionen der Substanzen des Psoralen-Typs.[8]

Damit sind die Herkulesstaude und auch der Wiesenbärenklau als Problempflanzen anzusehen. Insbesondere der Herkulesstaude muss mit äußerster Vorsicht begegnet werden, da sie zum einen über effektive Ausbreitungsstrategien verfügt und zum anderen eine sehr ausgeprägte Phototoxizität zeigt. Die Furocumarine werden an heißen Tagen sogar in die Umgebungsluft abgegeben, sodass selbst ein etwas längerer Aufenthalt in der Nähe der Pflanzen zu Reaktionen bis hin zur Atemnot führen kann.

[4] G. Madaus, ebenda, S. 1544

[5] L. Roth, M. Daunderer, K. Kormann (Hrsg.), Hamburg 2012, S. 398

[6] D. Hoffmeister, A. Bechthold, ebenda, S. 1110

[7] L. Roth, M. Daunderer, K. Kormann (Hrsg.), ebenda, S. 398

[8] L. Roth, M. Daunderer, K. Kormann (Hrsg.), ebenda, S. 399

Die Rock-Band „Genesis" gibt in ihrem satirischen Song „The Return oft the Giant Hogweed" eine genaue Verhaltensempfehlung und weist auf die Gefahr hin, die von der Pflanze ausgeht. So wird gesungen: „[…] turn and run, nothing can stop them, around every river and canal their power is growing […]" (Kehr um und lauf weg, nichts kann sie stoppen, an jedem Fluss und Kanal wächst ihre Macht).[9]

[9] Anonymous, Riesen-Bärenklau, www4

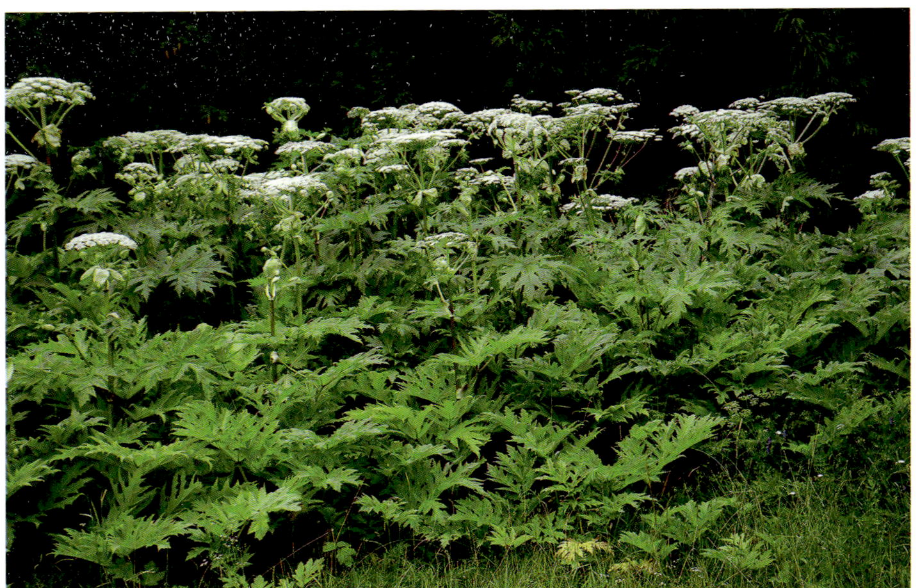

Bei Hamlet wird damit der König vergiftet

Schwarzes Bilsenkraut

Hyoscyamus niger

Für den Ursprung des Namens „Hyoscyamus" gibt es recht widersprüchliche Erklärungen. Eine davon besagt, dass er sich aus dem Griechischen („hys": Schwein; „kyamos": Bohne) ableitet, da die Pflanze für Schweine besonders giftig sein soll. Eine andere meint, dass die Schweine die Pflanze ohne Probleme fressen können.[1] Welche der Versionen zutrifft, lässt sich nicht mehr klären. Dagegen scheint der Name Bilsenkraut, was vielleicht so viel wie „Fantasiekraut" oder Tollkraut bedeutet, zum einen sehr alt zu sein und zum anderen dem nördlichen Indogermanischen zu entspringen. Andere Quellen deuten darauf hin, dass der Name auf die Kelten zurückgeht, da sie den Gott „Belenos" verehrten. Ein weiterer Name im Altertum war „Apollinaris", was auf Apollo, den Gott der Wahrsager, hindeutet. Andere leiten den Namen von dem althochdeutschen Wort „pilisa" (tödlich) ab.[2] Eine endgültige Klärung erscheint nicht möglich.

Die Pflanze gehört zu der Familie der Nachtschattengewächse (Solanaceae) und liebt stickstoffreiche Böden. Sie wird bis zu 80 cm hoch und durch klebrige, zottige Drüsenhaare und ihren sehr unangenehmen Geruch gekennzeichnet. Sie trägt trichterförmige gelbe Blüten, die in den Monaten Juni und Juli zu sehen sind und aus denen sich die vielsamigen Früchte (Deckelkapseln) herausbilden.

Das Schwarze Bilsenkraut gehört zu den Giftpflanzen, die am längsten bekannt sind und angewandt wurden. Inzwischen ist der Bestand der Pflanze in einigen Bundesländern jedoch stark gefährdet, sodass das Bilsenkraut auf der Roten Liste der gefährdeten Pflanzen zu finden ist.

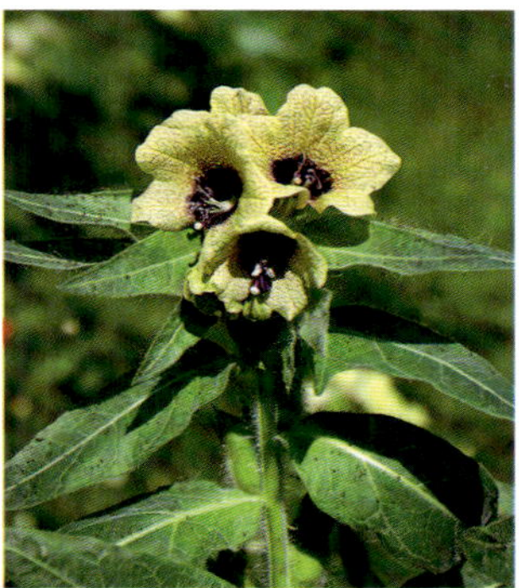

[1] G. Madaus, Lehrbuch der Biologischen Heilmittel, Bd. 2, Hildesheim, New York 1976, S. 1578 f.

[2] G. Tubes, Die giftigsten Pflanzen Deutschlands, Wiebelsheim, 2017, S. 26

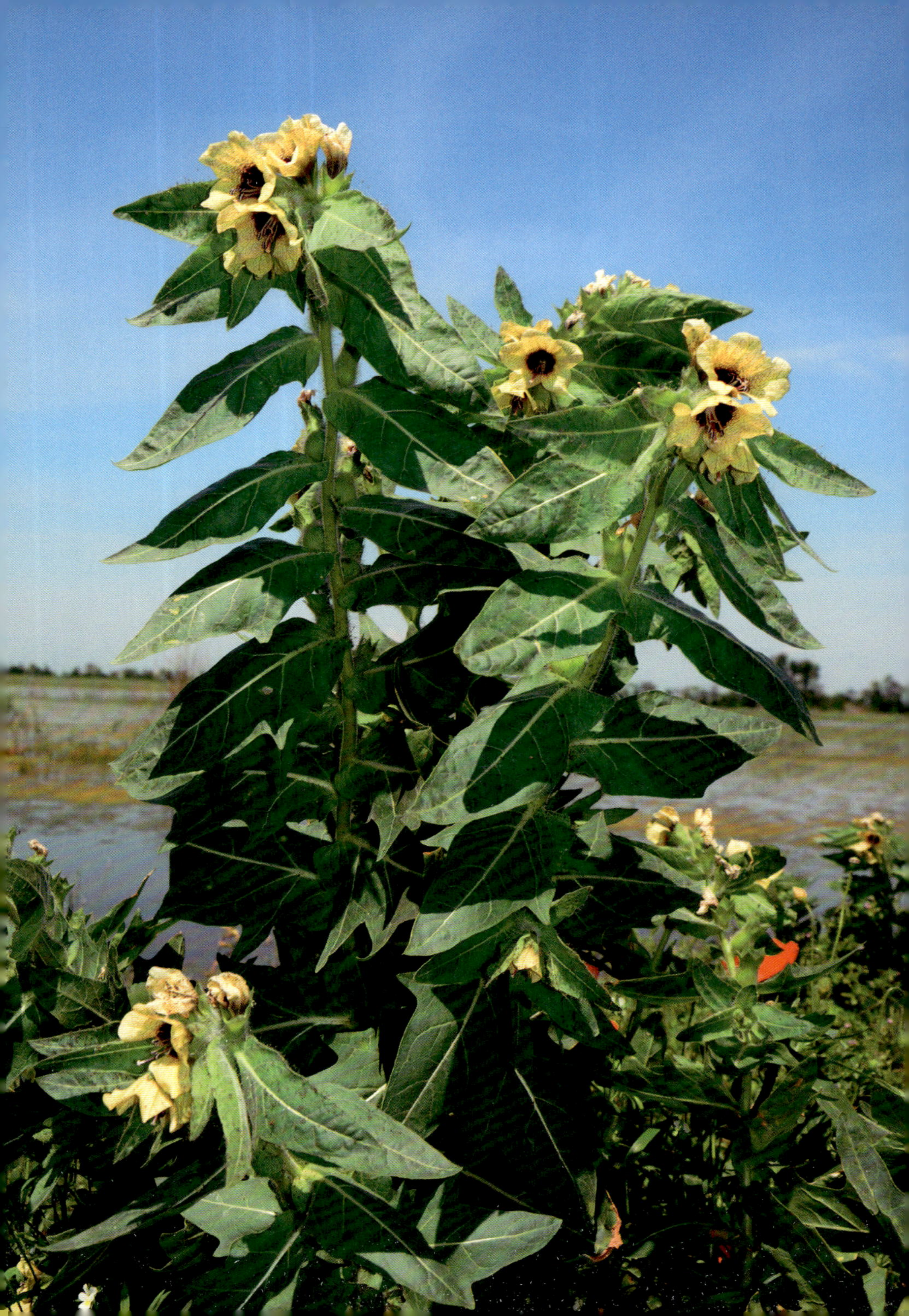

Historische Berichte

Während die Pflanze in den indogermanischen Kulturen hauptsächlich als Giftpflanze genutzt wurde, haben die Babylonier, Ägypter, Inder oder Perser sie als Heilpflanze eingesetzt. Beispielsweise beschrieb Dioskurides (1. Jahrhundert)[3], dass sie Wahnsinn und Lethargie verursache. Der Essig, in dem man die Pflanze kochte, wurde als Mundwasser bei Zahnschmerzen verordnet.

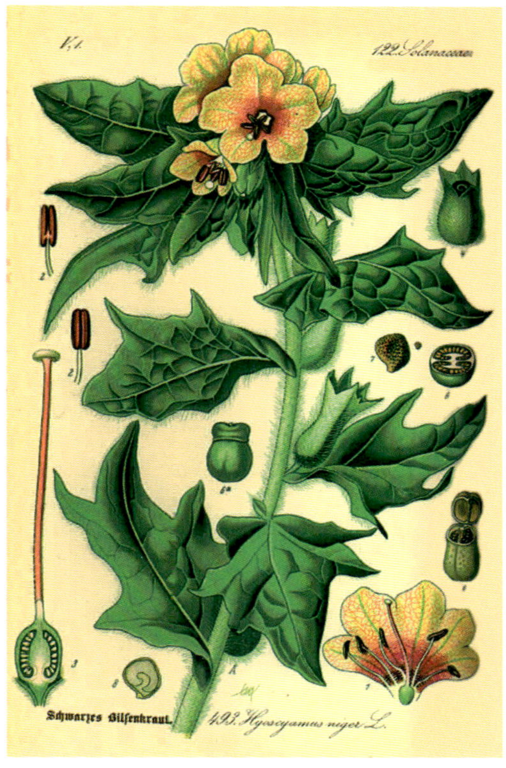

Im Mittelalter wurde das Bilsenkraut bei Operationen als Narkotikum verwendet. Erst A. von Störck (1731 – 1803) wendete es ab 1762 auch innerlich bei Krämpfen oder Epilepsie an, während es äußerlich zum Beispiel gegen Blattern verordnet wurde.

Ganz anders wurde die Pflanze von der Landbevölkerung genutzt. Sie verwendete das Bilsenkraut als Ratten- und Mäusegift, nutzte es zum Anlocken von Vögeln in Ködern oder zum Betäuben der Fische mit Hilfe der „Wohlbewährten Fischgeheimnisse“ (1758).

Vergiftungen mit Bilsenkraut kamen jedoch recht häufig vor. So wird von einer Gruppe von neun Personen berichtet, die wohl irrtümlich die Wurzel der Pflanze in einer Suppe gekocht und gegessen hatten. Alle entwickelten ein krampfhaftes Lachen, heftige Raserei, Zuckungen sowie Verzerrungen von Mund und Gliedern. Nach dem Abklingen dieser Symptome litten sie noch einige Zeit an Diplopie (Doppelsehen) und anderen Sinnestäuschungen.[4]

Das Bilsenkraut war ein typisches, weit bekanntes Gift und so wurde es auch von Shakespeare aufgegriffen, um damit den König in dem Drama „Hamlet“ zu ermorden. Auch aus der Odyssee wird berichtet, dass die Zauberin Circe dem durch den Gesang angelockten Odysseus und seinen Gefährten einen mit Bilsenkraut versehenen Trank angeboten hatte, der sie alle in Schweine verwandelte.

[3] G. Madaus, ebenda, S. 1580

[4] G. Madaus, ebenda, S. 1580

Das Bilsenkraut wurde aber auch von allerlei anderen Zauberern und Hexen eingesetzt. Es war meist einer von vielen Bestandteilen der Hexensalben, da die Solanaceengifte oftmals Halluzinationen auslösen konnten. Auf diese Weise glaubten sie, dass sie fliegen und übernatürliche Visionen entwickeln konnten.
Nur vorübergehend setzten Bierbrauer das Bilsenkraut zur Bierherstellung ein, um ihr Gebräu berauschender zu machen, was jedoch bald verboten wurde, unter anderem auch, da es nicht dem Reinheitsgebot entsprach.

Inhaltsstoffe und Wirkungen

Wie andere Nachtschattengewächse enthält auch das Bilsenkraut die Alkaloide Atropin, L-Hyoscyamin und Scopolamin, das mit etwa 40 % der Gesamtalkaloide den bei weitem größten Anteil ausmacht. Scopolamin ist daher auch primär für die beobachteten Wirkungen verantwortlich. Es kann Halluzinationen auslösen, die denen von LSD oder psilocybinhaltigen Pilzen (Zauberpilze, magic mushrooms: z. B. Psilocybe (Kahlköpfe)) ähnlich sind.[5] Im Vergleich mit der Tollkirsche oder dem Stechapfel weist das Bilsenkraut allerdings den geringsten Gehalt dieser Alkaloide auf.

[5] A. Lupp, Rauschmittel, in: H. Marquardt, S. G. Schäfer, H. Barth (Hrsg.), Toxikologie, Stuttgart 2019, S. 962

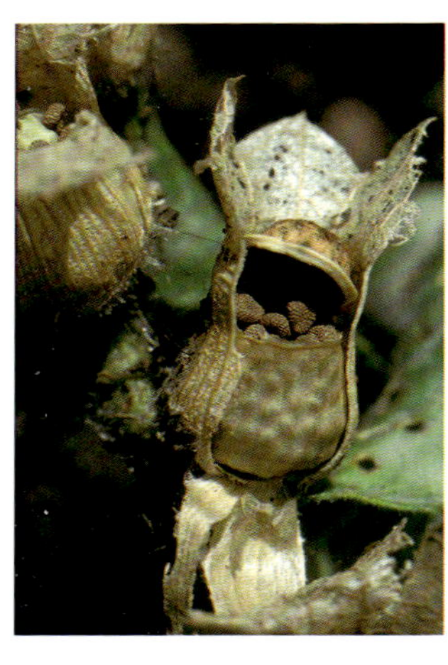

Aufgrund der chemischen Struktur interagieren sie mit der körpereigenen Substanz Acetylcholin, indem sie diese von den Rezeptoren verdrängen. Daher sind die Symptome nach dem Genuss von Nachtschattengewächsen wie dem Bilsenkraut z. B. Mydriasis (weit gestellte Pupille), Akkommodationsstörungen, Mundtrockenheit, Hautrötungen, Hyperthermie (Fieber) und Tachykardie (Herzrasen). Während das Atropin zunächst eher erregend wirkt und bis hin zu Delirien und Desorientierung führt, wirkt das Scopolamin anfänglich eher sedierend (beruhigend). Bei höheren Dosierungen können auch Halluzinationen mit erotischem Inhalt verbunden mit zunehmendem Kontrollverlust, Krämpfen und Bewusstlosigkeit, die in einer Atemlähmung endet, beobachtet werden. Nach einer entsprechenden Dosis von beispielsweise 15 Samen kann die Vergiftung bei Kindern bereits tödlich verlaufen.[6]

Typisch für eine Scopolaminvergiftung ist das Auftreten des „Babinski-Reflexes", bei dem der Großzeh nach einem Bestreichen der Fußsohle nicht den Greifrelex zeigt, sondern sich gegenläufig bewegt,

[6] L. Roth, M. Daunderer, K. Kormann, Giftpflanzen, Pflanzengifte, Hamburg 2012, S. 414

während die übrigen Zehen einen Greifreflex zeigen. Ursache ist eine Schädigung oder Beeinträchtigung der Pyramidenbahnen.
Bis in die 30er-Jahre des 20. Jahrhunderts wurden immer wieder unbeabsichtigte aber auch gewollte Vergiftungen durch Bilsenkrautsamen beobachtet. Beispielsweise überlebte eine Gruppe von 66 Personen das gemeinsame Essen von Hirsebrei, der immerhin 1,75 % Samen des Bilsenkrautes enthielt.[7] Die medizinisch maximale Dosis wird für den Menschen mit 0,2 g Samen angegeben. Falls die Annahme richtig ist, dass ein jeder circa 200 g des Hirsebreis gegessen hatte, wurden etwa 3,5 g und damit ein Vielfaches der tolerablen Dosis aufgenommen. Die Gesellschaft überlebte wohl deshalb, weil die Alkaloide beim Kochen zum Teil zersetzt wurden. Dagegen sind schwere Vergiftungen manchmal auch absichtlich durch die Samen ausgelöst worden, bei denen unter anderem ein zweijähriges Mädchen starb.[8]
In der Schulmedizin spielt das Bilsenkraut heute praktisch keine Rolle mehr, obgleich es lange als effektives Arzneimittel angesehen wurde, das ähnlich wie „Belladonna" wirkt. So wurde das Bilsenkraut noch mit Beginn des 20. Jahrhunderts als Antispasmodikum bei Geisteskrankheiten eingesetzt.[9]
In der Homöopathie wird das Bilsenkraut seit langer Zeit geschätzt und bei psychischen Erkrankungen verwendet. Beispielsweise war es ein beliebtes Medikament bei Delirien, Meningitis, manisch-depressiven Erkrankungen, Schizophrenie oder krampfartigen Erkrankungen wie Epilepsie, Gesichtskrampf oder Trismus (Kiefersperre). Eingesetzt wurde es zudem gegen Nymphomanie, Hysterie, Schlaflosigkeit und Sehstörungen.[10] Bedeutsam war auch der Einsatz von Bilsenkraut bei Krampf- und Reizhusten. Es muss jedoch darauf hingewiesen werden, dass eine Differenzialdiagnose gegenüber einem Keuchhusten zwingend notwendig ist.
Andere setzten Hyoscyamus gegen einen drohenden Kollaps bei Typhus und Scharlach sowie bei Blasenkrampf oder Dysmenorrhoe (Menstruationsbeschwerden) ein.
Heute wird das Bilsenkraut in der Homöopathie vorwiegend bei psychischen Erkrankungen wie manischen Zuständen, Psychosen und Epilepsie eingesetzt. Daneben spielt es bei krampfartigem Husten nach wie vor eine Rolle.[11]

7 Ostzky, nach Führners Sammlung von Vergiftungsfällen, Bd. 2, Lief. 8, 1931 in: G. Madaus, ebenda, S. 1582

8 Olbrycht, Deutsche Zeitschrift d. ges. ger. Med. IV, 1924, S. 268 in: G. Madaus, ebenda, S. 1983

9 H. Leclerc, Précis de Phytothérapie, S. 265, Paris 1927 in: G. Madaus, ebenda, S. 1581

10 G. Madaus, ebenda, S. 1584

11 Anonymous, Hyoscyamus Globuli, www5

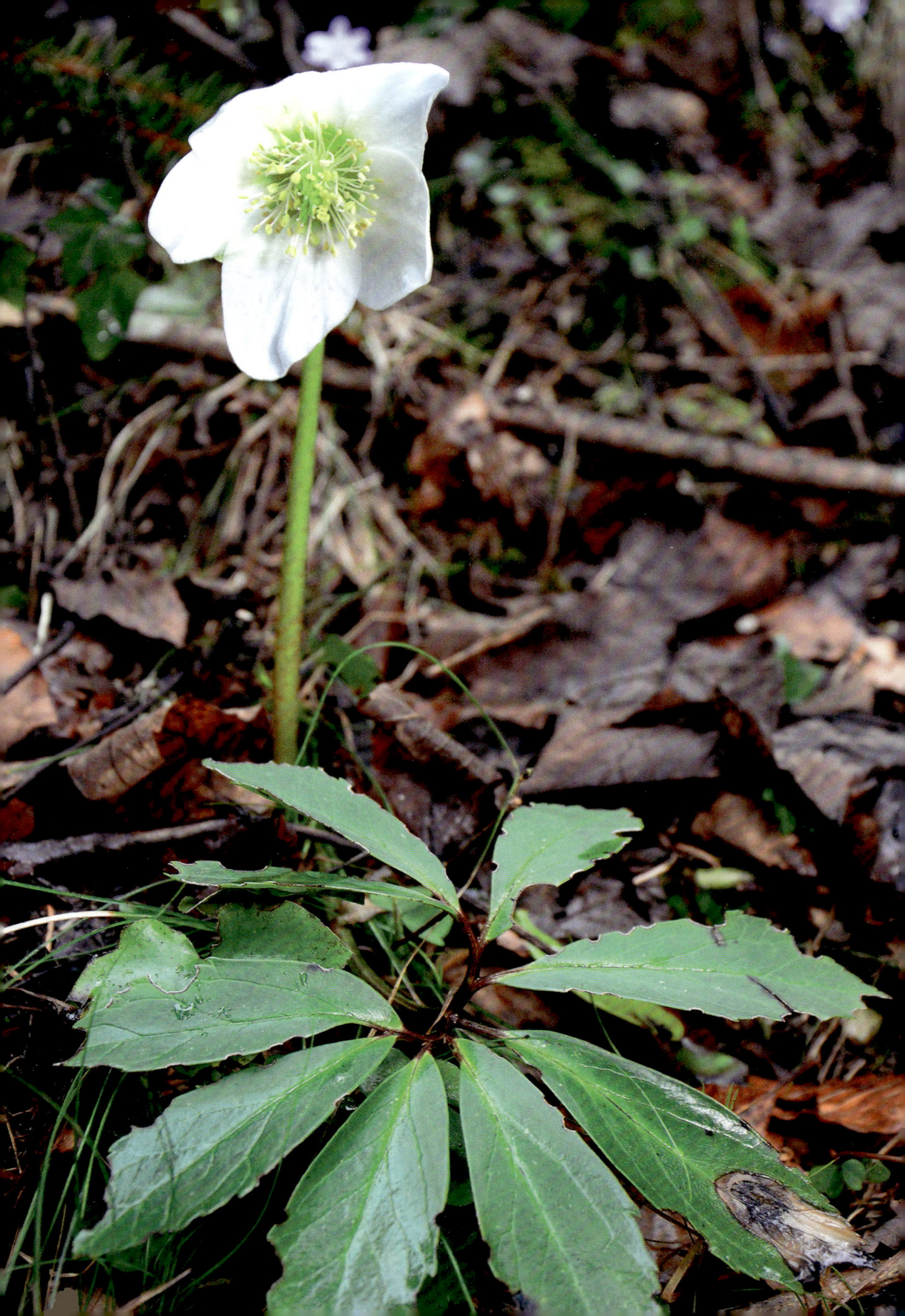

Sie soll weisen Männern das Leben verlängern

Christrose, Schwarze Nieswurz

Helleborus niger

Mit dem Namen „Helleborus“ haben schon die alten Griechen die Nieswurz bezeichnet. Allerdings unterschieden sie nicht zwischen der Schwarzen (Helleborus niger) und der Weißen Nieswurz (Veratrum album oder auch Weißer Germer), die beide ähnliche Wirkungen auslösen. Die deutschen Bezeichnungen „Christrose“ oder auch „Schneerose“ spiegeln nur die Blütezeit der ausdauernden Pflanze zwischen Dezember und Februar wider.

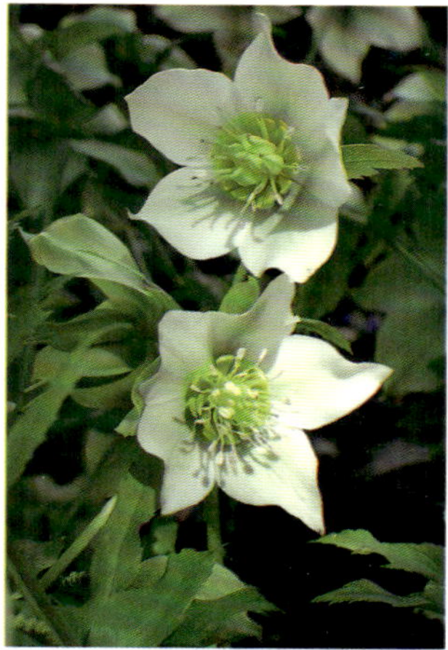

Andere volkstümliche Namen sind „Eisblume“ (Westpreußen), „Schneekannerl“ (Steiermark) oder „Weihnachtsblume“ (Schweiz). Aber auch ihre Verwendung gegen Krätze findet Eingang in die Namensbildung. So wird sie „Krätzenbloama“ (Oberösterreich) oder „Krätz'nbleam'l“ (Niederösterreich) genannt. In manchen Gegenden wird die Pflanze auch bei Tierkrankheiten verwendet, was unter anderem zu ihrem Namen „Feuerkraut“ (Weichsel-Delta) geführt hat.[1]

Die immergrüne, winterharte Pflanze ist mit circa 10 bis 30 cm Höhe recht klein und gehört zur Familie der Hahnenfußgewächse (Ranunculaceae). Die Blüten sind auffallend groß (Durchmesser: 5 – 10 cm) und bleiben wegen der frühen Blütezeit sehr lange bereit zur Befruchtung. Da eine Bestäubung durch Insekten zu dieser Jahreszeit nicht immer gewährleistet ist, kann es auch zur Selbstbefruchtung kommen. Die Pflanze kommt recht selten in Süd- und Westeuropa vor. Wildwachsende Schneerosen stehen unter Naturschutz.

[1] G. Madaus, Lehrbuch der Biologischen Heilmittel, Bd. 1, Hildesheim, New York, 1976, S. 1527

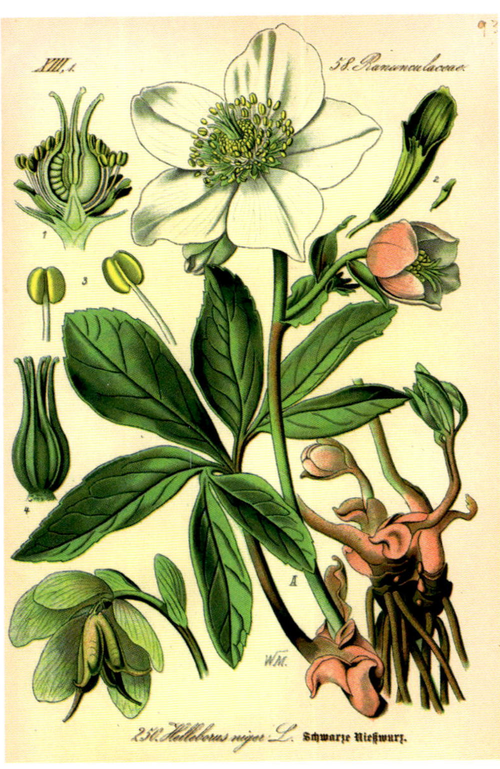

Historische Berichte

Einer Legende aus dem 14. Jahrhundert v. Chr. verdankt die Christrose ihren Ruhm als Heilpflanze. Ein Ziegenhirte soll mit ihrer Hilfe die Töchter des Königs Proitos von Argos vom Wahnsinn geheilt haben.

In der späteren griechischen Medizin, wie zu Zeiten des Hippokrates (460 – 370 v. Chr.), wurde die Schwarze Nieswurz vorwiegend als Abführmittel und die Weiße als Brechmittel eingesetzt. Andere wie der Arzt Dioskurides (1. Jahrhundert) verwandten das Mittel sehr viel häufiger, nämlich auch gegen Epilepsie, Melancholie, Wutanfälle, Gicht, Schwerhörigkeit oder Krätze. Darüber hinaus stellte er die These auf, dass der Wein von Rebstöcken, neben denen eine Nieswurz wächst, abführend wirke.

Die Römer liebten es, mit Nieswurz gespicktes Fleisch zu essen, es soll ein Leckerbissen gewesen sein, der auch gleichzeitig schlank machte.[2]

Im Mittelalter wurde die Pflanze zunehmend erwähnt. Demnach soll Paracelsus (Theophrastus Bombast von Hohenheim, 1493 – 1541) die kühne These aufgestellt haben, dass sich die alten Weltweisen der Nieswurz als lebensverlängerndes Mittel bedient haben. Jedoch mussten die Blätter „zur rechten Zeit, nämlich bei hochstehende[m] Saturno, der durch einen guten Schein des Jupiters und des Mondes erleuchtet ist“, gesammelt und an der Luft getrocknet werden. Er wurde jedoch lediglich 48 Jahre alt, sodass zumindest bei ihm diese Prozedur keine ausgeprägte Wirkung gezeigt hat.[3]

Die Landbevölkerung nutzte die Schneerose auch zur Behandlung des Viehs. Beispielsweise steckte man Schweinen Wurzelstücke gegen Milzbrand (Infektion durch Bacillus anthrax) in durchbohrte Ohrlappen. In Gegenden, in denen Helleborus niger wuchs, kamen jedoch auch häufiger Vergiftungen beim Weidevieh vor.

[2] G. Madaus, ebenda, S. 1527

[3] G. Madaus, ebenda, S. 1527

Inhaltsstoffe und Wirkungen

Die gesamte Pflanze ist giftig. Die Inhaltsstoffe sind zum einen Saponine (lat. „Sapo": Seife) wie das sehr stark wirksame „Helleborin", ein Stoffgemisch[4], das ähnliche Wirkungen am Herzen auslöst wie der Rote Fingerhut (Digitalis), und zum anderen das Protoanemonin. Die höchsten Konzentrationen der Wirkstoffe finden sich in dem Wurzelstock. Saponine repräsentieren eine recht große Gruppe von Substanzen, die sowohl in die Zellwände eindringen können als auch in wässriger Umgebung gut löslich sind. Sie wirken wie Detergenzien („Spülmittel"). Dieses chemische Verhalten macht dann in Abhängigkeit ihrer endgültigen Struktur die Giftigkeit aus. Sie sind in verschiedenen chemischen Verbindungen in einer Vielzahl von Pflanzen enthalten.

[4] L. Roth, M. Daunderer, K. Kormann, Giftpflanzen, Pflanzengifte, Hamburg 2012, S. 394

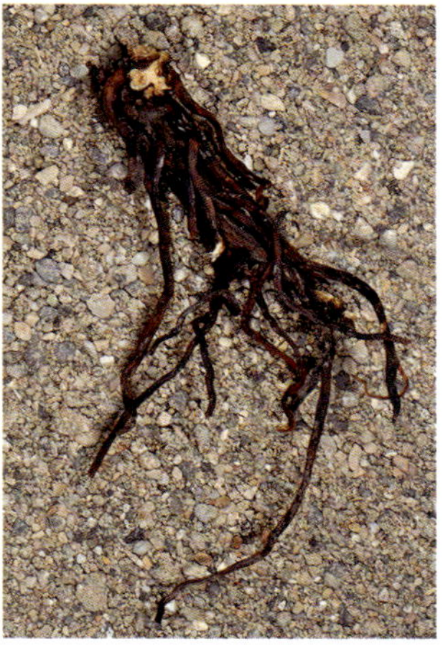

Der Einsatz von Helleborus niger als Heilmittel war über viele Jahrhunderte hinweg sehr beliebt und es werden ihm auch viele Erfolge nachgesagt. So erfreute sich die Pflanze großer Wertschätzung bei Hippokrates, Paracelsus, Bock (Kräuterbuch aus dem Jahr 1565) und vielen anderen. Noch im 18. Jahrhundert schrieb Albrecht v. Haller (1708 – 1777), dass die Nieswurz hilfreich sei „wider alle hartnäckigen Verstopfungen der Pfortader und der Milz" und dabei helfe, „die dicken melancholischen Säfte aus[zu]führen."[5]

In Russland wurde der Sud der gekochten Wurzel als Mundwasser, zur Stärkung des Zahnfleisches und auch als Mittel gegen Zahnschmerzen genutzt.

Die tschechische Volksmedizin wendete dagegen Helleborus niger sehr breit an, beispielsweise bei Syphilis, Gicht, Schwermut, Gelenkrheumatismus, Schwindel und Fallsucht, aber auch zur Reinigung von Krebsgeschwüren. Sie wurde über viele Jahre auch immer wieder bei Geisteskrankheiten wie dem Wahnsinn eingesetzt.

[5] A. v. Haller, Medicin. Lexicon, 1755, S. 149 in: G. Madaus, ebenda, S. 1528

Es gibt zwei von J. Maclean[6] (1771 – 1814) überlieferte Fälle von Geistesverwirrung, die als Folge einer Amenorrhöe (Ausbleiben der Regelblutung) auftraten und mit der Nieswurz behandelt wurden. Im ersten Fall verfiel ein 15-jähriges Mädchen in eine Hysterie und begann, auf Tischen und Stühlen herumzuspringen. Es endete in einem über zwei Tage andauernden Tetanus und einem Kieferkrampf (Trismus). Erst nachdem die Patientin eine „reichliche" Gabe einer Helleborus-niger-Tinktur und ein lauwarmes Bad erhielt, stellten sich eine normale

[6] Maclean in Hufelands Journal, Bd. 48, III, S. 407 in: G. Madaus, ebenda, S. 1529

Menstruation und die Genesung ein. Ein ähnlicher Fall ereignete sich bei einer Patientin, die ein psychisches Trauma erlebte, was zur Folge hatte, dass die Menstruation ausblieb. Eine irrtümlich hohe Gabe von einer Helleborus-niger-Tinktur führte zur Genesung.
Andere setzen die Pflanze im 19. Jahrhundert als Alternative zur Digitalis bei Herzbeschwerden ein. Helleborus niger wurde darüber hinaus lange Zeit als ein „sehr gutes Hirn-, Uterus- und Nierenmittel angesehen, das besonders bei urämischen (Patienten mit eingeschränkter Nierenleistung) und amenorrhöischen (Ausbleiben der Regelblutung) Stauungserscheinungen mit ausgeprägten Gehirnsymptomen angebracht erschien.“ [7]

[7] G. Madaus, ebenda, S. 1529 ff.

Noch in den Arzneibüchern des 19. Jahrhunderts wurde die Helleboruswurzel als Heilmittel ausgewiesen. Zwar verwendete man Helleborus viridis[8] (Grüne Nieswurz), aber die Inhaltsstoffe sind identisch. Es wurde beschrieben, dass das Helleborein auf die Schleimhäute reizend, innerlich jedoch ähnlich wie Digitalis auf das Herz wirkt. Größere Dosen verursachen Reizungen des Magen-Darm-Traktes sowie Erbrechen und starke Durchfälle. Helleborin, der zweite Inhaltsstoff, wirkt dagegen vorwiegend einschränkend bis lähmend auf das Gehirn.

[8] O. Liebreich, A. Langgaard, Compendium der Arzneiverordnung, Berlin 1887, S. 362

Die Wurzel wurde zum einen bei chronischen Hautkrankheiten und zum anderen bei Manie, Melancholie, Ödemen (Hydrops) und ausbleibender Regelblutung (Amenorrhoe) verordnet. Auch als Niespulver wurde die Wurzel eingesetzt, was heute jedoch nicht mehr erlaubt ist.[9] Es wird auch vor der Giftigkeit gewarnt. In der modernen Schulmedizin spielen die Pflanze und ihre Inhaltsstoffe praktisch keine bedeutende Rolle mehr.

[9] O. Liebreich, A. Langgaard, ebenda, S. 607

Für die Homöopathie schrieb S. Hahnemann: „Die Schwarzchristwurzel (Helleborus niger) macht unter fortgesetztem Gebrauch beschwerliche Kopfschmerzen (daher wohl ihre Kraft in einigen Gemütskrankheiten, auch im chronischen Kopfschmerze) und ein Fieber; daher die Kraft in Wassersuchten, deren schlimmere Gattungen immer mit einem remittierenden Fieber vergesellschaftet sind, und worin sie mit Beihülfe ihrer (wer sagt, ob in der direkten, oder in der Nachwirkung, wie ich vermute, befindlich?) Harn treibenden Kraft so hülfreich ist.“ [10]
In der späteren Homöopathie wurde Helleborus niger besonders zur Behandlung von Ödemen (Hydrops), akuter Nierenentzündung (Nephritis), Meningitis acuta oder der Scharlachnephritis eingesetzt.

[10] Hahnemann, Hufeland Journal, Bd. 2, S. 532 in: G. Madaus, ebenda, S. 1531

Heute wird Helleborus noch als Mittel bei häufigem Harndrang, Wassereinlagerungen (Ödemen) und Nierenentzündungen verwendet.[11]

[11] Anonymous, Christrose (Helleborus niger) – die kühle Schönheit, www6

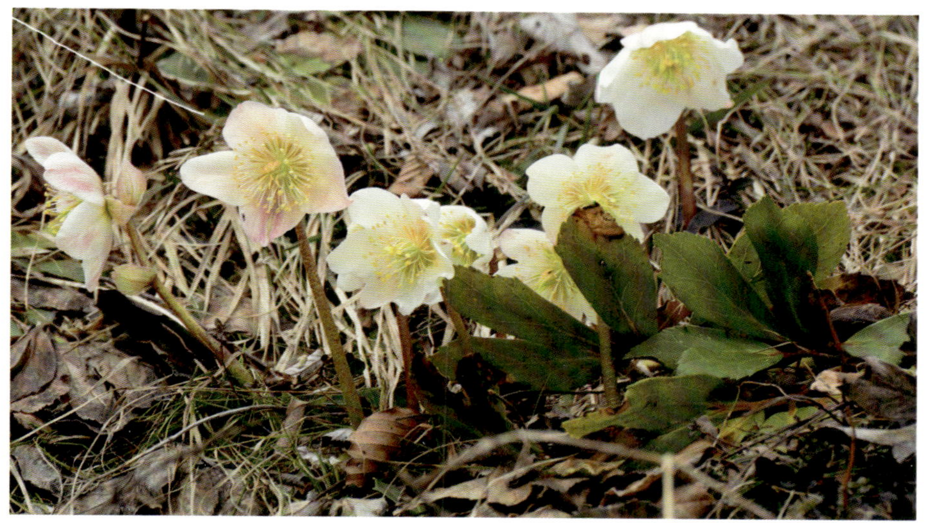

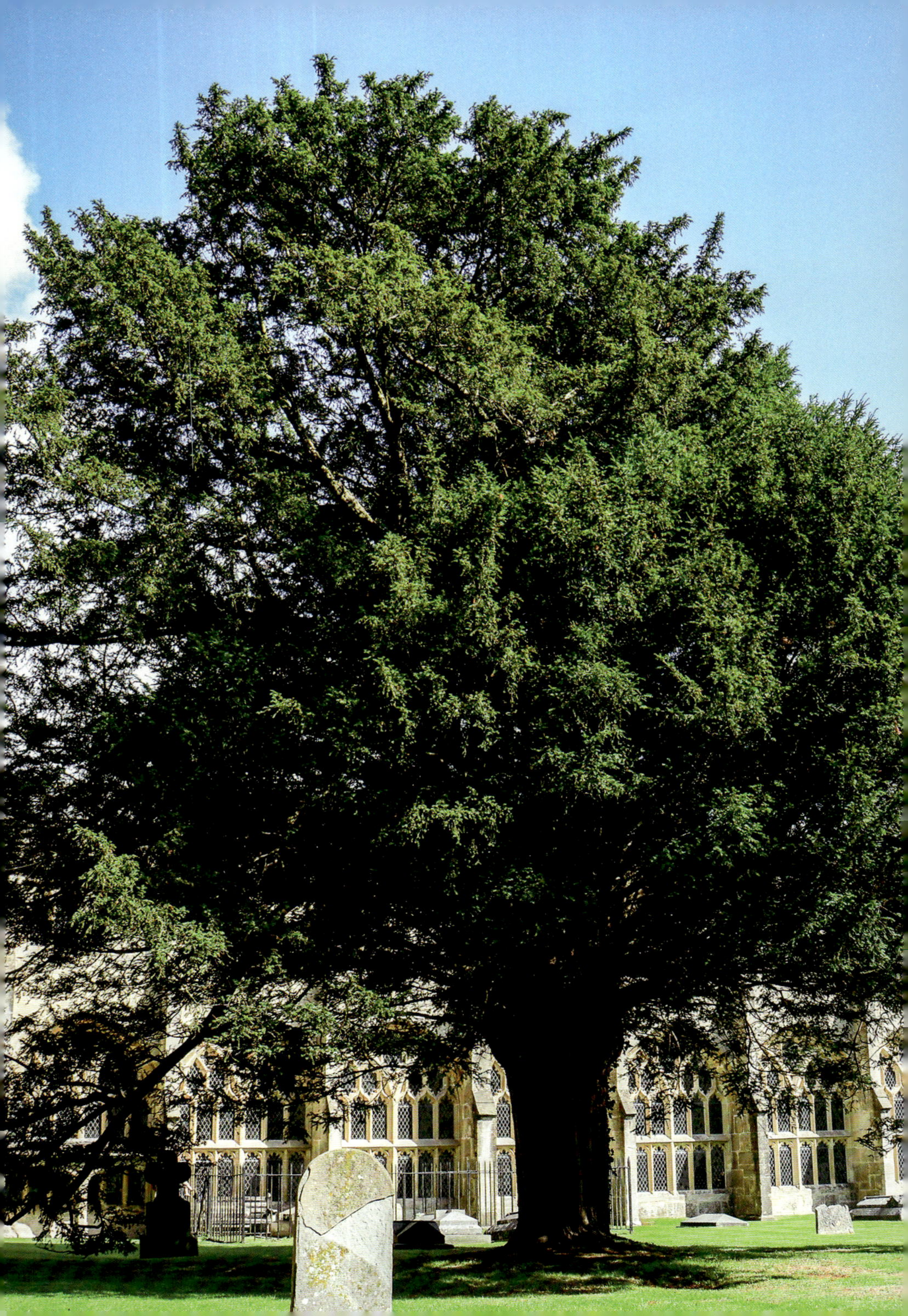

„... die zweifach tödliche ...“

Eibe

Taxus baccata

Der Name geht vermutlich auf den althochdeutschen Begriff „Iwa“ zurück, was sowohl Baum als auch Bogen bedeutete. Aus eben dem Eibenholz wurden bevorzugt Bögen gefertigt, die als Waffe genutzt wurden. Da das Holz zudem auch gerne zum Schnitzen verwendet wurde, liegt die Vermutung nahe, dass der botanische Name (Taxus baccata) indogermanischen Ursprungs („Teks“: künstlich) ist. Der Begriff „baccata“ (Beere) deutet auf die schönen, roten Beeren hin, die der Baum im Herbst trägt.

In anderen Landesteilen wurde er „Taxenboom“ (Münsterland), „Taxe“ (Österreich), „Rotalber“ (Bayern) oder „Totleib'n“ (Niederösterreich) genannt. Die Giftigkeit der Pflanze war bereits den alten Griechen bekannt. Der mögliche Nutzen als Heilpflanze hingegen wurde erst spät erkannt.

Die Eibe gehört zur Familie der Eibengewächse (Taxaceae) und ist zweihäusig. Das bedeutet, dass es Bäume mit männlichen und andere mit weiblichen Blüten gibt. Sie werden bis zu 17 m hoch und gern als Heckenpflanze genutzt. Die Blütezeit ist Ende März bis Mai. Aus den Blüten entwickeln sich etwa erbsengroße Samen. Diese werden von

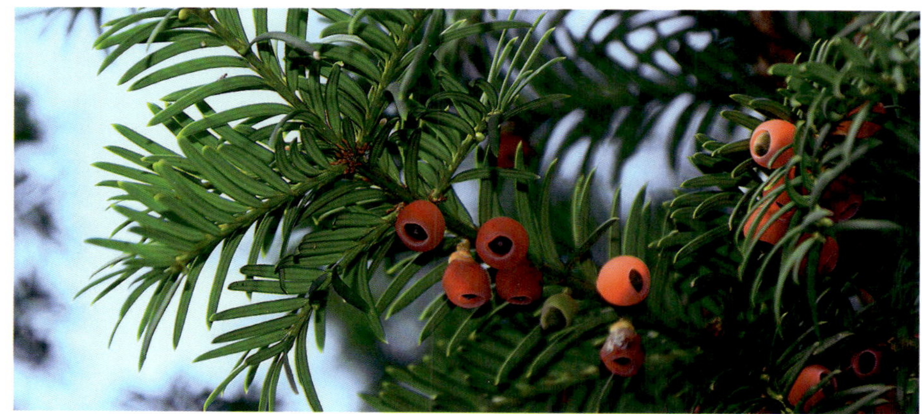

einem becherförmigen Samenmantel umgeben. Botaniker sehen darin im strengen Sinn keine Frucht und nennen die roten Beeren daher lediglich „Arillus". Da die Beeren von vielen Vögeln gern gefressen werden und die Kerne via naturalis in die Umwelt gelangen, werden die Eiben auf diese Weise verbreitet.

Historische Berichte

Eibenholz ist besonders hart und schwer und wurde daher vielfach für die Herstellung von Waffen genutzt. Ebenso wurde aus der Eibe ein höchst wirksames Pfeilgift gewonnen. Selbst der in den Alpen gefundene Ötzi und die Balladen- und Romanfigur Robin Hood (Sir Robin von Loxley) sollen Bögen aus Eibenholz getragen haben.[1] Bei Shakespeare wird sie als giftige Pflanze betrachtet.

[1] G. Tubes, Die giftigsten Pflanzen Deutschlands, Wiebelsheim 2017, S. 37 f.

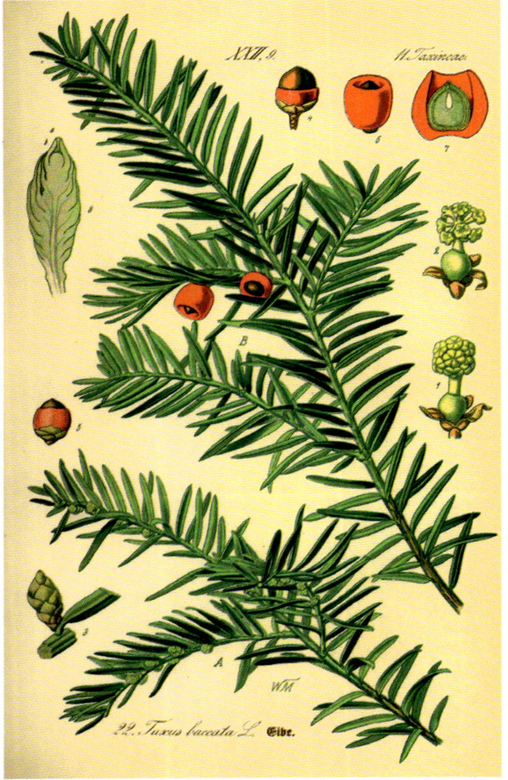

In der volkstümlichen Heilkunde wurden Eibenblätter und -zweige immer wieder als Abortivum verwendet. In der Schweiz kochte man die Eibenblätter, um mit dem Sud das Ungeziefer beim Vieh zu vertreiben. Vergiftungsfälle wurden in gänzlich verschiedenen Situationen beobachtet. Beispielsweise wird von Gärtnern aus Norditalien berichtet, dass sie die Beschneidung der Eibenbäume nicht länger als eine halbe Stunde durchhalten konnten, ohne starke Kopfschmerzen zu bekommen. In Dessau sollen die Soldaten der napoleonischen Armee Pferde an einem Eibenbestand angebunden haben. Die Tiere haben von den frischen Zweigen gefressen und verendeten recht schnell. Ähnliche Berichte gibt es über Schafe.

Die im Allgemeinen als giftig betrachteten Beeren sind recht tückisch. Der rote Samenmantel schmeckt süß und ist auch essbar. Der darin verborgene Kern dagegen beinhaltet das tödliche Gift. In Tirol haben Arbeiter die Früchte (ohne den Kern) oft wegen des durstlöschen-

den Effektes gegessen. Wurden aber die Kerne zerbissen, kam es oftmals zu tödlich verlaufenden Vergiftungen.[2]
Aus diesen Erkenntnissen, dass das Eibenholz für Bögen besonders gut geeignet ist und die Kerne der Beeren, aber auch die Blätter giftig sind, leitete Shakespeare seine Meinung von der zweifach tödlichen Pflanze ab.

[2] G. Madaus, Lehrbuch der Biologischen Heilmittel, Bd. 3, Hildesheim, New York 1976, S. 2684 f.

Inhaltsstoffe und Wirkungen

Da der Eibe magische Wirkungen nachgesagt wurden, fertigte man in früheren Zeiten aus ihrem Holz „Zauberstäbe" an.[3] Mitte des 16. Jahrhunderts schrieb H. Bock[4] (1498 – 1554), dass das Vieh nach dem Genuss der roten Beeren sterbe und der Rauch der Zweige die Mäuse vertreibe. Erst Ende des 17. Jahrhunderts wurde begonnen, mit Taxus baccata in der Medizin zu experimentieren. Anfänglich benutzte man die Eibe in der Volksmedizin gegen Krätze. Später wurde sie bei Amenorrhöe (Ausbleiben der Regelblutung) und bei Ischias im Zusammenhang mit der Syphilis verwandt. Andere wiederum verordneten Taxus bei Krupp oder Angina. Einige vergleichen den Einfluss der Samen sogar mit der Wirkung von Digitalis auf das Herz und seiner beruhigenden Wirkung. Höhere Dosen verursachen Erbrechen, Schwindel oder Krämpfe.

[3] Anonymous, Eibe, www7

[4] Bock, Kreutterbuch, 1565, S. 393 in G. Madaus, ebenda, S. 2685

Der zunächst benannte giftige Inhaltsstoff „Taxin" hat sich als eine Substanzfraktion herausgestellt, die aus vielen verschiedenen toxischen Substanzen besteht.[5] Es ist in Bezug auf die Inhaltsstoffe jedoch zwischen der Europäischen und der Pazifischen Eibe zu unterscheiden. Während die Europäische Eibe (Taxus baccata) den sehr giftigen Inhaltsstoff Taxin B enthält, weist die Pazifische Eibe (Taxus brevifolia) die Substanz Paclitaxel (Taxol) auf. Beide Substanzen gehören zur Gruppe der Taxane und finden sich in den Nadeln, der Rinde und den Samen. Während das Taxin B und die übrigen vorhandenen Taxane in der europäischen Version nur vorübergehend wegen ihrer Herzwirkung eingesetzt wurden[6], hat das Paclitaxel Eingang in die moderne Medizin gefunden. Entdeckt wurde es von M. E. Wall (1916 – 2002) und M. C. Wani (1925 – 2020) im Rahmen einer systematischen Suche nach Wirkstoffen zur Krebstherapie im Jahr 1971.[7] Paclitaxel kommt in der Rinde der Pazifischen Eibe vor. Leider ist diese Pflanze zum einen nicht sehr verbreitet und zum anderen sind die in der Rinde vorhandenen Mengen so gering, dass man circa 12 Bäume fällen müsste, um ein Gramm Paclitaxel zu gewinnen. Dem steht ein weltweiter, ver-

[5] L. Roth, M. Daunderer, K. Kormann, Giftpflanzen, Pflanzengifte, Hamburg 2012, S. 694 f.

[6] G. Madaus, ebenda, S. 2686

[7] Anonymous, Paclitaxel, www8

gleichsweise hoher Bedarf als Cytostatikum (Krebstherapie) gegenüber. Daher wird heute Paclitaxel halbsynthetisch aus „Baccatin III" hergestellt, das man in vergleichsweise großen Mengen aus Kulturen der Europäischen Eibe isolieren kann. Die vollständige Synthese des kompliziert gebauten Moleküls hat sich industriell nicht durchgesetzt. Inzwischen wird versucht, Paclitaxel mit Hilfe von Mikroorganismen (Pilz: Taxomyces) zu synthetisieren.

Die Taxane hemmen die Zellteilung in einer recht spezifischen Phase. Die Bausteine des Zellskeletts (Mikrotubuli) müssen sich am Ende einer Zellteilung voneinander trennen (Depolymerisation), damit eine Teilung der Zelle und somit Wachstum möglich wird. Dieser Schritt wird durch das Taxol gehemmt. Wegen dieser Eigenschaft bezeichnet man die Substanz auch als Mitosegift und nutzt sie in Verbindung mit anderen Cytostatika bei der Krebstherapie. Da die Hemmung der Zellteilung alle Körperzellen einschließt, sich Krebszellen aber schneller teilen als reguläre Körperzellen, werden so insbesondere diese am Wachstum gehindert. Es können sich jedoch auch Resistenzen gegen diese Therapie entwickeln.[8]

[8] K. Aktories, C. Unger, Mittel zur Behandlung von Tumoren – Tumorchemotherapie in: K. Aktories, U. Förstermann, K. G. Hofmann, K. Starke (Hrsg.), Allgemeine Pharmakologie und Toxikologie, München 2009, S. 955

Auch wenn der Baum durchaus genießbare Früchte trägt und seine Inhaltsstoffe in der Medizin verwendet werden können, ist es wichtig, daran zu denken, dass es sich um eine in allen anderen Teilen giftige Pflanze handelt und man insbesondere Kinder darauf aufmerksam machen sollte, dass die verlockenden roten Beeren sehr giftig sein können, nämlich dann, wenn man die Kerne mitisst oder sie zerbeißt. Es muss zudem beachtet werden, dass vor allem das Vieh von Eiben ferngehalten werden sollte, da es bei Pferden, Schafen und Rindern immer wieder zu tödlichen Vergiftungen kommt.

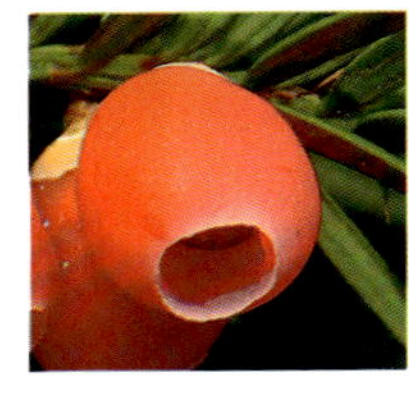

Heute wird die Eibe nur noch in der Homöopathie unter dem Namen „Taxus baccata" bei Herzleiden sowie Leberleiden mit und ohne Ikterus verordnet.[9] Außerdem wird Taxus baccata zur Behandlung von pustulösen Hauterkrankungen, Nachtschweiß, chronischem Rheumatismus und Gicht, insbesondere bei Podagra (Gichtanfall im Großzehengrundgelenk), verordnet. Das Mittel kann in jedem Alter angewendet werden.[10]

[9] G. Madaus, ebenda, S. 2685

[10] Anonymous, Taxus baccata Globuli, www9

Vom tückischen Gift zum Arzneimittel

Blauer Eisenhut

Aconitum napellus

Der zur Familie der Hahnenfußgewächse (Ranunculaceae) gehörende Eisenhut war schon in der Antike bekannt. Plinius d. Ä. (23–79) erwähnte die Pflanze bereits und brachte den Namen in Verbindung mit dem Wort „Aconae", was so viel wie „Nackte Felsklippe" bedeutet und auf die bevorzugte Verbreitung auf bergigen, feuchten Weiden und an Bachufern, vorwiegend im Alpenraum und dem Apennin, hinweisen soll. Theophrastus Bombast von Hohenheim, auch bekannt unter dem Namen Paracelsus (1493–1541), spekulierte dagegen, dass der Name eher auf einen Fundort bei der Stadt Aconae (Italien) zurückzuführen sei. Der Beiname „napellus" deutet auf die rübenartige Wurzel der Pflanze hin.

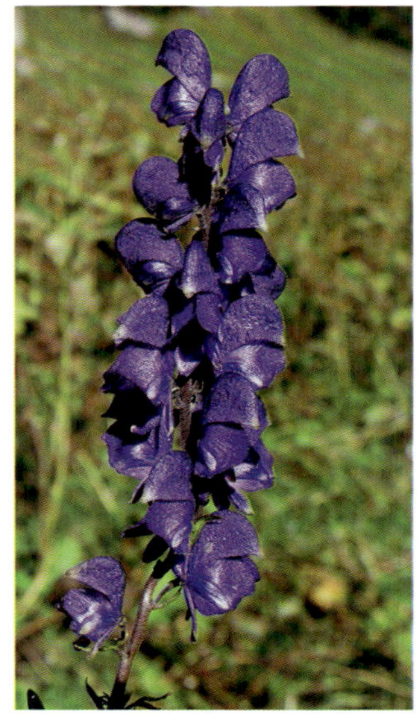

Es gibt wohl kaum eine Pflanze, die so viele volkstümliche Namen auf sich vereinigt wie der Blaue Eisenhut. Sie leiten sich häufig von der Blütenform ab, die an eine Kopfbedeckung erinnert. Daher ist eine häufige Bezeichnung auch „Blauer Sturmhut". Um die Vielfalt der Namensgebung aufzuzeigen, seien nur einige erwähnt, wie beispielsweise „Isahuat" (Schweiz), „Reiter- und Franzosekap" (Nahegebiet), „Groetmoeders Mütz" (Dithmarschen) oder „Kapuzinerchäppli" (St. Gallen). Andere deuten mehr auf die Giftigkeit hin, wie zum Beispiel „Wolfswurz" (Alpenländer), „Teufelswurz" (Tirol) und „Giftchrut, -bluen" (Graubünden). Da die Pflanze in der Volksmedizin zum Teil gegen Zahnschmerzen verwendet wurde, wurde sie auch nach der heiligen Apollonia (3. Jahrhundert), der Schutzpatronin der Zahnkranken, „Apolloniakraut" (Österreich) oder „Aplonawurz" (Steiermark) benannt.

Im antiken Griechenland soll Aconitum aus dem Speichel des Cerberus (Höllenhund) entstanden sein und wurde im-

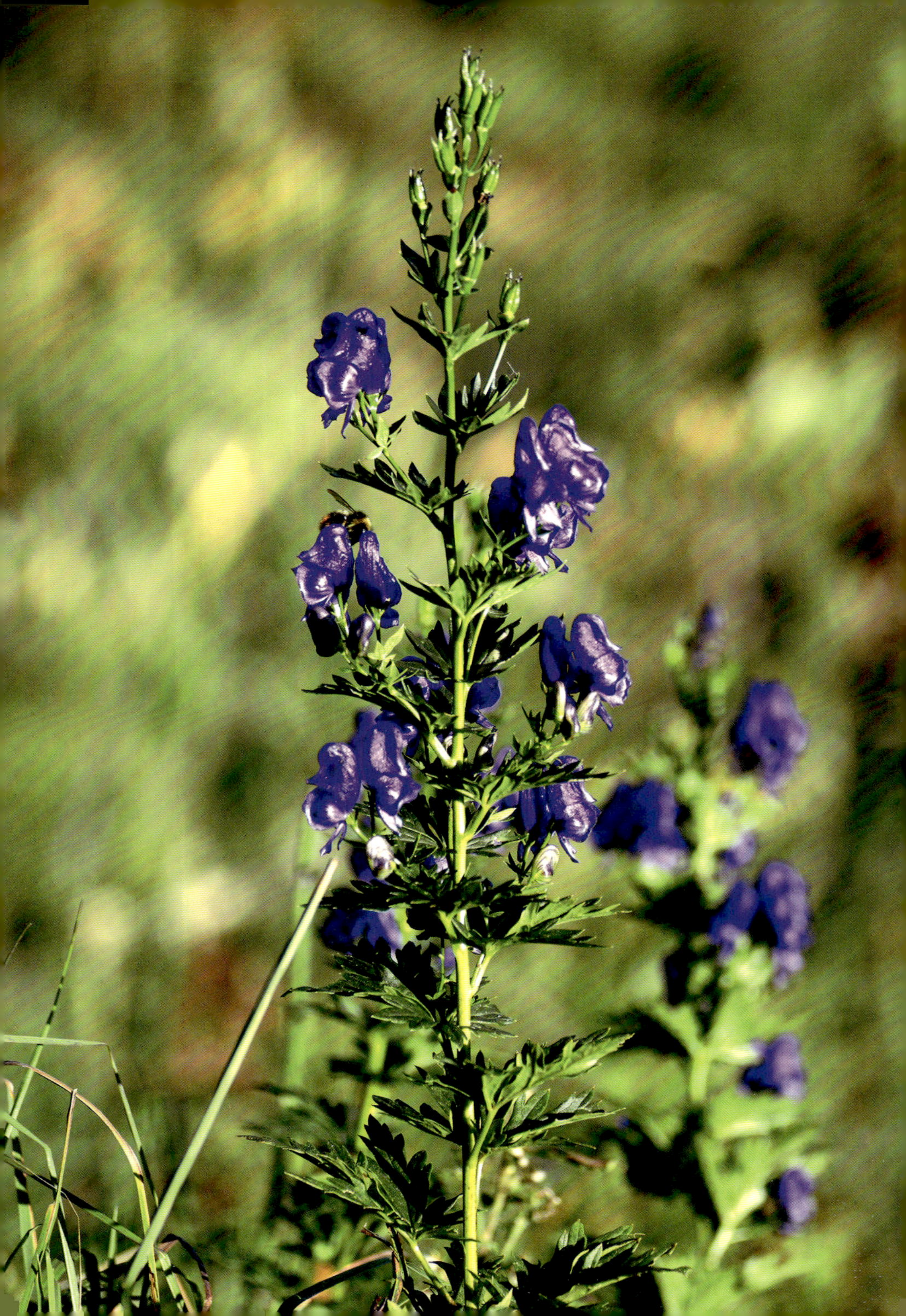

mer wieder als Mord- oder Pfeilgift eingesetzt. Der Legende nach wurde unter anderem Aristoteles (384 – 322 v. Chr.) mit Aconitum vergiftet. Spätere Untersuchungen gehen jedoch davon aus, dass es sich um eine eng verwandte Pflanze handelte und nicht um den Blauen Eisenhut, da dieser in Griechenland nicht zu finden ist.

Historische Berichte

Im Mittelalter wurde Aconitum ausschließlich als Gift angesehen und galt ebenso wie in der Antike als das häufigste Mordgift.[1] So wurde gewarnt: „Kein Kraut ward nie so giftig als eben blaw Eisenhüttle".[2] Da im Mittelalter Aconitum und auch der Schierling oft von Giftmischern gebraucht wurden, galt der Handel mit diesen Pflanzen als Verbrechen und wurde mit dem Tod bestraft.[3]

Es wird von Matthiolus berichtet, dass „Erzherzog Ferdinand (Ferdinand III. von Österreich, 1606 – 1657) ein Pulver kannte, das sich als gutes Gegengift bei Arsenicum bewährt hatte. Nun sollte versucht werden, ob dieses Pulver auch bei Aconitum wirksam wäre. Ein zum Tode verurteilter Dieb musste das Gift einnehmen. Nach zwei Stunden zeigten sich Mattigkeit, kühler Schweiß an der Stirn und den Händen und Abnahme des Pulses. Nachdem er das Pulver als Gegenmittel genommen hatte, krümmte er sich vor Schmerzen und verlor die Besinnung. Wieder zum Bewußtsein gekommen, klagte er über Kälte und erbrach sich heftig. Das Erbrochene war von gelber und bleichschwarzer Farbe. Darauf sagte er, dass er Besserung spüre. Bald danach legte er sich wie zum Schlafen hin und starb sanft. Sein Gesicht war bleichschwarz."[4] Woraus das Pulver bestand, blieb das Geheimnis von Erzherzog Ferdinand.

Es wird auch berichtet, dass Aconitum in „Hexensalben" eingearbeitet wurde.

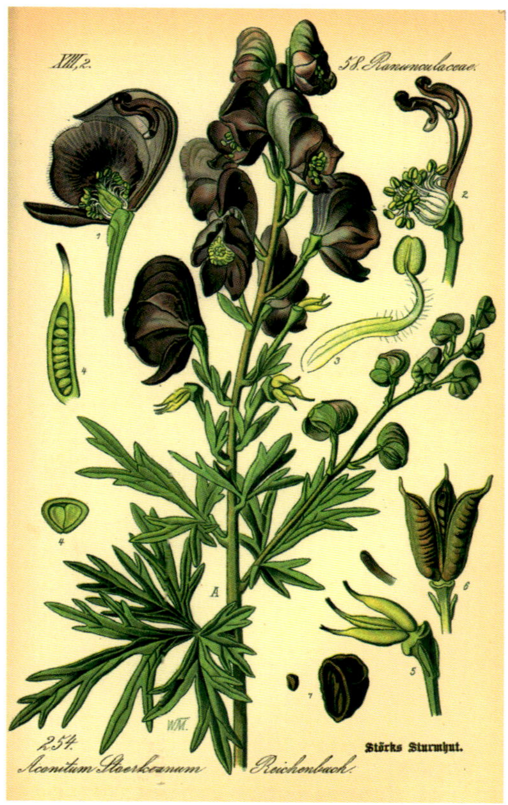

[1] G. Tubes, Die giftigsten Pflanzen Deutschlands, Wiebelsheim 2017, S. 45

[2] G. Madaus, Lehrbuch der Biologischen Heilmittel, Bd. 1, Hildesheim, Hildesheim, New York 1976, S. 390

[3] F. Flury, H. Zangger, Lehrbuch der Toxikologie, Berlin 1928, S. 297

Das durch den Eisenhut verursachte Hautkribbeln löste möglicherweise das Gefühl aus, dass einem Haare und Federn wachsen, sodass man annahm, sich in Tiere zu verwandeln. Es ist nicht leicht nachzuvollziehen, da das Aconitum eher eine lähmende als eine berauschende Wirkung entfaltet.[5]

Erst mit Beginn des 18. Jahrhunderts entdeckte die Medizin Aconitum für sich. Zunächst wurde es bei Malaria (Wechselfieber), Lepra und Augenschmerzen eingesetzt, später zur Erweichung von Geschwüren, bei Nervenschmerzen oder rheumatischen Beschwerden. Andere nutzten es als Läusemittel und um Fleischvergiftungen zu begegnen. Paracelsus verwendete es als „Purgans" (reinigendes Mittel). Vielfach wurde es darüber hinaus als schmerzstillendes bis narkotisierendes Mittel bei Schmerzen im Trigeminusbereich und auch bei Migräne, Kariesbehandlungen oder zur Fiebersenkung verabreicht. Es wurde daneben als „Blutreinigungsmittel" (Antidyskratikum) bei schweren Infektionen wie Syphilis, Tuberkulose oder Skrofulose (vermutlich Hauttuberkulose) eingesetzt und auch bei Eitererregern im Blut genutzt, wobei nicht berichtet wird, wie erfolgreich diese Therapien waren.[6]

Die Behandlung von Trigeminusneuralgie (Schmerzen im Bereich des Gesichtsnervs; 5. Hirnnerv) mit dem Blauen Eisenhut wurde mit etwa 17 % aller Anwendungen recht häufig durchgeführt. Übertroffen wurde sie jedoch von der Anwendung bei Erkältungs- und Infektionskrankheiten, die nahezu 60 % aller Aconitum-Anwendungen verursachten.[7] Mitte des 19. Jahrhunderts wurde ein Eisenhutextrakt als schmerzstillendes Mittel zum Einreiben bei Rheumatismus und Gicht verordnet, als innerliche Anwendung wurde es zur Behandlung von Knochenschmerzen bei Syphilis empfohlen.[8]

In der Homöopathie wurde die Verabreichung von Aconitum seit der Empfehlung durch S. Hahnemann bei „rein inflammatorischem Fieber" befürwortet.[9] Somit wurde es in der Homöopathie zu einem sehr wichtigen Heilmittel bei akuten fiebrigen Schüben und fieberhaften, entzündlichen Erkrankungen, insbesondere bei rheumatischem oder katarrhalischem Fieber (Entzündung der Schleimhäute mit Sekret). Zu den wichtigsten Indikationen gehörten jedoch die Neuralgien bei jungen Patienten. Ferner wurde es bei Muskel- oder Gelenkrheumatismus, Zahnschmerzen oder einer Bindehautentzündung sowie bei Erkrankungen des Magen-Darm-Traktes empfohlen.

[4] G. Madaus, ebenda, S. 390

[5] G. Tubes, ebenda, S. 45

[6] G. Madaus, ebenda, S. 391

[7] G. Madaus, ebenda, S. 398

[8] O. Liebereich, A. Langgaard, Compendium der Arzneiverordnung, Berlin 1887, S. 255

[9] G. Madaus, ebenda S. 392

Die Berichte zeigen wie so oft eine fehlende Struktur in der Anwendung und es wurde sehr viel ausprobiert. Eine rationale Therapie zu dieser Zeit ist in nur wenigen Fällen zu erkennen.

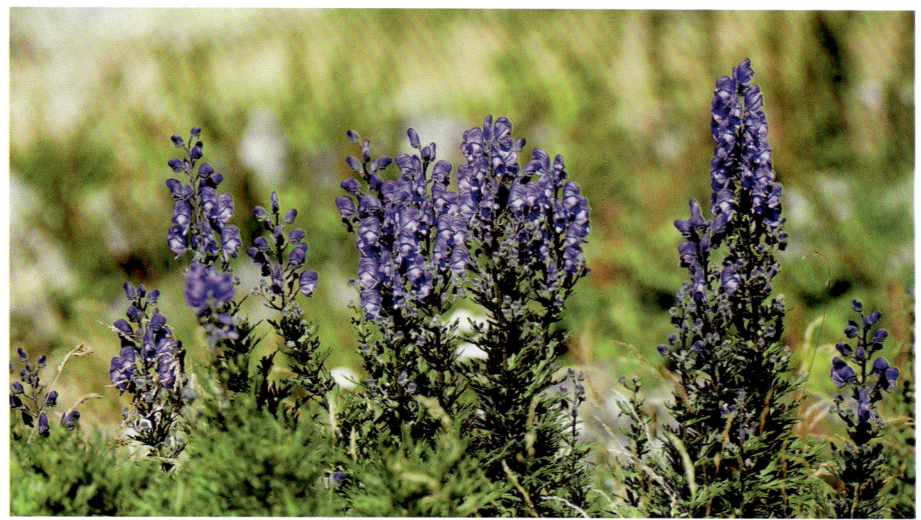

Inhaltsstoffe und Wirkungen

Der Blaue Eisenhut ist eine der giftigsten Pflanzen in unseren Breiten. Alles an ihr ist toxisch, wobei die Wurzel im Winter den höchsten Gehalt des Aconitins enthält. Dieses Alkaloid gilt als der Hauptwirkstoff. In geringen Mengen kommen auch andere „Conitine" vor, sie spielen aber in Bezug auf die Toxizität (Giftigkeit) eine untergeordnete Rolle. Aconitin aktiviert die Natriumkanäle der Nerven (Na-Agonist). Das führt zu einer zunächst gesteigerten Erregbarkeit mit anschließender Lähmung der Reizleitung. Dieser Mechanismus ist für alle nervösen Symptome verantwortlich. Die Toxizität des Aconitins ist auch in der geringen Dosisbreite zwischen positivem Effekt und toxischer Dosierung (geringe therapeutische Breite) begründet. Da die gesamte Pflanze giftig ist, besonders jedoch Wurzel und Samen, sind aufgenommene Pflanzenmengen über 0,2 g bereits als gefährlich anzusehen.[10] Bei einer Vergiftung ist die Symptomatik geprägt durch Empfindungsschwierigkeiten, Übelkeit, Erregung, Lähmung der Zungen- und Gesichtsmuskulatur sowie der Muskulatur von Armen und Beinen. Hin-

[10] L. Roth, M. Daunderer, K. Kormann (Hrsg.), Hamburg 2012, S. 89

zu kommen ausgeprägte Herzrhythmusstörungen und eine Lähmung des Herzens.
Bereits Ende des 19. Jahrhunderts wurde der Verlauf einer Vergiftung durch das im Eisenhut enthaltene Aconitin wie folgt beschrieben: „Als Vergiftungserscheinungen treten auf: starke Salivation (Speichelfluss), Vomitus (Erbrechen), Schlingkrampf, Gastroenteritis, kolikartige Darmschmerzen, Dyspnoe (Atemnot), Ikterus (Gelbsucht), vermehrte Diurese (Harndrang), aber auch Neigung zum Harnverhalten, Spasmen (Krämpfe), Muskelschwäche, kalte Schweiße, Konvulsionen (Krampfanfall), Koma, Delirien, Kollaps[11], und zwar tritt der Tod nach großen Dosen durch primären Herzstillstand, nach mäßigen Gaben durch Respirationslähmung (Atemstillstand) ein“.[12]
Trotz der bekannten hohen Toxizität wurde der Eisenhut vom 18. bis zum Beginn des 20. Jahrhunderts zur Behandlung von Neuralgien eingesetzt. Daneben wurde Aconitin häufig bei Muskel- und Gelenkrheumatismus sowie bei Erkältungskrankheiten und beginnendem Fieber nach Infektionen verordnet. Ein weiteres bedeutendes Einsatzgebiet war lange Zeit auch der Gebrauch bei verschiedenen Herz-Kreislauf -Beschwerden wie Tachykardie (Herzrasen), Angina pectoris oder Herzklopfen.
In der Homöopathie spielt das Aconitum nach wie vor eine bedeutende Rolle. Es wird häufig bei fiebrigen Infekten eingesetzt sowie bei akuten Beschwerden aller Art, die in einem direkten Zusammenhang mit einem Schreck oder Schock stehen. Hierzu zählen beispielsweise Kopfschmerzen oder Schlafprobleme. Weiterhin werden neuralgische Beschwerden wie Taubheitsgefühl und Schmerzen, Husten sowie Kehlkopf- und Augenentzündungen mit Aconitum behandelt.[13]
Außerhalb der Homöopathie wird der Blaue Eisenhut heute nur noch als giftige Pflanze angesehen. Zum einen können Tiere gefährdet sein, wenn die Pflanze auf oder an Weiden wächst, zum anderen kann sie insbesondere für Kinder gefährlich werden, da selbst der bloße Hautkontakt mit der Pflanze schwere Folgen haben kann, weshalb dieser unbedingt vermieden werden sollte. Auch im Garten sollte man Vorsicht walten lassen, da die Wurzelknollen mit Sellerie und Meerrettich verwechselt werden könnten.[14] Inzwischen ist die Giftigkeit aber recht gut bekannt, sodass es nur noch selten zu schweren Zwischenfällen kommt.

[11] Meyer-Gottlieb, Exp. Pharm., S. 58 in: G. Madaus, ebenda, S. 395

[12] Buscher, Berliner Klinische Wochenschrift, 1988, S. 338

[13] M. Mai, Aconitum, www10

[14] G. Tubes, ebenda, S. 46

Er lässt das Herz höherschlagen

ROTER FINGERHUT

Digitalis purpurea

Sowohl der deutsche als auch der lateinische (digitus: Finger) Name nehmen Bezug auf die Blütenform, die offenbar viele an einen Fingerhut erinnert. Daneben existiert eine Reihe lokaler Bezeichnungen wie „Fingerpiepen" (Münsterland), „Eisenhut" (Nordböhmen), „Liebfrauen-Handschuh" (Oberösterreich) oder „Potschen" (im Taunus bei Selters).[1]

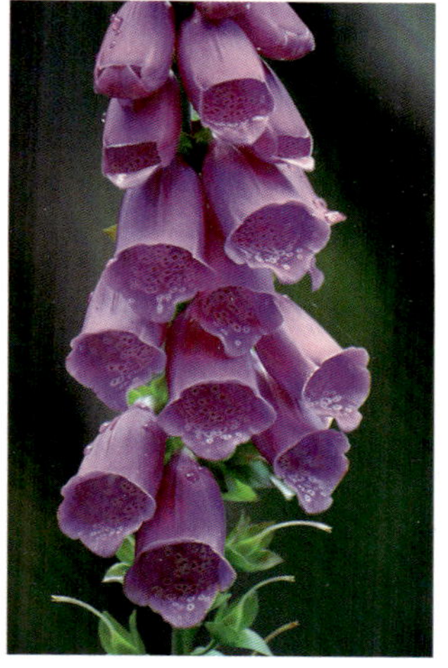

Es sollte nicht unerwähnt bleiben, dass es auch den Wolligen Fingerhut (Digitalis lanata) gibt, der in unseren Breiten jedoch nicht so weit verbreitet ist. Er hat gelbe Blüten, wird bis zu 100 cm groß und ist drüsig-flaumig behaart, wodurch er zu seinem Namen gekommen ist. Er enthält die gleichen Wirksubstanzen wie der purpurrote Namenskollege. Dieser ist eine zweijährige Pflanze, die im ersten Jahr nur ganz unscheinbar eine Rosette ausbildet, dann aber im zweiten Jahr bis zu 150 cm hoch werden kann. Sie gehört zur Familie der Wegerichgewächse (Plantaginaceae). Die großen Blüten sitzen in einer in eine Richtung gewendeten Traube an dem Stängel. Die hochgiftige Pflanze kann oftmals auf Lichtungen entdeckt und gelegentlich in großer Zahl bewundert werden.

Historische Beobachtungen

In der Antike, das heißt bei den Griechen und Römern, war Digitalis nicht bekannt, was auch an dem Verbreitungsgebiet in Westeuropa liegt. Während die Pflanze in England unter dem Namen „Foxglove" bekannt war, galt sie in Irland unter dem Namen „sion" als ein altbekanntes Volksmittel zur Behandlung von Krämpfen im Zusammenhang mit der Geburt (puerperale Eklampsie). Sie wurde aber auch gegen den bösen Blick eingesetzt. Nach einem walisischen Arzneibuch aus dem 13. Jahrhundert, dem „Meddygon Myddfai", wurde Digitalis äußerlich unter anderem bei Kopfschmerzen oder Abszessen des Unterleibes genutzt. In Deutschland hat L. Fuchs[2] (1501 – 1566) den Fingerhut in den Kräuterbüchern beschrieben und er wurde bei

[1] G. Madaus, Lehrbuch der Biologischen Heilmittel, Bd. 2, Hildesheim, Hildesheim, New York 1976, S. 1188

[2] G. Madaus, ebenda, S. 1189

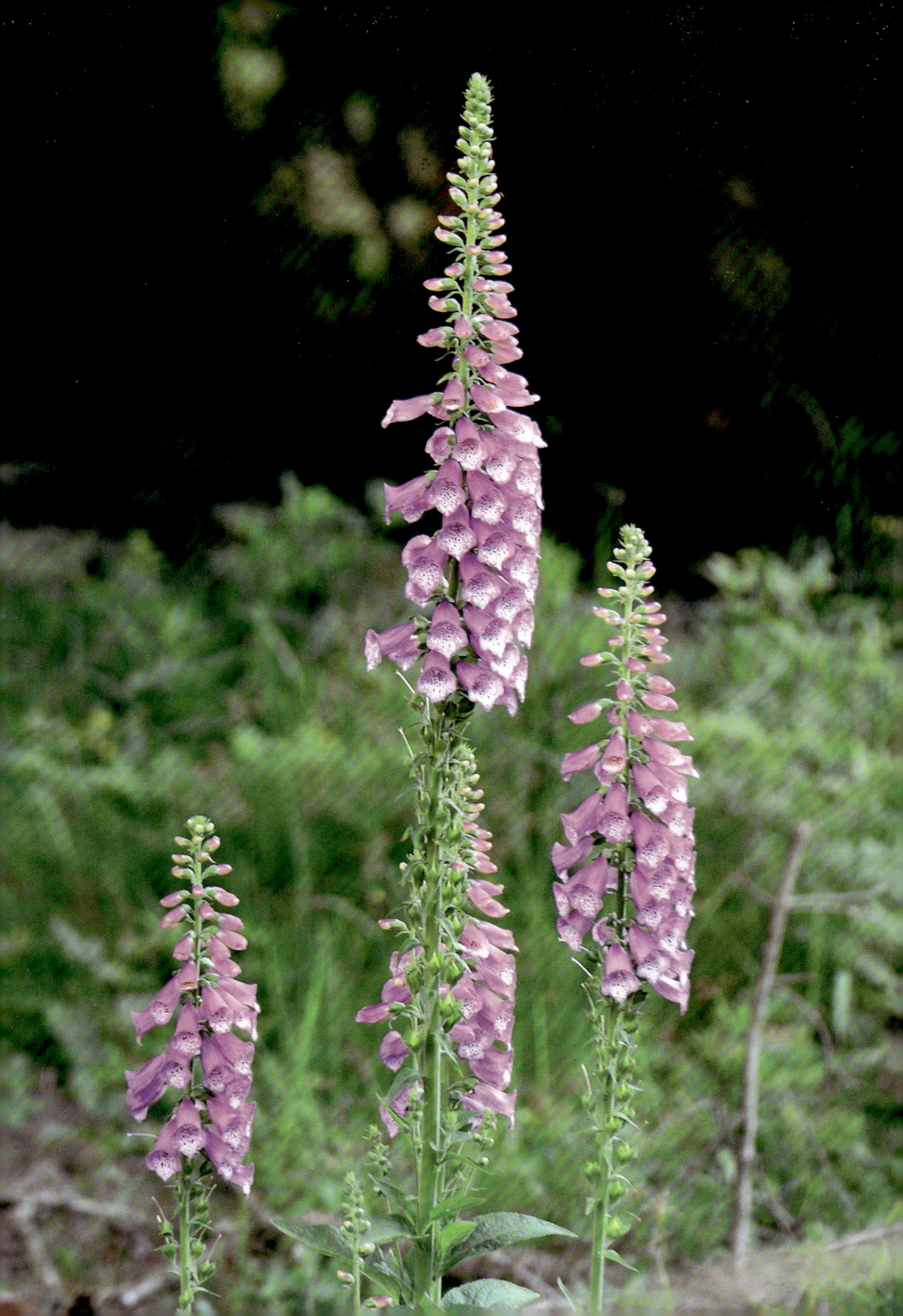

Wassersucht als Brech- und „Reinigungsmittel“ (Purgiermittel) verwendet. Dennoch spielte die Pflanze in der Medizin in Deutschland lange Zeit nur eine untergeordnete Rolle. Insbesondere nachdem in Paris (1748) der Mediziner Salerne in einem Experiment an Truthähnen zeigte, dass Digitalis auch eine hohe Toxizität (Giftigkeit) besitzt, was nicht überraschte, wurde der Einsatz in der Medizin zunehmend kritisch gesehen.[3]

1775 begann der englische Arzt William Withering (1741 – 1799) jedoch, Digitalis systematisch bei Wassersucht einzusetzen. Er hatte von einem Kräuterweib gehört, das große Erfolge dabei hatte, diese zu behandeln.[4] Sie wollte ihm aber nicht verraten, welches Heilkraut sie zu diesem Zweck verwendete. Daher ließ er sie heimlich beobachten und fand auf diese Weise heraus, dass sie ihre Patienten mit Digitalis purpurea behandelte. Ein Jahr später publizierte Withering eine zunächst kleine Abhandlung über seine Beobachtungen. Im Jahr 1785 erschien dann sein bedeutendes Werk „An Account of the Foxglove and some of its Medical Uses“.[5] In diesem Buch beschrieb er seine Beobachtungen zur Wirkung von getrockneten und frischen Digitalis-Blättern. Es war das Verdienst von William Withering, dass er den Einfluss von Digitalis auf das Herz und damit die „ausschwemmende“ Wirkung der Droge erkannt hatte. Misserfolge bei der Behandlung waren jeweils auf eine falsche Dosierung – entweder zu hoch oder auch zu niedrig – zurückzuführen. Es ist dabei auch zu berücksichtigen, dass die Pflanzen unterschiedlich viel Wirksubstanz enthalten und dass durch das langsame Trocknen Anteile des Wirkstoffes zerstört werden können. Nur eine schnelle Trocknung am Feuer oder in der Sonne erhält die wirksamen Glykoside.

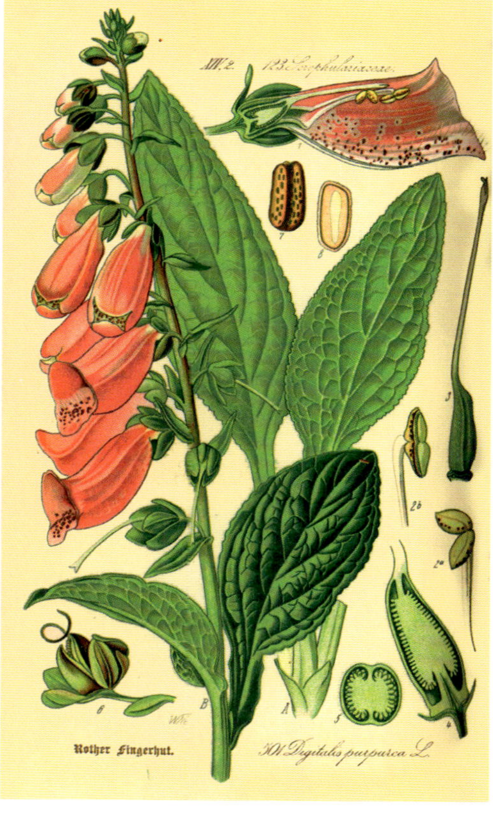

[3] G. Madaus, ebenda, S. 1190

[4] Als Wassersucht wurde zu dieser Zeit die Einlagerung von Wasser, unter anderem in den Beinen (Ödembildung), genannt, die das Resultat einer ausgeprägten Schwäche des Herzmuskels war (Herzinsuffizienz).

[5] W. Withering, An Account of the Foxglove and some of its Medical Uses, Birmingham M DCC LXXXV (1985)

Withering erkannte bereits, dass Digitalis kein Diuretikum (Wasser treibendes Mittel) ist, sondern nur bei Ödemen erfolgreich eingesetzt werden kann, deren Ursache in einer Herzinsuffizienz (Herzschwäche) liegt. Da jedoch viele seiner Kollegen mit der neuen Droge nicht sachgemäß umgingen und es zu einigen nicht nachvollziehbaren Indikationserweiterungen kam, gab es entsprechend viele Misserfolge und die Verwendung von Digitalis geriet in Vergessenheit. Dies war auch darin begründet, dass einige damals sehr berühmte Ärzte wie J.-N. Corvisart (1755 – 1821), der Leibarzt Napoleons, und der ebenfalls sehr bekannte R. Laennec (1781 – 1826) sich vehement gegen Digitalis positionierten.

Auch S. Hahnemann (1755 – 1843), Begründer der Homöopathie, sprach sich gegen den Einsatz des Fingerhutes aus: „Der anhaltende Gebrauch der Digitalis purpurea verursacht eine wahre Freßgierde. Der Fingerhut macht [...] eine Art von Widerspenstigkeit, Hartnäckigkeit, hinterlistige Unfolgsamkeit [...], welches seinen fortgesetzten Gebrauch oft hindert.“ [6]

[6] G. Madaus, ebenda, S. 1190

Nach Witherings Tod wurde die Wirkung des Fingerhuts bei verschiedenen Krankheiten wie beispielsweise anhaltendem Fieber, Masern, Scharlach, Hämorrhagien, inneren Vereiterungen oder auch Epilepsie[7] getestet. Der erste Arzt, der auf eine Leistungssteigerung des Herzens (positiv inotrop) hinwies, war L. Traube[8] (1818 – 1876). Er erkannte zudem, dass sich dadurch die Reduzierung der Pulsfrequenz und die Wirkung auf den Blutdruck erklären lassen. Die Digitalis-Therapie konnte sich aber erst ab etwa Mitte des 19. Jahrhunderts durchsetzen und wurde in Bambergers „Lehrbuch der Herzkrankheiten“ (1858) beschrieben.

[7] G. Madaus, ebenda, S. 1191

[8] Traube, zit. bei Weese, Digitalis, 1936, S. 6 in: G. Madaus, ebenda, S. 1192

Inhaltsstoffe und Wirkungen

Digitalis purpurea enthält in recht variabler Menge fünf herzwirksame Glykoside: Purpureaglykosid A (Digitoxin), Glukogitaloxin, Purpureaglykosid B (Gitoxin), Digitalinum verum und Glucoverodoxin. Alle Pflanzenteile sind toxisch und man geht davon aus, dass bereits 0,3 Gramm der getrockneten Blätter für einen Erwachsenen giftig sind.[9]

[9] L. Roth, M. Daunderer, K. Kormann, Giftpflanzen, Pflanzengifte, Hamburg 2012, S. 307 f.

Der Apotheker F. Sertürner (1783 – 1841) war der Entdecker des Morphiums (1805). Mit der damit einhergehenden Verbesserung der analytischen Methoden in der chemischen Forschung war man zunehmend in der Lage, sehr unterschiedliche Substanzen zu isolieren

und zu charakterisieren. Die synthetische Darstellung des Morphiums forderte viele heraus, auch andere Naturstoffe zu synthetisieren. Daher wurden einige Chemiker stimuliert, sich mit der Isolierung der Digitalisglykoside zu beschäftigen. Die damals bekannten analytischen Methoden führten jedoch nicht zum gewünschten Erfolg, sodass die „Société de Pharmacie" in Paris im Jahr 1835 einen Preis von 500 Franken, was zu dieser Zeit viel Geld war, für die Entdeckung der Wirkstoffe von Digitalis pupurea auslobte.[10] Dennoch gelang die Isolierung des wirksamen Prinzips niemandem, selbst dann nicht, als der Preis verdoppelt wurde. Erst sieben Jahre später konnten der französische Apotheker J. A. Quevenne und der Kliniker Homolle eine Substanz isolieren, die sie „Digitalin" nannten, und die Belohnung entgegennehmen. Damit war der Durchbruch erreicht und eine intensive Forschung zur Reindarstellung der Inhaltsstoffe und der pharmakologischen Wirkung begann. Zuerst gelang es O. Schmiedeberg (1838 – 1921) und H. Kiliani (1855 – 1945), das „Digitoxin", das bis heute als Arzneistoff eingesetzt wird, zu isolieren. Da die Substanz nicht wasserlöslich war, wurde sie anfänglich jedoch weitgehend abgelehnt, da man den Patienten gern eine Trinklösung verabreichte und, anders als heute, noch nicht die Technik der Tablettenherstellung kannte. Für die Löslichkeit, aber auch für die Bindung der herzwirksamen Glykoside aus Digitalis purpurea, spielen sowohl die Zuckerbestandteile als auch andere Begleitstoffe aus der Pflanze eine bedeutende Rolle. Außerdem sind sie für die Wirkung (Bindung) am Herzmuskel von großer Bedeutung.

Die endgültige Klärung der Strukturen der verschiedenen Glykoside gelang den Chemikern A. Windaus (1876 – 1959; Nobelpreis 1928[11]), H. Wieland (1877 – 1957; Nobelpreis 1901), A. Stoll (1887 – 1971), W. A. Jacobs (1883 – 1967) und R. Tschesche (1905 – 1981). Dadurch wurde deutlich, dass die Substanzen mit dem Strophanthin, einem Glykosid, das zur Behandlung von Herzkrankheiten genutzt wurde, recht verwandt waren.

Für die Therapie der Herzinsuffizienz bevorzugte man lange die getrockneten Blätter. Damit war eine präzise Dosierung jedoch schwierig bis unmöglich. Mit Hilfe einer Reihe von Begleitstoffen konnten die Resorption und damit offensichtlich die Wirkung der Reinsubstanzen verbessert werden. P. Trendelenburg[12] (1884 – 1931) oder W. F. Wiechowski (1873 – 1928) sahen dennoch die Blätter oder Tinktur als die zweckmäßigsten und zugleich billigsten Präparate an.[13]

[10] W. Straub, Schweiz. Med. Wschr. 1935, Nr. 37, in: G. Madaus, ebenda, S. 1192

[11] Es sei angemerkt, dass A. Windaus den Nobelpreis für seine intensiven Forschungen zum Cholesterin und nicht für die Aufklärung der Digitalisglykosid-Struktur erhalten hat.

[12] G. Madaus, ebenda, S. 1195

[13] G. Madaus, ebenda, S. 1195

Die Erkenntnisse lassen sich etwa wie folgt zusammenfassen: Digitalis purpurea ist ausschließlich am Herzen wirksam und hier vorwiegend am Herzmuskel. Es konnte keine direkte Wirkung auf das Zentralnervensystem, die Nieren oder die Blutgefäße gezeigt werden. In therapeutischen Dosierungen kommt es bei einem insuffizienten (schwachen) Herzen zu einer Verlangsamung der Herzfrequenz und gegebenenfalls auch bei einem nicht rhythmisch schlagenden Herzen (Arrhythmie). Die Verordnung von „Folia Digitalis" (Digitalisblätter) ist in den Arzneibüchern Ende des 19. Jahrhunderts ein fester Bestandteil.[14] Da Digitalis purpurea hochwirksame Substanzen enthält, besteht bei unsachgemäßem Umgang das Risiko einer Vergiftung. Bereits die Aufnahme des Extraktes aus wenigen Blättern kann bei einem Erwachsenen zu bedrohlichen Intoxikationen (Vergiftungen) führen. Zu Beginn des 20. Jahrhunderts kam es immer wieder vor, dass es durch den Einsatz der „Droge" (nicht der Reinsubstanzen) zu Vergiftungserscheinungen kam. Dies war unter anderem darauf zurückzuführen, dass aufgrund der geringen therapeutischen Breite die initialen therapeutischen Dosen oft auch Giftwirkungen zeigten und dass die Wirkungen erst 12 bis 24 Stunden nach der Einnahme auftraten. Daher war eine einfache therapeutische Maßnahme bei Vergiftungen wie eine Magenentleerung nicht immer erfolgreich. Erste Symptome sind Erbrechen, Augenflimmern, eine reduzierte Pulsfrequenz, die auf unter 40 pro Minute sinken kann, sowie Störungen der Herzrhythmik. Bei schweren Vergiftungen sinkt die Frequenz weiter und es kommt zu einem systolischen Herzstillstand. Lange Zeit war die Prognose bei einer Vergiftung mit Digitalis purpurea in Abhängigkeit von der aufgenommenen Dosis eher schlecht.[15] Heute werden neben einer Reihe von klinischen Maßnahmen vor allem Digitalis-Antikörper verabreicht, die die Toxizität deutlich reduzieren können.[16]

Die modernen Digitalispräparate, Digitoxin und Digoxin, werden chemisch rein hergestellt und verfügen über eine präzise Dosierung, was bei pflanzlichen Extrakten nicht immer gleichermaßen garantiert werden kann.

In der Homöopathie werden Arzneimittel aus den Blüten des Roten Fingerhutes hergestellt. Digitalis wird hier bei Herzbeschwerden, Kopfschmerzen und Migräne verwendet, darüber hinaus aber auch bei einer Gelbfärbung der

[14] O. Liebreich, A. Langgaard, Compendium der Arzneiverordnung, Berlin 1887, S. 317 f.

[15] F. Flury, H. Zangger, Lehrbuch der Toxikologie, Berlin 1928, S. 305

[16] T. Eschenhagen, Pharmakologie des kardiovaskulären Systems – das Herz, in: Allgemeine und spezielle Pharmakologie und Toxikologie. Aktoris, Förstermann, Hofmann, Starke (Hrsg.), München 2009, S. 430

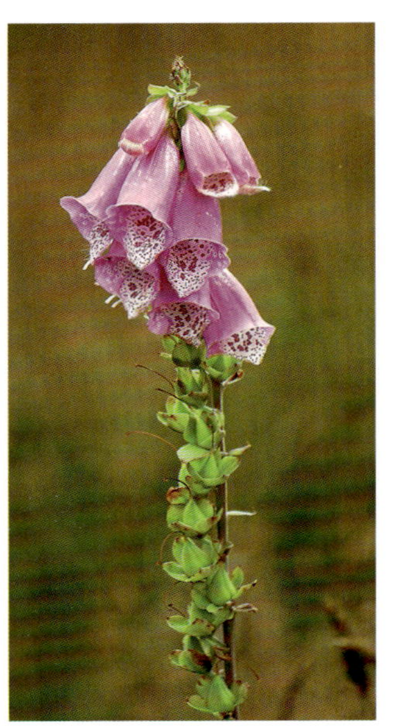

Haut (Ikterus). Es wird zudem bei Problemen mit der Lunge und den Geschlechtsorganen eingesetzt.[17] Weitere Anwendungsgebiete sind Übelkeit, Schlafstörungen und Asthma mit nächtlichen Anfällen von Atemnot mit blauen Lippen und krampfartigem, trockenem Husten. Auch bei Blasenbeschwerden wird es eingesetzt, besonders bei älteren Männern, die unter Problemen beim Wasserlassen leiden.[18] Im Vordergrund stehen jedoch die Herzbeschwerden.

[17] Anonymous, Digitalis Globuli, www11

[18] U. Schlüter, Digitalis in der Homöopathie, www12

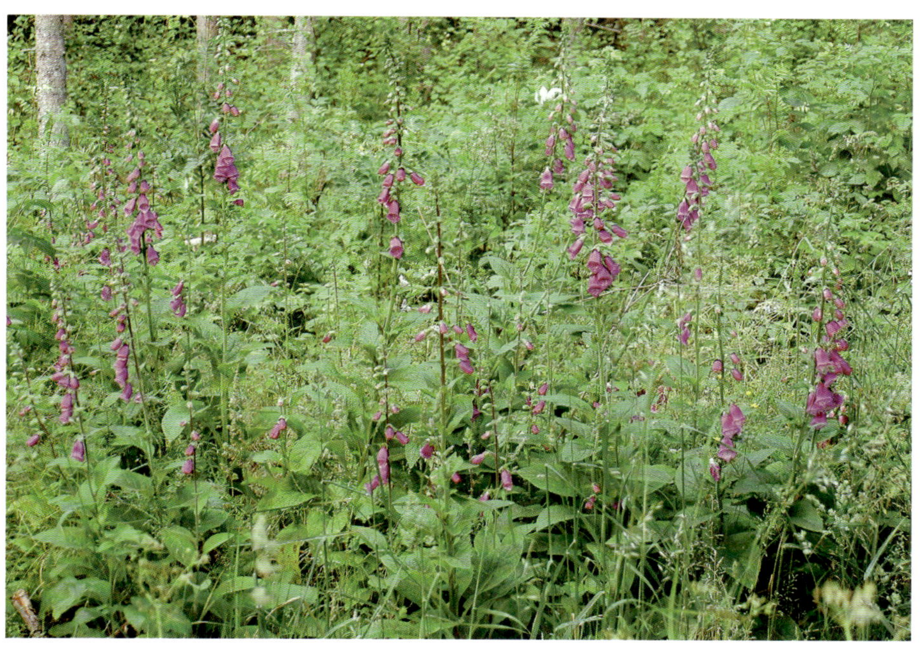

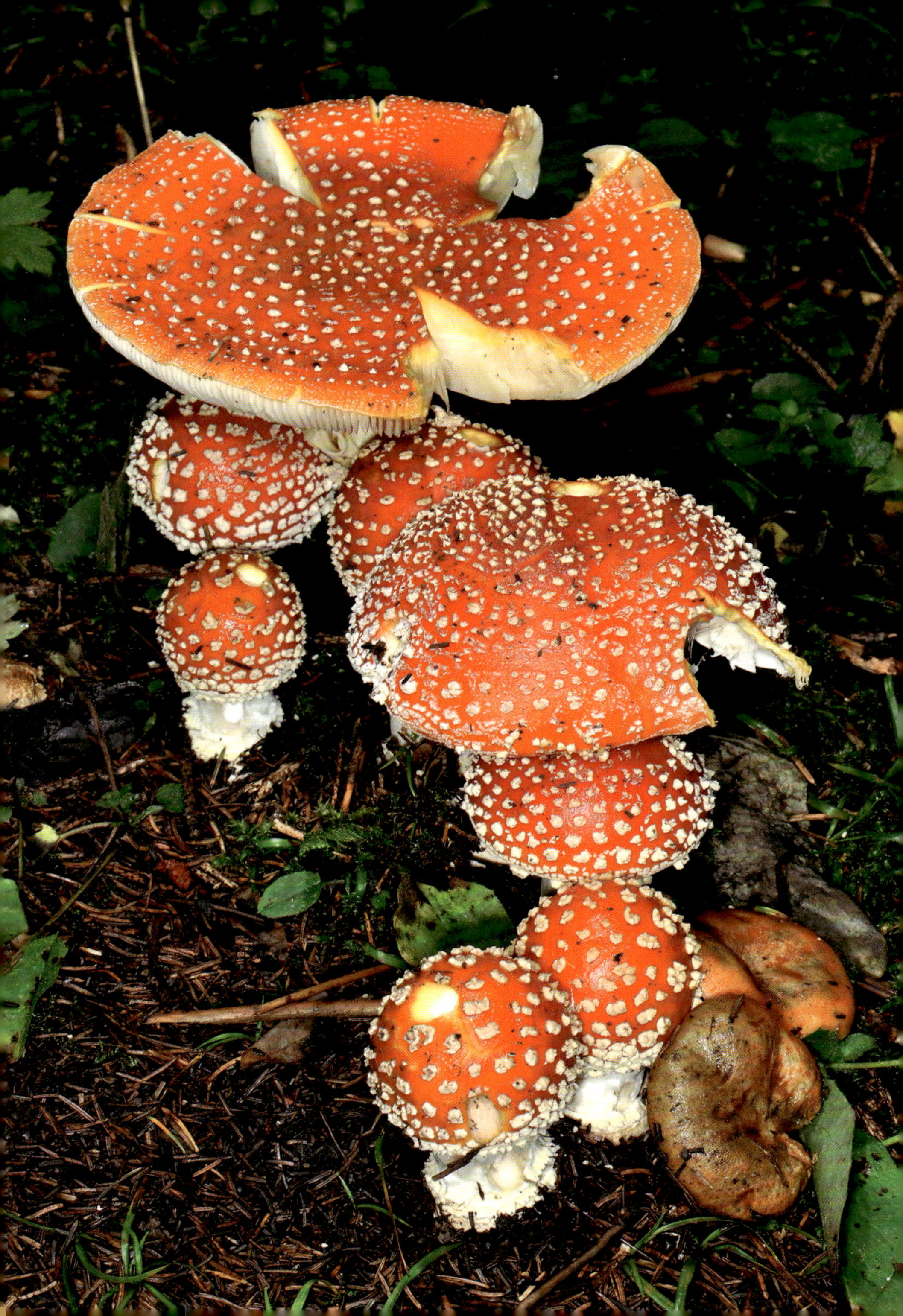

Die Droge des Ostens

FLIEGENPILZ

Amanita muscaria

Der Fliegenpilz ist sicherlich einer der bekanntesten giftigen Pilze, der in ganz Europa, Nordasien und Nordamerika zu finden ist. Selbst auf Island oder in gebirgigen Regionen mit subtropischem Klima ist er anzutreffen. Es sollte erwähnt werden, dass sich der wissenschaftliche Name im Laufe der Jahre verändert hat. In älterer Literatur, selbst noch in den 70er Jahren des 20. Jahrhunderts, hieß er „Agaricus muscarius“.[1] In der neueren Literatur findet man ihn unter dem Namen „Amanita muscaria“[2], weil er zu der Familie der „Wulstlinge“ (Amanitaceae) gehört, wie beispielsweise auch der Knollenblätterpilz (Amanita phalloides). Es gibt jedoch eine Reihe von Varietäten wie den braunen Königs-Fliegenpilz. Der Fliegenpilz gehört derselben Familie an wie der Pantherpilz (Amanita pantherina).

Seinen deutschen Namen verdankt er dem Umstand, dass sein Fleisch mit etwas Milch übergossen und leicht gezuckert lange Zeit als tödliches Lockmittel für Fliegen genutzt wurde. In Laub- und Nadelwäldern, besonders aber in der Nähe von Birken, mit deren Wurzeln er eine Symbiose bildet, fühlt der Fliegenpilz sich wohl. Er lässt sich

[1] G. Madaus, Lehrbuch der Biologischen Heilmittel, Bd. 1, Hildesheim, New York 1976, S. 430 f.

[2] H. Marquardt, S. G. Schäfer, H. Barth (Hrsg.), Toxikologie, Stuttgart 2019, S. 963 f.

leicht an seinem 5 bis 15 cm großen Hut erkennen, der eine auffällige, zinnober- bis orange-rote Färbung und viele weiße Warzen aufweist.

Historische Berichte

Beim Fliegenpilz stehen die toxischen Eigenschaften im Vordergrund, auch wenn er im Laufe der Geschichte für die verschiedensten Therapien und als Rauschmittel verwendet wurde. Es wurde davon ausgegangen, dass der Gehalt der giftigen oder berauschenden Inhaltsstoffe in gewissem Maße vom Standort abhängig ist. Zudem wurde berichtet, dass die weißen Flecken auf dem Hut am giftigsten sind und die Toxizität über den Hut, die Lamellen und den Stiel abnimmt.[3] Im Gegensatz dazu wird in der neueren Literatur beschrieben, dass sich das Gift vorwiegend im Pilzfleisch und den Lamellen befindet.[4] In weiten Teilen Osteuropas und Nordasiens, in denen der Fliegenpilz ein begehrtes Rauschmittel war, wurde dieser auf verschiedenste Weise zubereitet. Die Wirkung setzte vergleichsweise schnell ein und erste Symptome konnten bereits nach 15 Minuten beobachtet werden. Es entwickelte sich ein Rauschzustand, beginnend mit Muskelzucken und fortschreitend mit unkoordinierten Bewegungen oder auch Tobsuchtsanfällen, Schwindel oder dem Gefühl, außergewöhnliche geistige und körperliche Kräfte zu besitzen. Gelegentlich kam es wohl auch zu depressiven Stimmungen. Mit fortschreitender Wirkung fielen die Berauschten in einen tiefen Schlaf. Es wird berichtet, dass sie anschließend erschöpft und benommen aufwachten und sich nicht mehr an die Ereignisse erinnern konnten (retrograde Amnesie), was vielleicht nachträglich als positiv angesehen werden konnte.

Dufour. Champignons.
Planche 3
N°4. Amanita muscaria. Amanite tue-mouches. (vénéneuse).

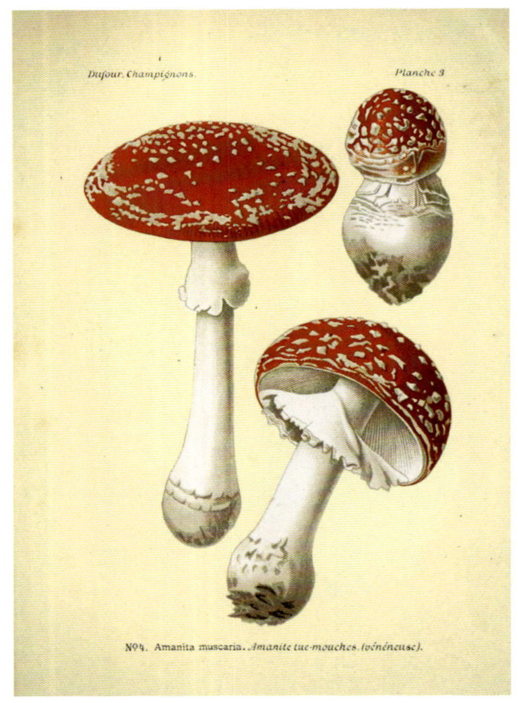

Es können aber auch andere Vergiftungsbilder auftreten. Diese sind gekennzeichnet durch Pupillenverengung, verlangsamten Puls, ko-

[3] G. Madaus, ebenda, S. 432

[4] A. Lupp, Rauschmittel in: Toxikologie, H. Marquardt, S. G. Schäfer, H. Barth (Hrsg.), Stuttgart 2019, S. 937 – 975

likartige Schmerzen und Benommenheit. Es ist daher anzunehmen, dass die Inhaltsstoffe vom Standort abhängen. Während die rauschähnlichen Wirkungen mehr in Nordeuropa und Russland beobachtet wurden, wurde in unseren Breiten eher von der abgeschwächten Wirkung berichtet.

Selbst bei schweren Vergiftungen war die Prognose für die Betroffenen meist gut. Aber es soll nicht unerwähnt bleiben, dass es auch eine Reihe von tödlichen Intoxikationen (Vergiftungen) durch den Fliegenpilz gab.

Die Rauschwirkungen des Fliegenpilzes lassen sich mit denen vergleichen, die von Haschisch ausgelöst werden. Man zog in Russland den Fliegenpilz nicht selten dem Alkohol, insbesondere dem Schnaps, vor. Dies lag wohl daran, dass man dort zu dieser Zeit vorwiegend bis zu 90 %ige Schnäpse trank, die zudem gelegentlich Methanol enthielten, was sich zum einen sehr nachteilig auf die Leber und zum anderen auf die Magenschleimhäute auswirkte. Darüber hinaus schädigte das Methanol auch die Sehkraft. Die in Russland seltenen Fliegenpilze waren zudem sehr beliebt, weil nach dem Genuss der getrockneten Pilze Halluzinationen auftraten, denen nachsagt wurde, dass sie „die Zukunft enthüllende Visionen“[5] ermöglichten.

[5] F. Flury, H. Zangger, Lehrbuch der Toxikologie, Berlin 1928, S. 310 f.

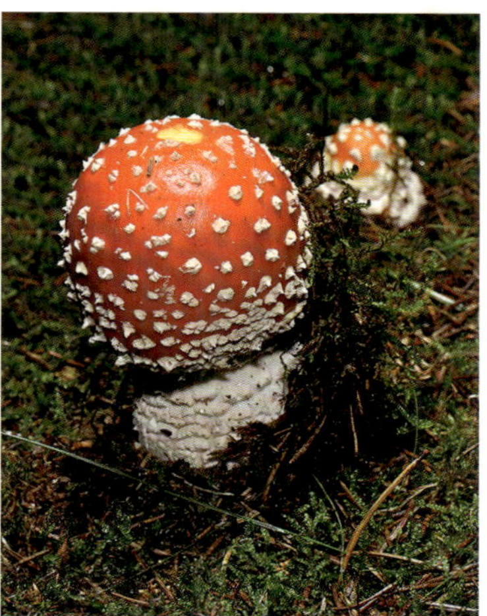

Da die wirksamen Inhaltsstoffe des Fliegenpilzes praktisch unverändert mit dem Harn ausgeschieden werden, muss hier als Kuriosum erwähnt werden, dass man diesen Urin in Russland sorgfältig sammelte, um ihn zu einem späteren Zeitpunkt für einen erneuten Rausch wieder benutzen oder Handel damit treiben zu können. Bis zu fünf Mal soll der Urin weitergegeben worden sein. Noch heute werden der Fliegen- und der Pantherpilz, deren Inhaltsstoffe gleich sind, in Russland und den USA als Droge genutzt. Neben der Verwendung als Rauschdroge wurde er aber auch in der Medizin als Therapeutikum eingesetzt.

Inhaltsstoffe und Wirkungen

Bereits Paracelsus setzte den Fliegenpilz als Therapeutikum ein. Er verabreichte ihn zur Verhütung der Schwindsucht (Phthise), bei Diabetes und Würmern. Andere empfahlen den Fliegenpilz zur Reinigung von „Gehirn, Lunge, Brust, Magen [...] von zähem groben Schleim, sowie

bei Schwindel und oder Kopfschmerz."[6] Der Fliegenpilz wurde aber auch bei Epilepsie oder rheumatischen Schmerzen verabreicht.

Bis zur Entdeckung der eigentlich wirksamen Substanz wurde das Muscarin als der für alle Wirkungen verantwortliche Inhaltsstoff angesehen. Schon in den 20er Jahren des vorigen Jahrhunderts wurden jedoch Zweifel an der vermeintlich primären Wirkung laut.[7] Da das Muscarin nur in geringen Mengen im Pilz vorhanden ist, müssen eine Aminosäure, die Ibotensäure (ca. 0,1 %), sowie das Muscimol, das bis zu zehnmal toxischer ist, als die eigentlichen psychoaktiven und giftigen Substanzen angesehen werden.[8] Beide Stoffe wurden erst recht spät (1960er Jahre) von dem Schweizer Chemiker C. H. Eugster (1921 – 2012) und Takemoto (Japan) entdeckt. Ibotensäure ist recht instabil und zerfällt beim Trocknen oder auch nach dem Verzehr zu Muscimol.[9] Das Muscimol kann in frischen Pilzen nicht nachgewiesen werden, wird jedoch in getrockneten Pilzen rasch gebildet. Die beiden Substanzen werden gut aus dem Magen-Darm-Trakt aufgenommen, sodass die Wirkung bereits nach 30 Minuten bis zu zwei Stunden lang einsetzt. Es kommt anfänglich zu Übelkeit und Erbrechen, aber auch zu Symptomen wie Herzrasen (Tachykardie), kleinen Pupillen (Mydriasis) und zu Erregungs- und Rauschzuständen. Zum Teil wird der Fliegenpilz als Aphrodisiakum eingesetzt, wobei es keine Berichte über die endgültige Wirkung gibt.

In schweren Fällen der Vergiftung muss mit einer ausgeprägten Tachykardie (Herzrasen), dem Risiko von Arrhythmien (Herzrhythmusstörung) und des Kammerflimmerns sowie Krampfanfällen und einem Delirium bis hin zum Koma gerechnet werden. Vergiftungen mit dem Fliegenpilz sind jedoch recht selten.

In der Homöopathie wurde der Fliegenpilz lange bei spezifischen Erkrankungen des Zentralnervensystems wie Epilepsie eingesetzt. Einige der wichtigsten Indikationen für eine homöopathische Anwendung waren Chorea Huntington (Veitstanz), Ejaculatio praecox (vorzeitiger Samenerguss), Hautjucken und Frostbeulen.[10] Weitere Indikationen waren Gehirnübermüdung, Augenzittern (Nystagmus) oder Multiple Sklerose. Heute wird der Fliegenpilz in der Homöopathie unter dem Namen „Agaricus" immer noch bei verschiedenen Beschwerden eingesetzt, wie beispielsweise bei Schmerzen und Kältegefühl in Armen und Beinen, bei schmerzhaften Regelblutungen oder Zuckungen.[11] Andere verordnen ihn bei Tripper, Multipler Sklerose oder Neuralgien.[12]

[6] G. Madaus, ebenda, S. 433

[7] F. Flury, H. Zangger, ebenda, S. 309

[8] H. Liebenow, A. Hahn, H. Michalak, Risiko Pilze – Einschätzung und Hinweise, BfR Pressestelle, 3. Aufl. 2005, S. 46

[9] A. Lupp, ebenda, S. 937 – 975

[10] G. Madaus, ebenda, S. 435

[11] Anonymous, Naturmedizinischer Wirkstoff Fliegenpilz, www13

[12] U. Sommer, Agaricus – Amanitia muscaria, www14

Gegen den Wahnsinn ist kein Kraut gewachsen?

WEISSER GERMER

Veratrum album

Der Name „Veratrum" geht bis in die Antike zurück und wurde schon bei Plinius d. Ä. (23 – 79) verwendet. Daneben wurde die Pflanze „Helleborus" und auch „Weiße Nieswurz" genannt, was bereits auf eines der Symptome hinweist, das nach der Aufnahme beobachtet werden kann, nämlich das Niesen. Der Name „Germer" stammt wohl aus dem Mittelalter und leitet sich vermutlich von dem althochdeutschen Begriff „Germarrum" oder „Germära" ab. Andere volkstümliche Namen sind beispielsweise „Hammerwurz" (Alpenländer), „Gerbere" (Schweiz) oder „Hammer" (Kärnten). Auch die jeweilige Verwendung hat in manchen Gegenden der Pflanze ihren Namen gegeben, beispielsweise „Lauskraut" (Österreich, Schwaben) oder „Schab'wurz" (Niederösterreich).[1]

[1] G. Madaus, Lehrbuch der Biologischen Heilmittel, Bd. 3, Hildesheim, New York 1976, S. 2778 f.

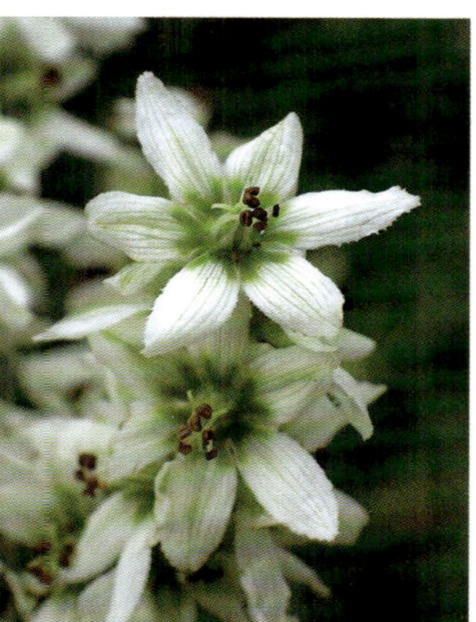

Die Pflanze kommt in den Voralpen Deutschlands, den Alpen, dem Apennin und Osteuropa vor. Insbesondere in Österreich ist sie bis in eine Höhe von ca. 2.700 Metern sehr verbreitet. Der Weiße Germer gehört zur Familie der Germergewächse (Melanthiaceae) und ist eine ausdauernde Pflanze, die zwischen 50 und 150 cm hoch werden kann. Die Blüte ist eine 30 bis 60 cm lange Rispe, die insbesondere bei Sonnenschein einen betäubenden Geruch verbreitet. Sie blüht jedoch erst nach einigen Jahren und wird gelegentlich, solange sie nicht blüht, mit dem Gelben Enzian verwechselt, der für die Schnapsherstellung gern verwendet wird.

Historische Berichte

Ob das in der Antike beschriebene „Helleborus leukos" identisch mit unserem „Veratrum album" ist, bleibt nach wie vor umstritten. S. Hahnemann (1755 – 1843) vertrat in seiner Habilitationsschrift (1812) die These, dass beide Namen für dieselbe Pflanze stehen. In der Antike wurde Helleborus vorwiegend als Brechmittel eingesetzt,

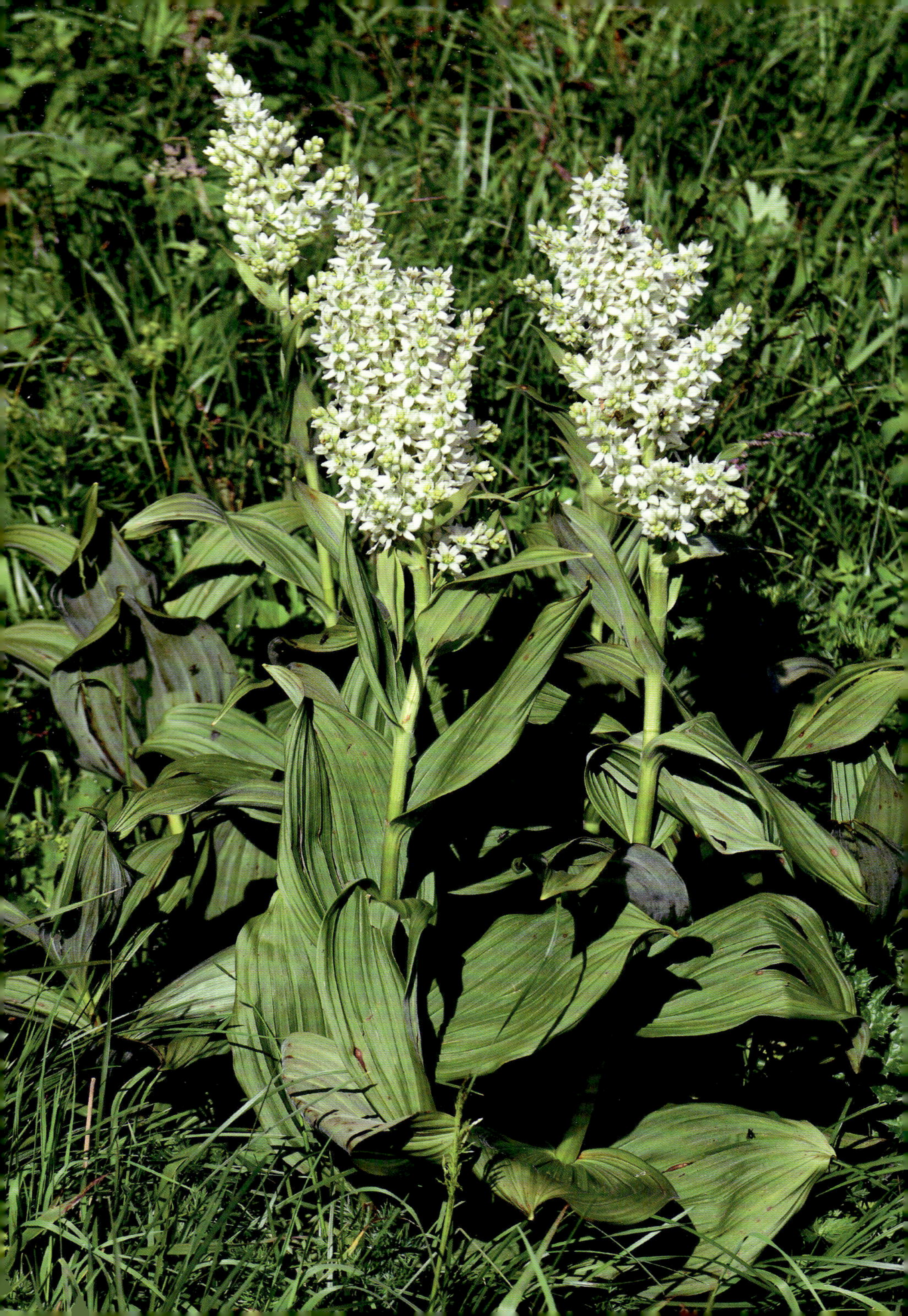

wovor Hippokrates jedoch warnte, da auch Krämpfe bei der Anwendung beobachtet wurden. Im Mittelalter wurden Helleborus und der Weiße Germer als ein und dieselbe Pflanze angesehen und ebenfalls als Brechmittel genutzt. Zudem wurde bis in die Neuzeit hinein die Auffassung vertreten, dass man mit dem Germer auch den Wahnsinn heilen könnte. Es gab noch im 18. Jahrhundert einen Bericht von J. A. Murray (1740 – 1791), der beschrieb, dass er mit Hilfe von Veratrum album 23 Fälle von Wahnsinn geheilt habe.[2]

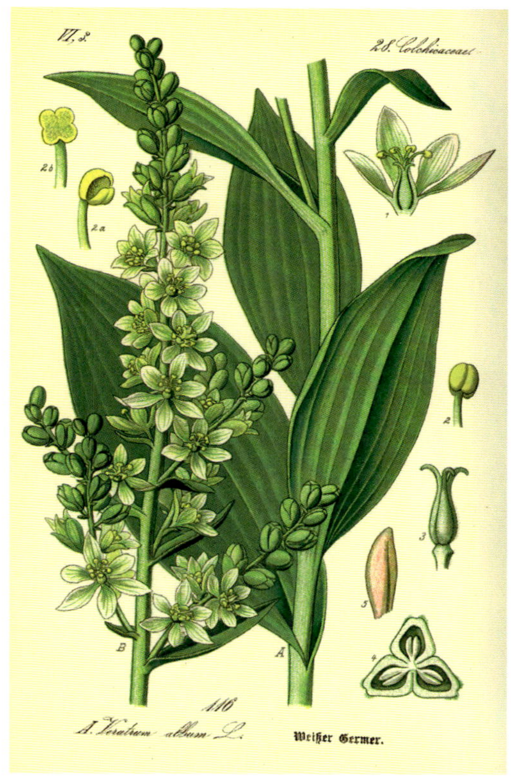

Nach vielen übereinstimmenden Berichten wird der Germer als eines der schärfsten narkotisierenden Gifte beschrieben. Vielerorts wurde er als Mittel gegen Ungeziefer eingesetzt. Zu diesem Zweck wurde er getrocknet und pulverisiert. Die Wirkung des Giftes wird in dem folgenden Bericht eindrucksvoll geschildert: Eine Frau verwendete aus Versehen anstatt Pfeffer gepulverte Nieswurz (Germer), die üblicherweise als Läusemittel verwendet wurde, für die Suppe. Diese hatte dadurch zwar einen unangenehmen Geschmack, aber sie wurde trotzdem gegessen. Nach kurzer Zeit fühlten sich alle, die an dem Mahl teilgenommen hatten, sehr krank, sie wurden am ganzen Körper kalt, hatten kalte Schweißausbrüche, waren äußerst schwach und hatten fast keinen Puls. Nach einem selbst ausgelösten Erbrechen erholten sich alle Familienmitglieder wieder.[3]

Das Beispiel zeigt, dass die Giftigkeit der Nieswurz, wie die Pflanze auch genannt wurde, durchaus bekannt war. Daher ist es nicht verwunderlich, dass man diese zum einen in Milch gekocht gegen Fliegen und zum anderen gegen Mäuse einsetzte. Darüber hinaus wurde der Germer als Pfeilgift verwendet und wahrscheinlich auch gelegentlich, um einen Menschen zu töten. Zudem war er lange Zeit ein beliebtes Mittel beim Vogelfang. P. A. Matthiolus (1500 – 1577) berichtete, dass

[2] G. Madaus, ebenda, S. 2779

[3] G. Madaus, ebenda, S. 2779

man Weizen mit Germer vermischt hat und den Tauben zum Fressen ausstreute. Daraufhin konnte man sie mit der Hand fangen. Bei den Indianern Nordamerikas wurde die Wurzel der Pflanze verwendet, um den Stammeshäuptling auszuwählen. Der Mann, der die größte Menge der Wurzel vertrug, ohne sich zu erbrechen, wurde zum Häuptling gewählt.[4]

[4] G. Madaus, ebenda, S. 2780

Inhaltsstoffe und Wirkungen

Die wichtigsten Wirkstoffe des Germers sind Steroid- oder steroidähnliche Alkaloide. Die höchste Wirkstoffkonzentration findet sich in der Wurzel und den Blattbasen mit circa 1 % bis 1,5 %. Die Wirkstoffe sind das Protoveratrin A und B und das Germerin. Dabei ist bemerkenswert, dass der Wirkstoffgehalt der Pflanze mit der Höhe des Standortes abnimmt.[5]

[5] L. Roth, M. Daunderer, K. Kormann, Giftpflanzen, Pflanzengifte, Hamburg 2012, S. 723

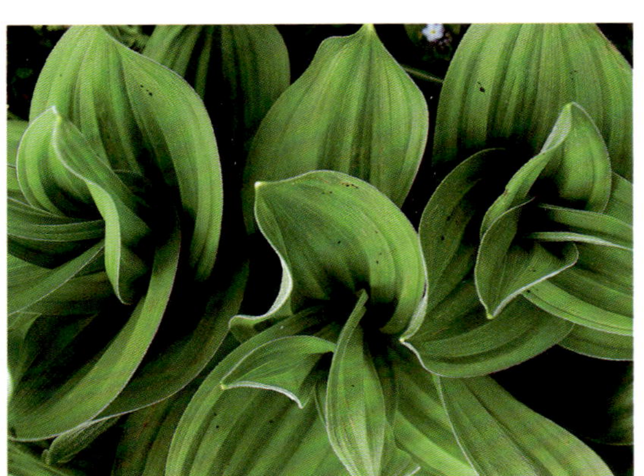

Im 16. Jahrhundert setzte H. Bock (1498 – 1554) Veratrum vielfältig ein, beispielsweise als Brechmittel (emetisch), zur Verbesserung der Urinausscheidung (diuretisch), bei Epilepsie, Schwindel oder auch bei Krämpfen und langanhaltendem Husten. P. A. Matthiolus fügte dieser Liste noch den äußerlichen Gebrauch bei Flechten, Räude, Zahnweh und der Förderung der Regelblutung hinzu. C. W. Hufeland (1762 – 1836) setzte die Pflanze bei Krätze und „Gemütsleiden" ein. Im 19. Jahrhundert wurde dann die Anwendung von Veratrum auf die Behandlung der Cholera ausgeweitet. In Russland wurde das Mittel bei Eingeweidewürmern und Trunksucht verordnet. Wieder andere wie C. Gebhard (1861 – 1903) setzen es bei Herzbeschwerden oder, wie zum Beispiel O. Foerster (1873 – 1941), bei allgemeiner Muskelschwäche (Myasthenie) ein.

Zwei weitere Beispiele unterstreichen die Giftigkeit der Pflanze. Zu Beginn des 20. Jahrhunderts kam es zu einer Verwechselung bei einem Händler. Es waren versehentlich Rhizome (unterirdisch wachsender Spross) der Nieswurz unter den Spargel geraten. Eine Frau trank den gekochten Sud und zeigte daraufhin massive Vergiftungssymptome

wie Erbrechen, Sehstörungen, schwachen Puls und eine niedrige Körpertemperatur. Innerhalb weniger Tage erholte sie sich jedoch.[6]
Ein 13-jähriger Junge, der die Blätter trocknete und als „Tabak" rauchte, bekam starken Durchfall, der länger als eine Woche anhielt. Gelegentlich kommt es zur Verwechselung mit dem Gelben Enzian. Wenn dann auch noch Schnaps daraus hergestellt wird, kann es für den Konsumenten sehr gefährlich werden.[7]
Ende des 19. Jahrhunderts gelang es, das giftige Protoveratrin zu isolieren. Es erwies sich als ein wirksames Nerven- und Muskelgift. Die Vergiftungserscheinungen nach einer inneren Aufnahme von nur 1 g bis 2 g Veratrum sind gekennzeichnet durch Temperaturanstieg, Herzrhythmusstörungen, Erbrechen und eventuell einer Atemlähmung.
Zu dieser Zeit erzielte die Homöopathie mit Veratrum gute Erfolge bei Cholera, Sommerdiarrhöen, Koliken, Typhus und allgemeiner Muskelschwäche. Auch als Herzmittel fand es Verwendung.[8] S. Hahnemann schrieb, Veratrum sei hilfreich „zur Beförderung der Heilung fast eines Drittels von den Wahnsinnigen in den Irrenhäusern" und die wichtigste Arznei in der Psychiatrie bei Problemen wie Zerstörungswut, Manie, Geldverschwendung und Lügen.[9] Heute wird der Einsatz von Veratrum album in der Homöopathie bei Kopfschmerzen und Migräne, Kreislaufschwäche, Lebensmittelvergiftungen, Verstopfungen, ADHS (Aufmerksamkeitsdefizit- / Hyperaktivitätsstörung), Menstruationsbeschwerden oder Fieber bei Infektionen empfohlen. Ebenso soll es bei Dreimonatskoliken den betroffenen Babys helfen.[10]
Der Germer wird als frische Pflanze von Weidetieren weitgehend gemieden. Es kommen jedoch immer wieder Vergiftungen bei Pferden, Kühen oder Schafen vor, wenn das Heu entsprechende Mengen Germer enthält. Daher ist die Pflanze bei Viehzüchtern und Landwirten nicht sehr beliebt.
Aber auch die Bekämpfung ist nicht einfach. Vielversprechend sind das Abstechen der Knolle, das frühe Mähen oder auch das Ausreißen. Dabei sollten jedoch entsprechende Handschuhe getragen werden, da es ansonsten zu Hautreaktionen kommen kann.

6 G. Madaus, ebenda, S. 2783

7 L. Roth, M. Daunderer, K. Kormann, ebenda, S. 723

8 G. Madaus, ebenda, S. 2782

9 Anonymous, Veratrum album – Nieswurz, www15

10 M. Mai, Veratrum album, www16

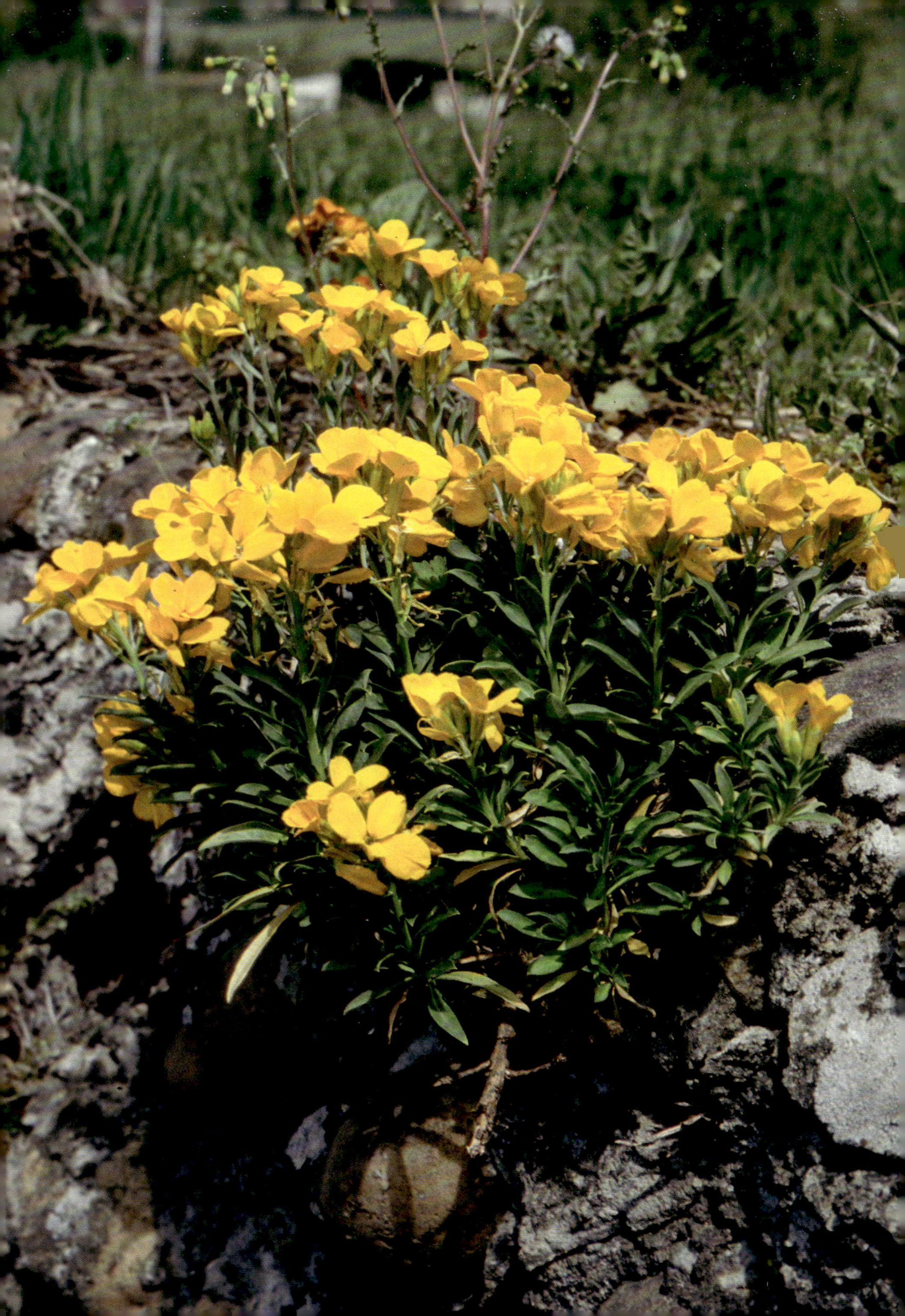

Einwanderer aus Asien, der Altäre zierte

GOLDLACK

Cheiranthus cheiri / Erysimum cheiri

Über die Entstehung des Namens „Cheiránthus“ gibt es unterschiedliche Auskünfte. Eine Erklärung ist, dass der Name sich entweder aus dem arabischen Namen „Kairi“ und dem griechischen Wort „anthos“ (Blüte) oder auch dem griechischen Wort „cheir“ (Hand) zusammensetzt. Die Frage bleibt offen. Die Pflanze wird jedoch auch unter dem Namen „Erysimum cheiri“ gelistet, da sie zur Gattung der Schöteriche (Erysimum) zählt. Der übliche deutsche Name Goldlack bezieht sich auf die schönen, goldgelben glänzenden Blüten. Daneben existieren noch zahlreiche spezielle regionale Bezeichnungen wie „Golden Läken“ (untere Weser), „Violke“ (Westpreußen) und „Stockviole“ (Rheinisch), was darauf hindeutet, dass die Pflanze irrtümlich oftmals zu den Veilchen gezählt wurde. Sie gehört jedoch zur Familie der Kreuzblütler (Brassicaceae) und ist in Westasien und im Mittelmeerraum heimisch und inzwischen in Deutschland verwildert. Sie ist eine zumindest zweijährige Pflanze, die gelegentlich als Halbstrauch mit bis zu 60 cm Höhe anzutreffen ist. Die wohlriechenden Blüten bilden zwischen Mai und Juni goldgelbe Trauben. Im Spätsommer entwickeln sich die Schoten mit den Samen.[1]

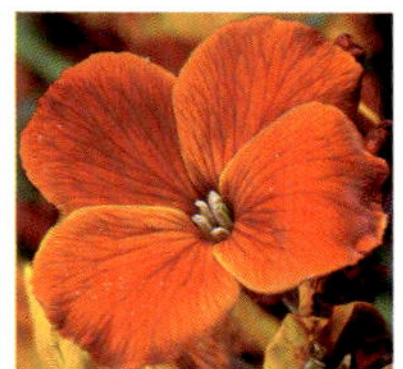

[1] G. Madaus, Lehrbuch der Biologischen Heilmittel, Bd. 2, Hildesheim, New York, 1976, S. 912 f.

Historische Berichte

Es wird oft beschrieben, dass man die blühende Pflanze gern als Zierpflanze und als Schmuck für Altäre nutzte. Obwohl der Goldlack in der Antike zu den beliebten Heilpflanzen zählte, wie von Hippokrates (460 – 370 v. Chr.) und Dioskurides (1. Jahrhundert) berichtet wurde, gibt es nur wenige frühe Beschreibungen zu den Anwendungen. Während Hippokrates den Goldlack als Mittel bei Frauenleiden einsetzte, nutzte Dioskurides die getrockneten und gekochten Blüten zum einen für Sitzbäder bei Entzündungen der Gebärmutter und zur Unterstützung der Menstruation, zum anderen verordnete er die Pflanze

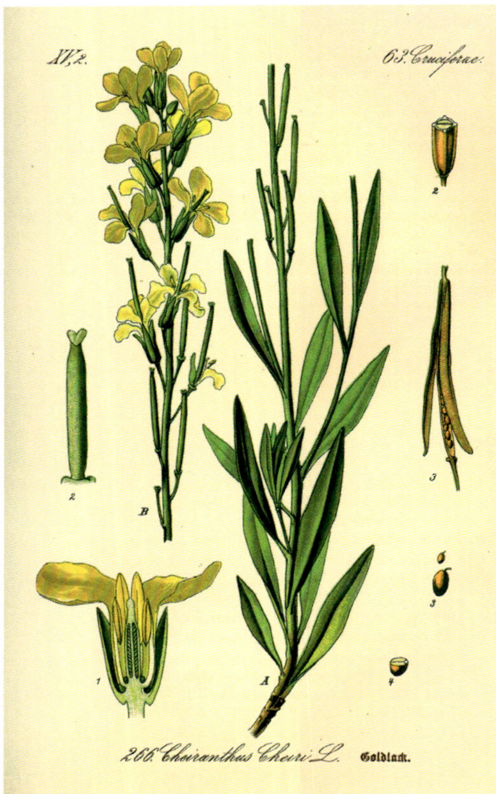

zusammen mit Honig bei Afterfissuren oder Gicht (Podagra). Paracelsus (1493 – 1541) behandelte dagegen Lähmungen (Paralysis) und Schwindsucht mit Goldlack. Matthiolus (1500 – 1577) wiederum besann sich auf die Antike und setzte ihn vorwiegend bei Frauenleiden ein. Er schrieb: „Die Blumen von der gelben Veieln gedörrt, gesotten und getrunken treibt secundinam, das ist dz Bälgle und wirfft die todte Frucht auß Mutterleibe. Schwangere Frauen sollen nicht von diesen Blumen trinken, es sey denn in Kindsnöten da ziehen sie die Geburt auß und reinigen die Mutter."[2] In der Folgezeit wurde die Pflanze bei recht unterschiedlichen Beschwerden eingesetzt, wie beispielsweise bei Gelbsucht, Nervenleiden oder dem Durchbrechen des Weisheitszahnes. Im 18. Jahrhundert war es A. von Haller (1708 – 1777), der als Erster die Wirkung auf das Herz beobachtete.

Inhaltsstoffe und Wirkungen

Die Inhaltsstoffe des Goldlacks zeigen eine Wirkung, die ähnlich ist, wie die der Herzglykoside aus dem Roten Fingerhut. Dabei handelt es sich um die Substanzen Sinapin, Cheirolin, Cheirotoxin, Cheirosid A und Glucoiberin.[3] C. Wehmer (1858 – 1935) beschrieb bereits zu Beginn des 20. Jahrhunderts die in den verschiedenen Pflanzenteilen enthaltenen Substanzen als giftig. Den Chemikern M. Wilcke und R. Jaretzky (1900 – 1956) gelang es, diese zu isolieren.[4]

Obwohl die gesamte Pflanze als giftig angesehen wird, enthalten vor allem die Samen einen vergleichsweise hohen Anteil der herzwirksamen Substanzen, sodass insbesondere Kinder darauf aufmerksam gemacht werden sollten, diese nicht zu essen. In extremen Fällen kann es zu Übelkeit, Erbrechen, Durchfall oder Herzrhythmusstörungen kommen.

[2] Matthiolus, Kreuterbuch 1563, S. 301c, in: G. Madaus, ebenda, S. 914

[3] L. Roth, M. Daunderer, K. Kormann, Giftpflanzen, Pflanzengifte, Hamburg 2012, S. 213

[4] R. Jaretzky, M. Wilcke, Archiv der Pharmazie, 270.2, 1932, S. 81 – 94, www17

Die Schwerpunkte der medizinischen Nutzung blieben lange Zeit die Frauenleiden, insbesondere die Unterstützung der Regelblutung (Emmenagogum). Heute wird Goldlack in der Schulmedizin nicht mehr verwendet.

In der Homöopathie wird vorwiegend die Wirkung der Inhaltsstoffe auf das Herz genutzt. Der Goldlack – Cheiranthus cheiri – wird daher bei Herzbeschwerden, Herzklopfen und Wassereinlagerungen in den Beinen (Symptom einer Herzinsuffizienz) verwendet.

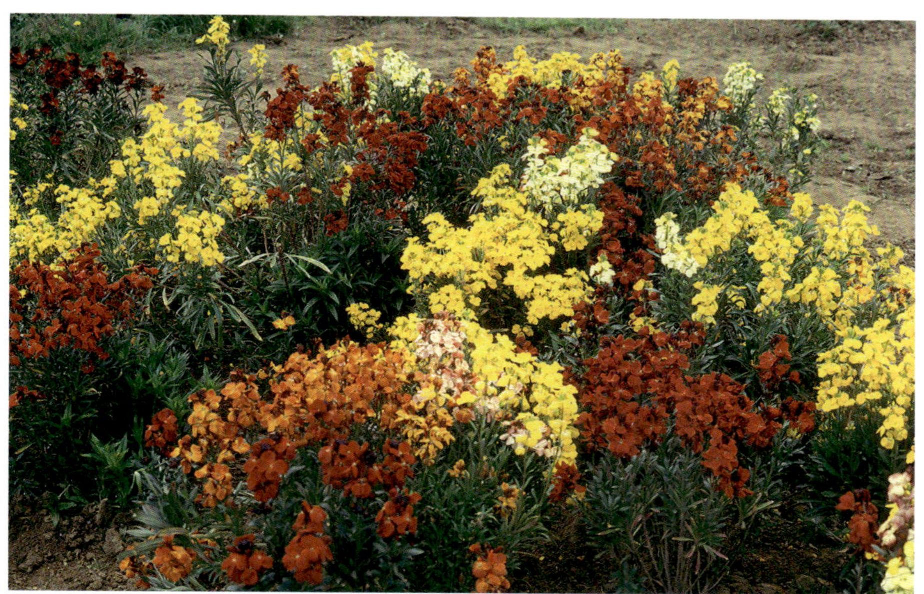

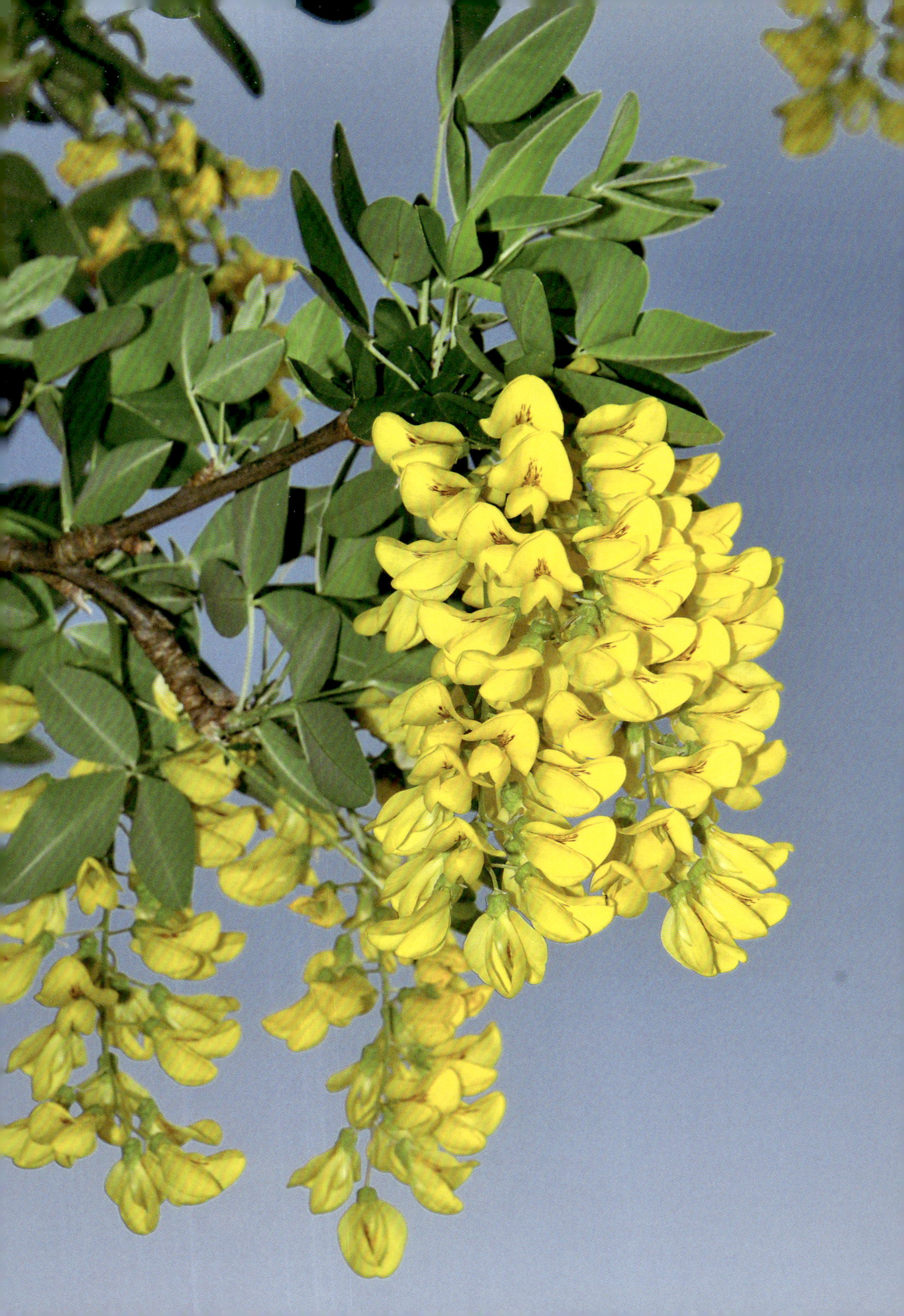

Der Tabak, der am Baum wächst

GOLDREGEN

Laburnum anagyroides

Die deutschen Namen der Pflanze, Goldregen, Goldrausch oder auch Bohnenbaum, beziehen sich zum einen auf die goldgelbe Blütenpracht, die durch die zahlreichen Blütentrauben hervorgerufen wird, und zum anderen auf die bis zu 8 cm langen, schmalen, etwas scharfkantigen Samenhülsen, die deutlich an Bohnenschoten erinnern. Die Pflanze zählt zur Familie der Hülsenfrüchtler (Fabaceae).

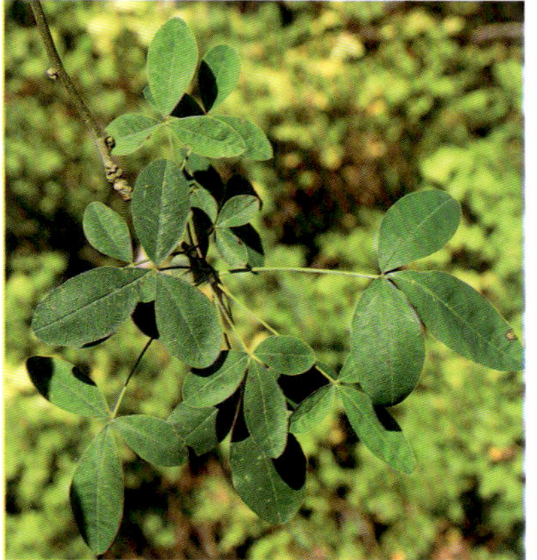

Der wissenschaftliche Name „Cytisus" soll nach Plinius d. Ä. (23 – 79) von der griechischen Insel „Kythisos" abgeleitet sein. Der heutige Name „Laburnum" ist dagegen der Pflanzenname bei Plinius d. Ä.[1]

Der Goldregen wächst als Strauch oder Baum bis in eine Höhe von etwa sieben Metern. Die Blätter ähneln dem Klee und sind langgestielt. Er liebt sonnige Flächen. Seine Rinde, die grünen Früchte und die Samen sind sehr giftig.

Historische Berichte

Es gibt nur recht wenige historische Berichte zum Goldregen. Die Blätter, „Folia Laburni", wurden früher als reinigendes und schleimlösendes Mittel verordnet. Zudem wurde Goldregen im Mittelalter als Brechmittel genutzt.

Da das enthaltene Cytisin in die Milch von Weidetieren übergeht, wurde von Vergiftungssymptomen bei Kindern berichtet, die Milch von Ziegen getrunken haben, die zuvor Goldregen gefressen hatten. Ziegen und Schafe scheinen weniger empfindlich als der Mensch auf Goldregen zu reagieren.[2]

[1] G. Madaus, Lehrbuch der Biologischen Heilmittel, Bd. 2, Hildesheim, New York 1976, S. 1166

[2] G. Madaus, ebenda, S. 1168

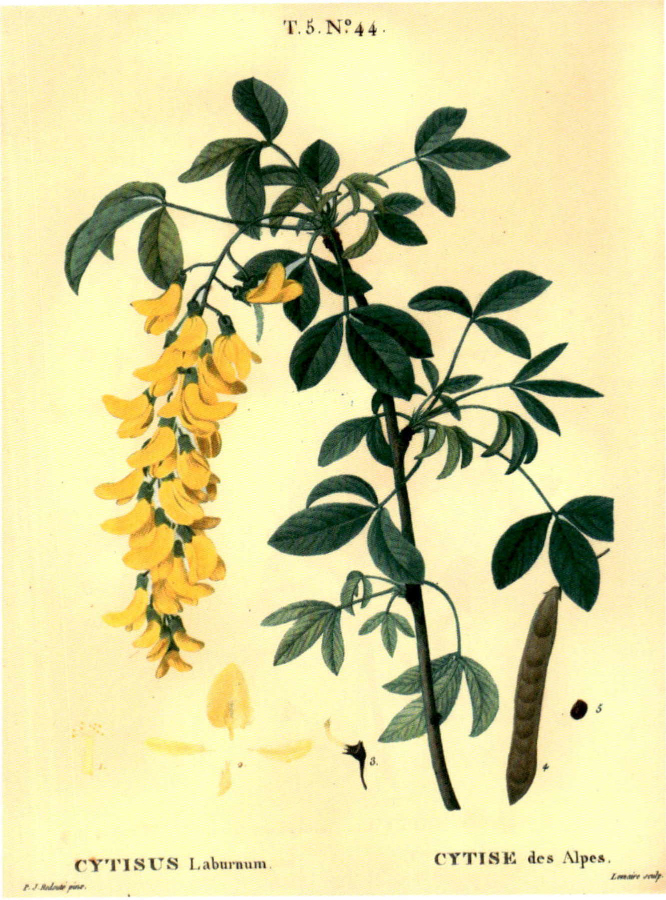

T. 5. N°44.

CYTISUS Laburnum. CYTISE des Alpes.

Inhaltsstoffe und Wirkungen

Der bedeutendste Wirkstoff im Goldregen ist das „Cytisin“, eine Substanz, die eine Wirkung ähnlich dem Nikotin besitzt. Cytisin besetzt im Gehirn dieselben Rezeptoren wie Nikotin, es kann also zu Wechselwirkungen zwischen den beiden Substanzen kommen. Die Substanz kommt vorwiegend in den trockenen Samen (1,5 – 3 %) vor und ist in erster Linie für die Giftigkeit der Pflanze verantwortlich. Neben dem

Cytisin enthält der Goldregen auch die verwandten giftigen Substanzen N-Methylcytisin, Laburnin und Laburamin.[3]

Während einige Ärzte Cytisin bei Neuralgien oder Asthma nutzten, standen die nikotinähnlichen Effekte meistens im Vordergrund der Verwendung. Daher ist es nicht verwunderlich, dass Goldregenblätter getrocknet und zerkleinert im Ersten Weltkrieg durchaus als Ersatz für Zigaretten dienten.[4]

Später wurde versucht, Cytisin bei besonderen Formen der Migräne einzusetzen. Andere verabreichen die Substanz bei chronischen Arsenvergiftungen. Alle diese Versuche waren jedoch nicht von Erfolg gekrönt.

[3] L. Roth, M. Daunderer, K. Kormann, Giftpflanzen, Pflanzengifte, Hamburg 2012, S. 442

[4] C. Griebel, Die mikroskopische Untersuchung der Tee- und Tabakersatzstoffe, in: Zeitschrift für Untersuchungen der Nahrungs- und Genußmittel sowie der Gebrauchsgegenstände, Heft 9/10 vom 15. Mai 1920

Bei einer Vergiftung, bereits 15 bis 20 Samen des Goldregens können tödlich sein, beobachtet man Übelkeit, Erbrechen, Speichelfluss (Salivation), Krämpfe, Herzklopfen, Zyanose und Koma. Es kommt aber auch zu blutig-schleimigem Stuhl, Effekten auf die Nieren oder den Kreislauf. Vergiftungen durch Goldregen waren früher nicht selten. Beispielsweise berichtete Radziwillowicz (1860 – 1929)[5], der seine Dissertation über den Nachweis und die Wirkung von Cytisin geschrieben hat, 1888 von 131 Vergiftungsfällen, von denen fünf tödlich verliefen. Der Tod trat in einem Zeitraum zwischen einer Stunde und neun Stunden ein.

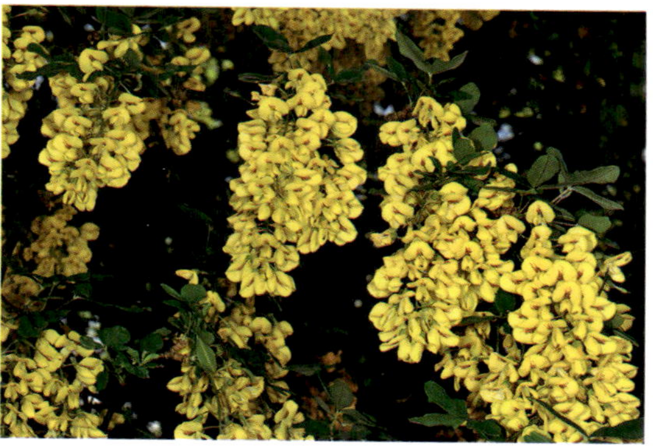

Auch heute gibt es insbesondere bei Kindern, die versucht sind, die Blüten auszusaugen und die Samen zu essen, gelegentlich schwere Vergiftungen. Beispielsweise wurden im Jahr 1990 sechs Kinder zwischen 6 und 13 Jahren in die Klinik eingeliefert, die einige Schoten des Goldregens gegessen hatten. Sie konnten alle gerettet werden.

Die Berliner Vergiftungszentrale registrierte darüber hinaus zahlreiche weitere Vergiftungsfälle, im Mittel 30 bis 40 Fälle pro Jahr.[6] Dabei ist nicht erwähnt um welchen Personenkreis es sich handelte.

[5] G. Madaus, ebenda, S. 1169

[6] L. Roth, M. Daunderer, K. Kormann, ebenda, S. 443

In der Homöopathie wurde Cytisin bei Krämpfen (Konvulsionen), Augenleiden, Hydrozephalus (Wasserkopf) und Übelkeit eingesetzt.[7] Heute wird Goldregen unter dem Namen „Cytisus laburnum" in Form von Globuli bei Benommenheit und Schwindel verordnet, da das Mittel auf das zentrale Nervensystem und das Herz-Kreislauf-System wirkt. Es kann zudem bei Krämpfen im Magen-Darm-Bereich, Reisekrankheit, Seekrankheit, Depressionen oder Migräne verabreicht werden.[8]

Der Anwendungsbereich wird wie folgt beschrieben: Es dient als Mittel bei Beschwerden wie „reizbare[r], nervöse[r] Erregung oder tiefe[r] Traurigkeit, Benommenheit und andauernde[r] Schläfrigkeit [sowie bei] Schwindel". Zudem wird „Cytisus laburnum" bei „Übelkeit und Erbrechen mit brennenden Bauchschmerzen, plötzliche[m] Blutdruckanstieg mit der Neigung ohnmächtig zu werden, Taubheit der Hände und Nervenschmerzen, vor allem neuralgische[n] Kopfschmerzen", empfohlen.[9]

[7] G. Madaus, ebenda, S. 1170

[8] Anonymous, Cytisus laburnum Globuli, www18; L. Roth, M. Daunderer, K. Kormann, ebenda, S. 443

[9] Anonymous, www18

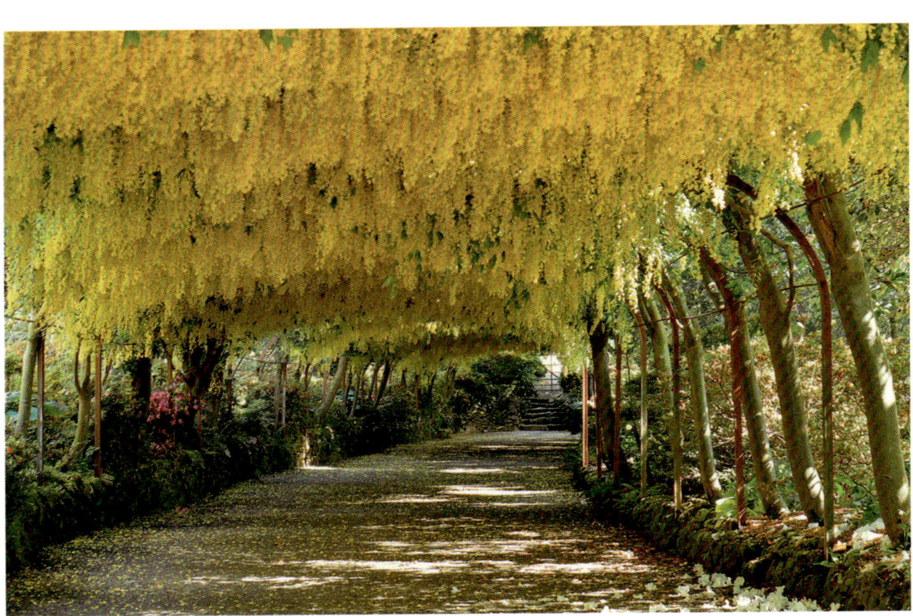

Ein traditionelles Brechmittel?

HASELWURZ

Asarum europaeum

Der Name der Pflanze ist wohl von dem griechischen Wort „ásaron" abgeleitet und soll seinen Ursprung in dem Begriff „àse" (Ekel) haben. Grund dafür war vermutlich die Erbrechen auslösende Wirkung. Der deutsche Name weist darauf hin, dass die Pflanze oftmals mit der Haselnuss vergesellschaftet wächst. Sie zählt zu der Familie der Osterluzeigewächse (Aristolochiaceae).

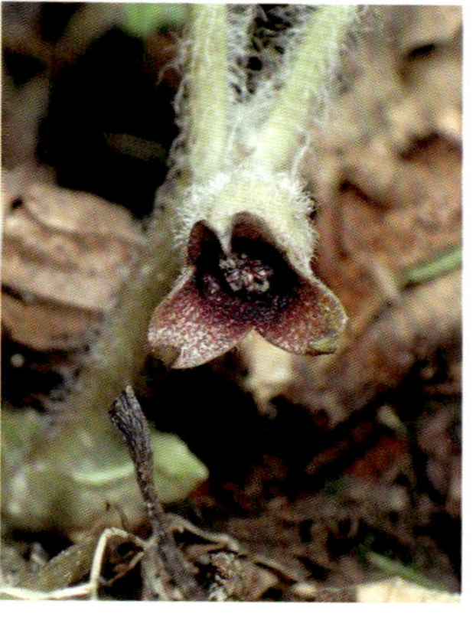

Eine Reihe volkstümlicher Namen bringt die Haselwurz mit dem Hasen in Verbindung, wie „Hasenappel" (Thüringen), „Haseblätter" (Schwäbische Alb) oder „Haseworze" (Thurgau). Namen wie „Weihkraut" (Oberösterreich) oder „Weihrauchkraut" (Niederösterreich) beziehen sich darauf, dass das Ausräuchern der Häuser mit Haselwurz allerlei Hexenspuk von Haus und Hof fernhalten sollte.

Die Pflanze wird nur 10 bis 15 cm hoch und liebt schattige Stellen in Laubwäldern. Sie ist mehrjährig, leichtzottig behaart und hat nierenförmige, ledrige Blätter. Die von April bis Mai erscheinenden blauvioletten Blüten sind unscheinbar und werden gelegentlich als „Ekelblume" bezeichnet. Die Pflanze hat einen kampferartigen Geruch.[1]

[1] G. Madaus, Lehrbuch der Biologischen Heilmittel, Bd. 1, Hildesheim, New York 1976, S. 620 f.

Historische Berichte

In der Antike, insbesondere bei den Römern, galt Asarum als bedeutendes Heilmittel. P. Dioskurides (1. Jahrhundert) und auch Plinius d. Ä. (23 – 79) bezeichneten die Pflanze als harntreibend, brecherregend und reinigend. Diese Anwendung geht auf die zu dieser Zeit bestimmende Elementenlehre zurück, wonach Asarum den Körper von unpassenden und verdorbenen Säften reinigt. Beispielsweise habe die Wurzel der Haselwurz in Honigwasser gekocht eine ähnliche Wirkung wie die Weiße Nieswurz (Germer). Daneben wurde die Pflanze bei einigen anderen Leiden wie Leber- oder Lungenerkrankungen eingesetzt. Hildegard von Bingen (1098 – 1179) beurteilte Asarum dagegen eher als schädlich denn nützlich, insbesondere warnte sie vor

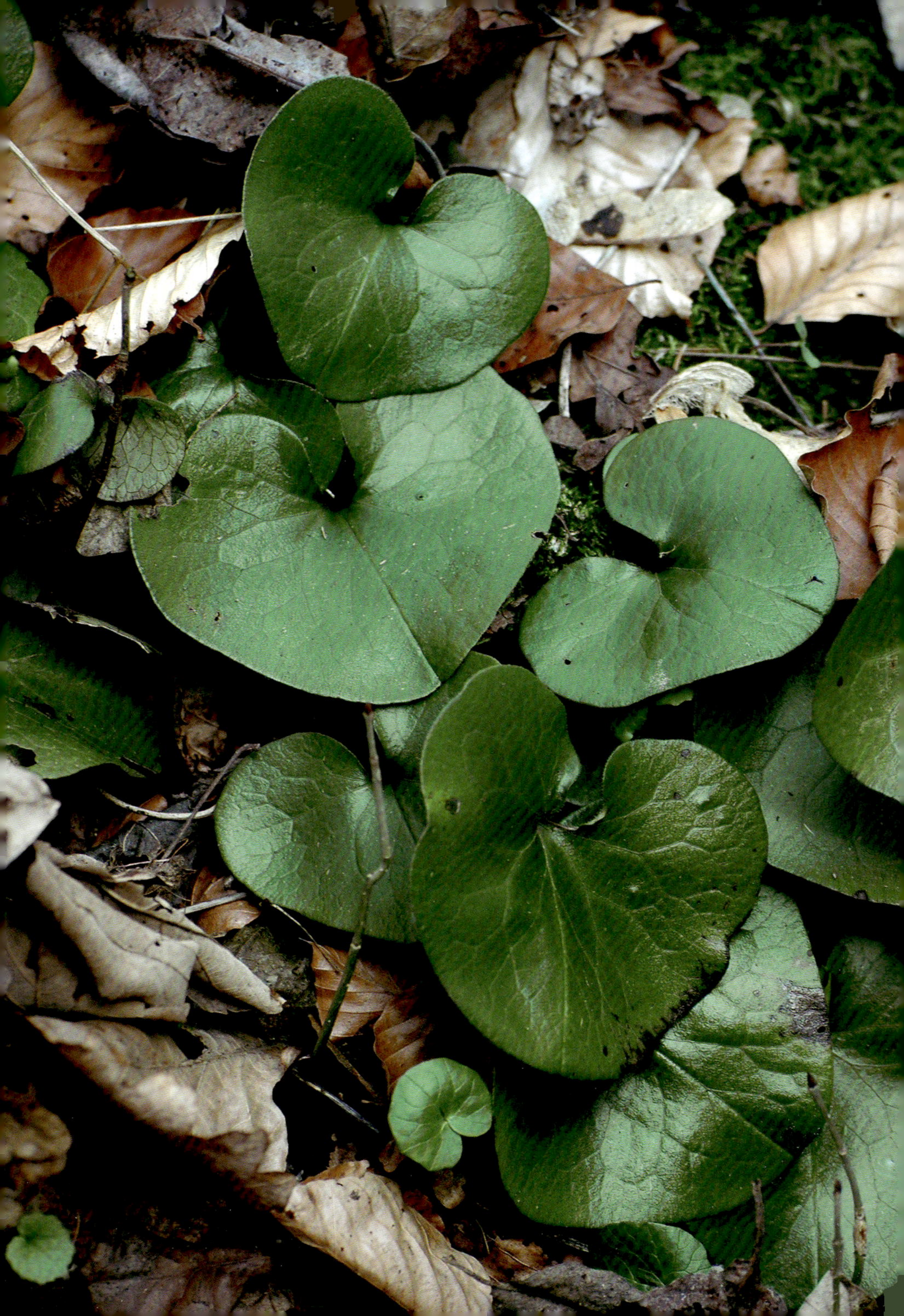

dem Einsatz in der Frauenheilkunde. Dagegen rühmte der persische Arzt Avicenna (980 – 1037) die Pflanze als ein Mittel gegen Hornhautverdickung und zur Vermehrung der Spermien.[2] Asarum wurde aber auch als preiswerte Alternative zu dem etablierten Brechmittel Ipecacuanha, das es nach wie vor gibt, verwendet.

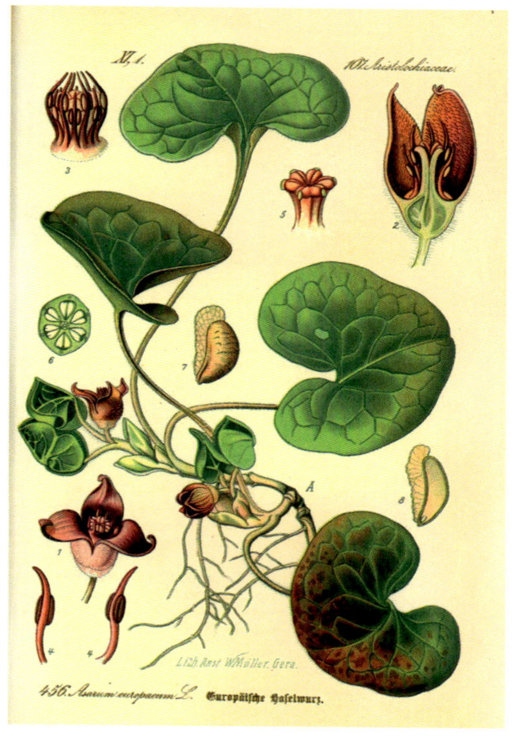

Inhaltsstoffe und Wirkungen

Die Hauptwirkstoffe sind das ätherische Öl und der darin enthaltene Giftstoff Asaron. Ein weiterer Wirkstoff kann das Agarofuran sein. Neben Pflanzen, die frei von Asarumkampfer (Asaron) sind, gibt es solche, deren ätherisches Öl bis zu 90 % trans-Isoeugenol bzw. -Isoasaron oder -Isoelemicin enthält. Im Allgemeinen schwanken die Werte zwischen 30 bis 50 %.

Hinsichtlich der relativen chemischen Zusammensetzung und Auswirkung des ätherischen Öls gibt es große Unterschiede bei Asarum.[3] Während hohe Anteile an trans-Isoasaron und trans-Isoeugenolmethylester beispielsweise beim Kauen der Wurzeln zu einer vorübergehenden Gefühllosigkeit (Anästhesie) führen, ist das ätherische Öl selbst für die emetische Wirkung verantwortlich. Daher sind die Wirkungen schwer abzuschätzen.[4]

Lange Zeit wurde die Haselwurz bei der Behandlung von Tierseuchen eingesetzt. Beispielsweise beschreibt eine Handschrift aus dem 15. Jahrhundert aus dem Elsass, dass sie bei Rindern verwendet wurde. H. Bock (1498 – 1554) erklärte in seinem Kräuterbuch, dass die Schäfer das Pulver der Wurzel vermischt mit Salz den Schafen zum Lecken gaben, wenn sie keuchten und husteten. Zudem wurde, wie J. Camerarius d. J. beschrieb, Pferden das Mittel verabreicht, damit sie „sich reinigen und mutiger werden“ konnten.[5]

[2] Anonymous, Gewöhnliche Haselwurz, www19

[3] L. Roth, M. Daunderer, K. Kormann, Giftpflanzen, Pflanzengifte, Hamburg 2012, S. 150

[4] L. Roth et al., ebenda, S. 150

[5] Anonymous, ebenda (05.02.2021)

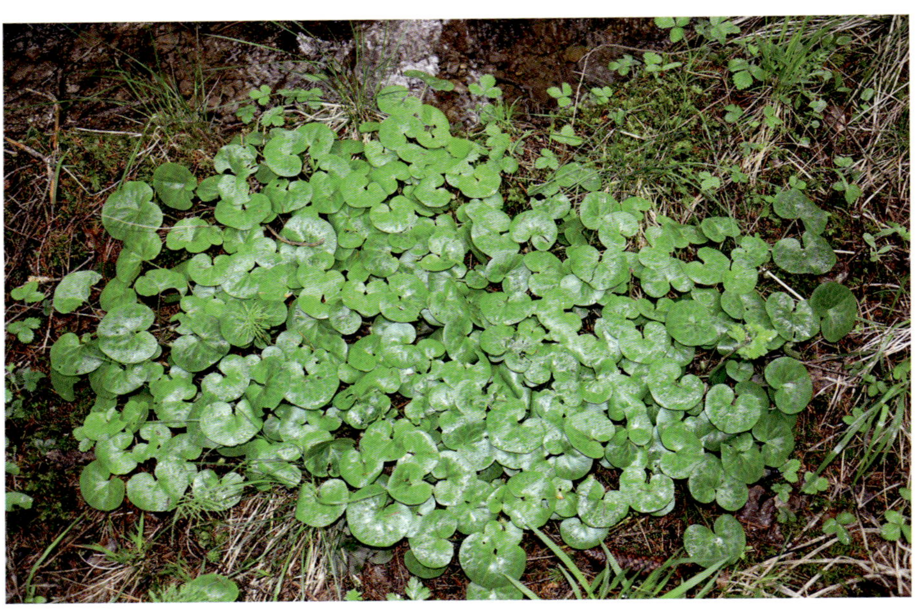

Die Verwendung als Heilmittel, insbesondere um Erbrechen auszulösen, fand von der Antike ausgehend auch weiterhin im Mittelalter unter Paracelsus (1493 – 1541) und seinen nachfolgenden Kollegen Anwendung. A. Lonicerus (1528 – 1586) setzte das Mittel aber auch als Wasser treibendes Mittel (Diuretikum), als reinigende Arznei (Purgans) und gegen Fieber ein. Daneben beschrieb er eine positive Wirkung auf die Niere, Leber und Milz. Auch A. von Haller (1708 – 1777) nutzte die Pflanze bei „wassersüchtigen und phlegmatischen Menschen".[6]

Äußerlich diente Asarum als Niesmittel. Daneben wurde es insbesondere in Russland auch schon früh gegen die Trunksucht (Alkoholismus) verwendet. In England wurde das Mittel zum einen zur Steigerung der Sekretion der Nasenschleimhäute und zum anderen bei Kopf-, Zahn- und Augenschmerzen genutzt.

Von der Nutzung der Wurzel in der modernen Pharmazie wird heute abgeraten, da die Inhaltsstoffe zu erheblichen gesundheitlichen Beeinträchtigungen führen können. Die Vergiftungserscheinungen sind zunächst ein Brennen in Mund und Rachen verbunden mit einer vorübergehenden Betäubung der Mundhöhle und Zunge. Außerdem stel-

[6] G. Madaus, ebenda, S. 623

len sich Übelkeit, Erbrechen, Magenschmerzen, eine Entzündung des Magen-Darm-Traktes (Gastroenteritis) mit Durchfällen und bei Frauen eventuell Uterusblutungen ein. Bei der Aufnahme größerer Mengen kann es im Extremfall zu zentralen Atemlähmungen kommen.[7] Für das Erbrechen ist wohl hauptsächlich das enthaltene ätherische Öl verantwortlich. Die übrigen Symptome scheinen durch das trans-Isoasaron und das trans-Isoeugenolmethylester verursacht zu werden. Vergiftungen bei Menschen und Tieren sind heute jedoch selten geworden, da die unmittelbare Verwendung der Pflanze kaum noch vorkommt.

[7] L. Roth et al., ebenda, S. 150

Im 19. Jahrhundert wurde Asarum in der Homöopathie bei nervösen Reizerscheinungen wie Kopfschmerzen mit Übelkeit, nervösem Erbrechen, Hysterie, bei fieberhaften Erkrankungen mit Frostgefühl, fiebrigen chronischen Erkrankungen des Verdauungstraktes mit Durchfällen und krampfartigen Darmschmerzen sowie bei Blasenkrampf verordnet. Andere setzten die Haselwurz bei Pferden gegen Wurmbefall ein.[8]

[8] G. Madaus, ebenda, S. 623

Auch heute wird Asarum noch in der Homöopathie verwendet. Die beschriebenen Anwendungsgebiete sind breit gestreut. Dabei wird Asarum neben Magen- und Darmbeschwerden auch zur Behandlung von Gelenk- und Rückenschmerzen eingesetzt. Bei Schmerzen im Bewegungsapparat, zum Beispiel in den Knien oder Hüftgelenken, findet es genauso Anwendung wie bei der Therapie von Symptomen von Erkältungskrankheiten, beispielsweise Husten, Bronchitis oder Lungenstechen. Zudem wird Asarum in der Homöopathie bei Kopfschmerzen oder Migräne verwendet.[9]

[9] U. Schlüter, Asarum europaeum in der Homöopathie, www20

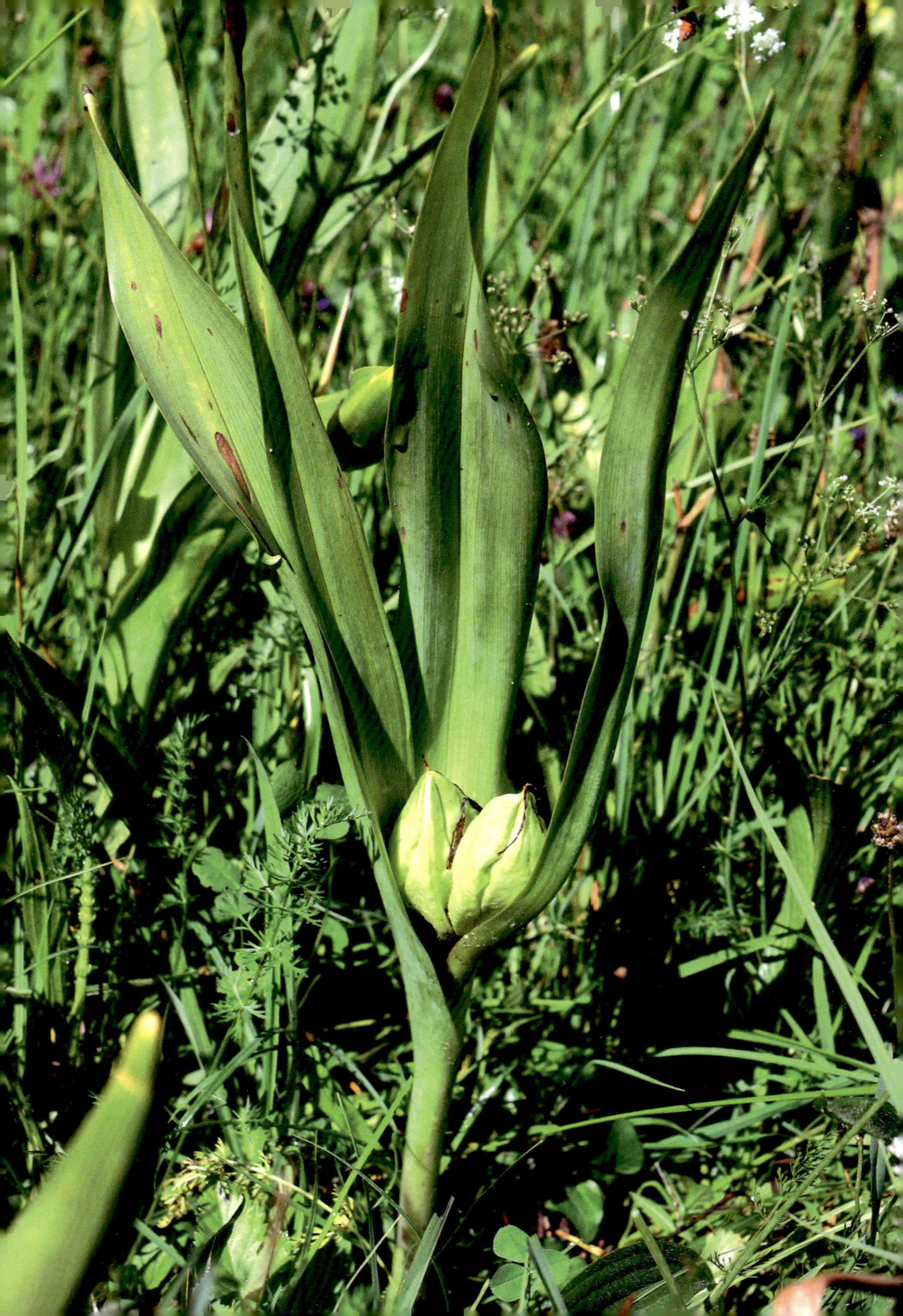

Vom Läusemittel zur Gichttherapie

HERBSTZEITLOSE

Colchicum autumnale

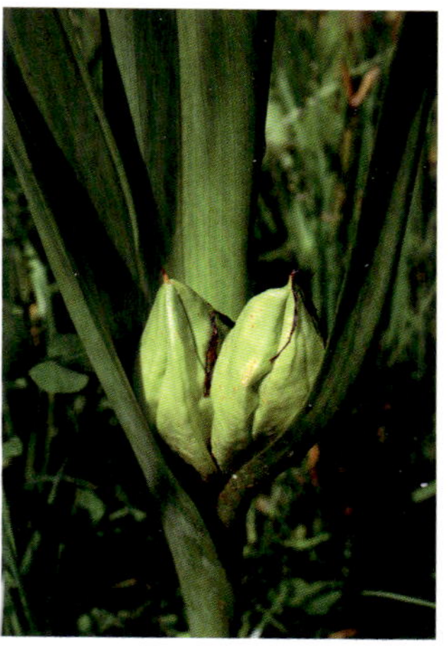

Der Landschaft Colchis am Ostufer des Schwarzen Meeres, in der die Giftmischerin Medea aus der griechischen Mythologie gelebt haben soll, verdankt die Pflanze ihre wissenschaftliche Bezeichnung. Der deutsche Name weist auf die vergleichsweise späte Blütezeit der Pflanze im Herbst (autumnale/lat. autumnus: Herbst) hin. Zudem trägt sie eine größere Anzahl lokaler Namen, die sich entweder auf die Blüte oder auf die Blätter und Früchte beziehen. So wird sie beispielsweise „Zittlose" (Hannover/Celle), „Herbstbloma" (Schweiz) oder auch „Michelswurz" (Riesengebirge) beziehungsweise „Galläbluema" (Schweiz) genannt, da ihre Blüte in die Zeit der Feste der Heiligen Michael (29.09.) und Gallus (16.10.) fällt. Einige der Namen weisen aber auch auf die Giftigkeit der Pflanze hin, wie „Läusekraut" (Nordböhmen), „Teufelswurz" (Steiermark), „Giftblume" (bayrisches Schwaben) oder „Leichenblum" (Nordböhmen).[1]

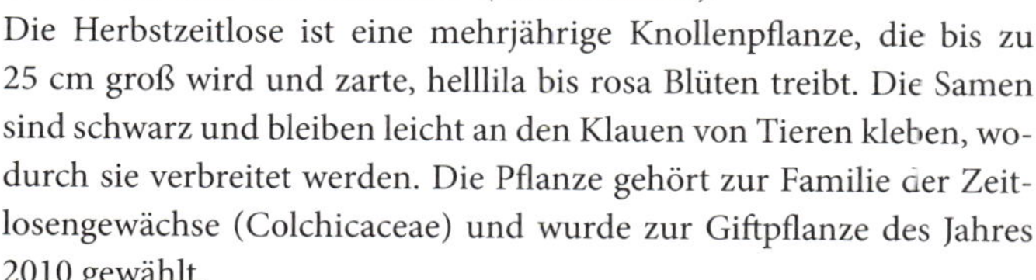

Die Herbstzeitlose ist eine mehrjährige Knollenpflanze, die bis zu 25 cm groß wird und zarte, helllila bis rosa Blüten treibt. Die Samen sind schwarz und bleiben leicht an den Klauen von Tieren kleben, wodurch sie verbreitet werden. Die Pflanze gehört zur Familie der Zeitlosengewächse (Colchicaceae) und wurde zur Giftpflanze des Jahres 2010 gewählt.

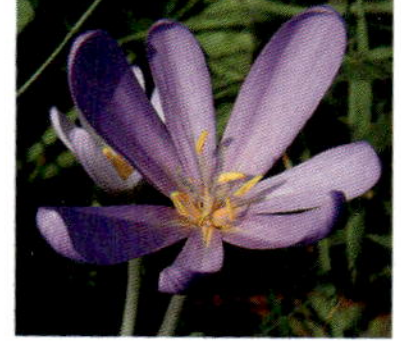

[1] G. Madaus, Lehrbuch der Biologischen Heilmittel, Bd. 2, Hildesheim, New York 1976, S. 1046 f.

Historische Berichte

Bereits die Griechen kannten giftige Pflanzen, die Colchizin enthielten, jedoch nicht unsere Herbstzeitlose. Im Mittelalter war die Pflanze gut bekannt und die heilige Hildegard von Bingen nannte sie „Heylheubt". Sie setzte sie gegen Kopfläuse und die damit verbundenen Ausschläge ein. Andere Ärzte verwendeten Colchicum (damals Hermodactylos) bereits gegen Gicht (Podagra). Anton von Störck (1731 – 1803) hat Colchicum autumnale aufgrund klinischer Beobachtungen als Erster gezielt in die Medizin eingeführt.

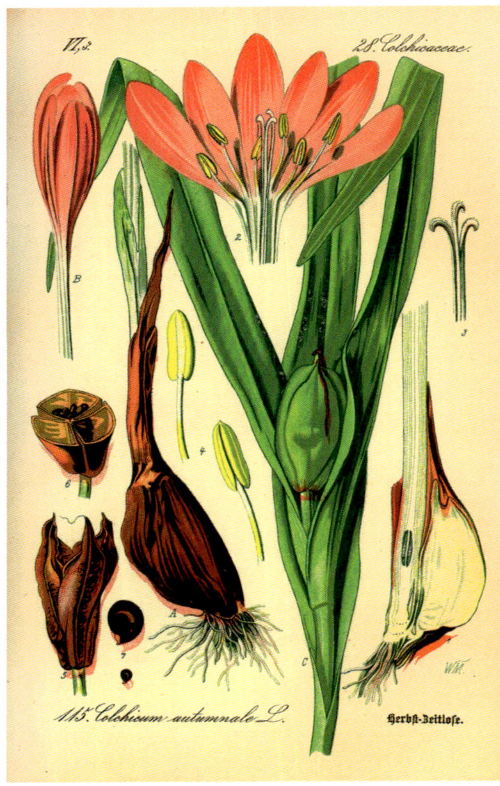

In der Volksmedizin wurde Colchicum bei Asthma, Wassersucht oder Rheuma verwendet. Wenn man die Pflanze in der Tasche trug, sollte sie den Träger vor ansteckenden Erkrankungen wie der Pest oder vor Schwindelanfällen schützen.

Daneben wurde im 16. Jahrhundert Colchicum autumnale in einer Reihe von geheimen Zaubertränken, die gegen die Gicht helfen sollten, eingesetzt, wie beispielsweise im „Le vin de antigoutteux" oder dem „Le vin du Dr. Laville".[2] Für diese Indikation wird Colchizin nach wie vor verwendet.

Für das Weidevieh kann die Herbstzeitlose recht schädlich sein, weshalb Pferde und Rinder sie meiden. Schafe und Ziegen scheinen dagegen weniger empfindlich zu sein. Jedoch ist zu bedenken, dass das Colchizin in die Milch übergeht. So wird berichtet, dass in Rom eine große Anzahl Menschen nach dem Verzehr von Ziegenmilch unter den Symptomen einer Colchizinvergiftung litt.[3]

Eine chemische Charakterisierung der Wirksubstanz wurde zu Beginn des 19. Jahrhunderts versucht. 1820 beschrieben P. J. Pelletier (1788 – 1842) und J. B. Caventou (1795 – 1877) die Substanz Veratrin. Jedoch gelang es erst 1833 P. L. Geiger (1785 – 1836), Colchizin in vollem Umfang zu beschreiben.

Inhaltsstoffe und Wirkungen

Die Wirksubstanzen sind das Alkaloid Colchizin und zwei Derivate der Substanz (β-Lumicolchicin und γ-Lumicolchicin). Alle Pflanzenteile sind giftig, jedoch insbesondere die Samen und die Knolle. Colchizin, der wichtigste Inhaltsstoff, wird als sehr toxisch eingestuft. Für einen Erwachsenen können 20 mg, für ein Kind bereits 5 mg lebensbedrohend sein.[4] Die moderne pharmakologische Forschung beschreibt

[2] F. Flury, H. Zangger, Lehrbuch der Toxikologie, Berlin 1928, S. 297

[3] G. Madaus, ebenda, S. 1048

[4] L. Roth, M. Daunderer, K. Kortmann, Giftpflanzen, Pflanzengifte, Hamburg 2012, S. 255

es als eine Substanz, die zum einen entzündungshemmend und zum anderen hemmend auf das Zellgerüst (Mikrotubuli) und damit auf die Zellteilung (Mitose) wirkt. Weitere Effekte auf verschiedene Zelltypen werden diskutiert. Die Aufnahme aus dem Magen-Darm-Trakt erfolgt rasch. Colchizin wirkt in entsprechenden Dosen als Zellgift.

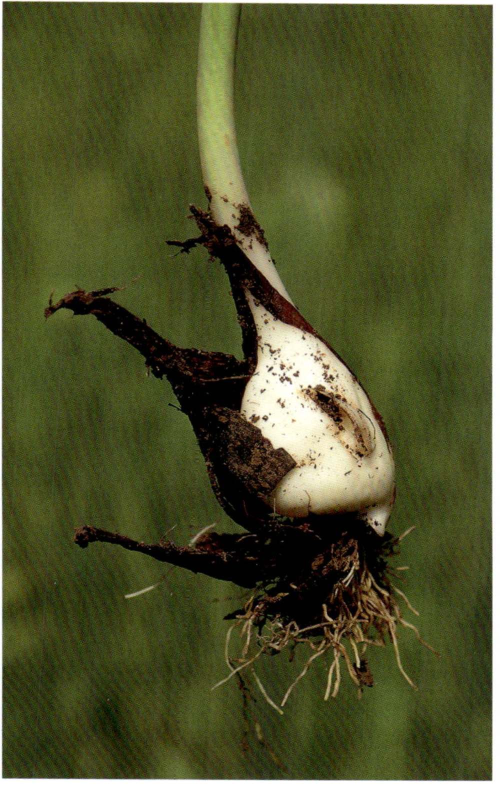

Die frühe Anwendung von Colchicum autumnale entsprach dem Vorgehen in jenen Epochen. Es wurde sich zum einen an Überlieferungen orientiert und zum anderen wurde versucht, neue Wege zu gehen. Während Paracelsus (1493 - 1541) Colchicum als äußerliches Beruhigungsmittel nutzte, verabreichten es C. W. Hufeland (1762 - 1836) oder W. C. Williams (1883 - 1963) gegen Gicht innerlich. Daneben wurden die verschiedensten Krankheiten mit Colchicum therapiert, wie Cholera, Typhus, Nierenerkrankungen oder Scharlach.[5]

Ende des 19. Jahrhunderts[6] wurde „Semen Colchici" zur Therapie von Gicht, Rheumatismus und Neuralgien genutzt. Eines der empfohlenen Präparate hieß „Vinum Colchici", was wohl trotz des bitteren Geschmacks positiv wirkte. Zudem wurde geglaubt, dass die Herbstzeitlose auch gegen Krebs eingesetzt werden könnte. 1852 wurde der Akademie der Medizin in Paris eine angeblich spezifisch wirkende Salbe gegen Krebs zur Prüfung übergeben. Sie enthielt hauptsächlich Colchicum. Von einer Wirkung der topischen (lokalen) Anwendung von Colchizin bei „jauchenden Krebsgeschwüren" wird jedoch nicht berichtet. Auch später wurde diese Anwendung nicht wieder aufgegriffen.

Im Laufe der Zeit wurde immer wieder von schweren Vergiftungen berichtet, da die therapeutisch wirksame Dosis und die toxische Dosis recht nah beieinander liegen (geringe therapeutische Breite). Da die Wirkung des Colchizins recht langsam eintritt, nämlich erst nach

[5] G. Madaus, ebenda, S. 1049

[6] O. Liebreich, A. Langgaard, Compendium der Arzneiverordnung, Berlin 1887, S. 648

einigen Stunden, ist die Prognose bei einer Vergiftung meist schlecht. H. Fühner[7] (1871 – 1944) beschrieb eine schwere Vergiftung wie folgt: „Sie zeigt Präkordialangst (Angstgefühl verbunden mit einer Beklemmung in der Herzgegend), Schwindel, Benommenheit, Delirien, Konvulsionen (Krämpfe) und Kollaps." Im Fall einer tödlichen Vergiftung bleibt das Bewusstsein praktisch bis zuletzt erhalten, sodass die Menschen qualvoll sterben.

Früher gab es immer wieder Vergiftungen bei Kindern, die die Samen der Herbstzeitlosen gegessen hatten, das scheint heute jedoch keine besondere Bedeutung mehr zu haben.

Schließlich hat sich Colchicum als Mittel gegen Gicht bewährt und die Gabe kleiner Dosen zur Prophylaxe gehört nach wie vor zur Gichttherapie in der Schulmedizin.[8] Dabei ist jedoch stets besondere Vorsicht geboten.

In der Homöopathie wird Colchizin seit langer Zeit bei Gicht und einer Reihe anderer Erkrankungen eingesetzt.[9] Auch heute noch wird eine Reihe von Colchizin-Präparaten verwendet, da diesen positive Wirkungen auf den Magen-Darm-Trakt, die Harnwege, das Herz-Kreislauf-System sowie den Stütz- und Bewegungsapparat zugeschrieben werden.[10]

Neben den Wirkungen auf Mensch und Tier wird Colchizin wegen seiner hemmenden Wirkung auf die Zellteilung (Mitosegift) auch in der Pflanzenzüchtung zur Erzeugung von neuen Mutationen verwendet, um neue Variationen bei Pflanzen entwickeln zu können.

[7] Fühner in Hefter-Heubners Handbuch d. exp. Pharm. Bd. 2, II, Berlin 1920, S. 493

[8] J. Walter-Sack, W. Gröbner, Prinstoffwechsel, Uricostatica, Uricosurica – Pharmakotherapie der Gicht in: Aktories, Förstermann, Hofmann, Starke (Hrsg.), Allgemeine und spezielle Pharmakologie und Toxikologie, München 2009, S. 589 f.

[9] Anonymous, Naturmedizinischer Wirkstoff Herbstzeitlose, www21

[10] Anonymous, Colchicum Globuli, www22

HUNDSPETERSILIE

Aethusa cynapium

Carl von Linné gab der Pflanze den griechischen Namen „Aethusa", was so viel wie Glänze oder Gleiße bedeutet und sich auf die glänzenden Blätter der Pflanze bezieht. Der Begriff „cynapium" setzt sich aus dem griechischen Wort „Kyon" (Hund; Genitiv: Kynos) und dem lateinischen Wort „apium" (Sellerie/Petersilie) zusammen. J. T. Tabernaemontanus (1522 – 1590) hat die Namen „Hundspetersilie" oder auch „Gleiße" zuerst gebraucht. Es existiert aber auch eine Vielzahl volkstümlicher Namen, wie „Wilde Gröentje" (Ostfriesland), „Katzenpeterli" (Basel) oder „Düllkruud" (Tollkraut; Ostfriesland). Darüber hinaus wird die Hundspetersilie „Faule Grete" (Schlesien) und „Hundesdillle" (mittelhochdeutsch) genannt.[1]

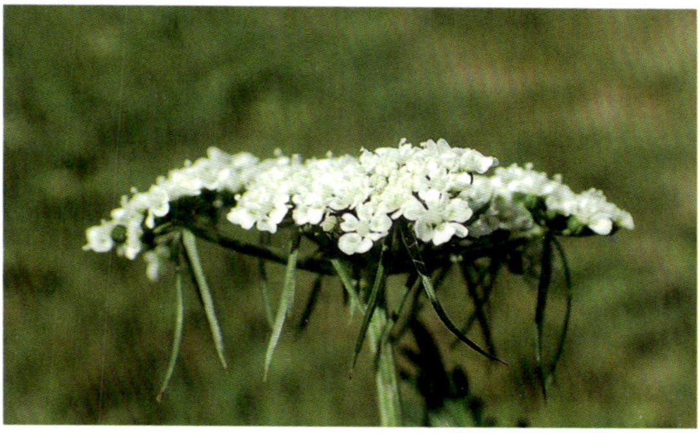

Die Pflanze gehört zu den Doldenblütlern (Apiaceae) und ist in Europa und Westasien weit verbreitet. Sie wird 40 bis 60 cm hoch, die Blätter sind gefiedert und glänzend. Die von Juni bis September weiß blühenden Dolden mit nach unten stehenden Hüllblättchen tragen später weißliche, kugel- bis eiförmige Früchte. Die gesamte Pflanze gilt als giftig.

[1] G. Madaus, Lehrbuch der Biologischen Heilmittel, Bd. 1, Hildesheim, New York 1976, S. 426

Historische Berichte

Früchte der Hundspetersilie wurden in prähistorischen Siedlungen der Bronzezeit in der Nähe von Zürich gefunden, sodass man davon ausgehen muss, dass die zu jener Zeit lebenden Menschen die Pflanze oder ihre Samen bereits genutzt haben.

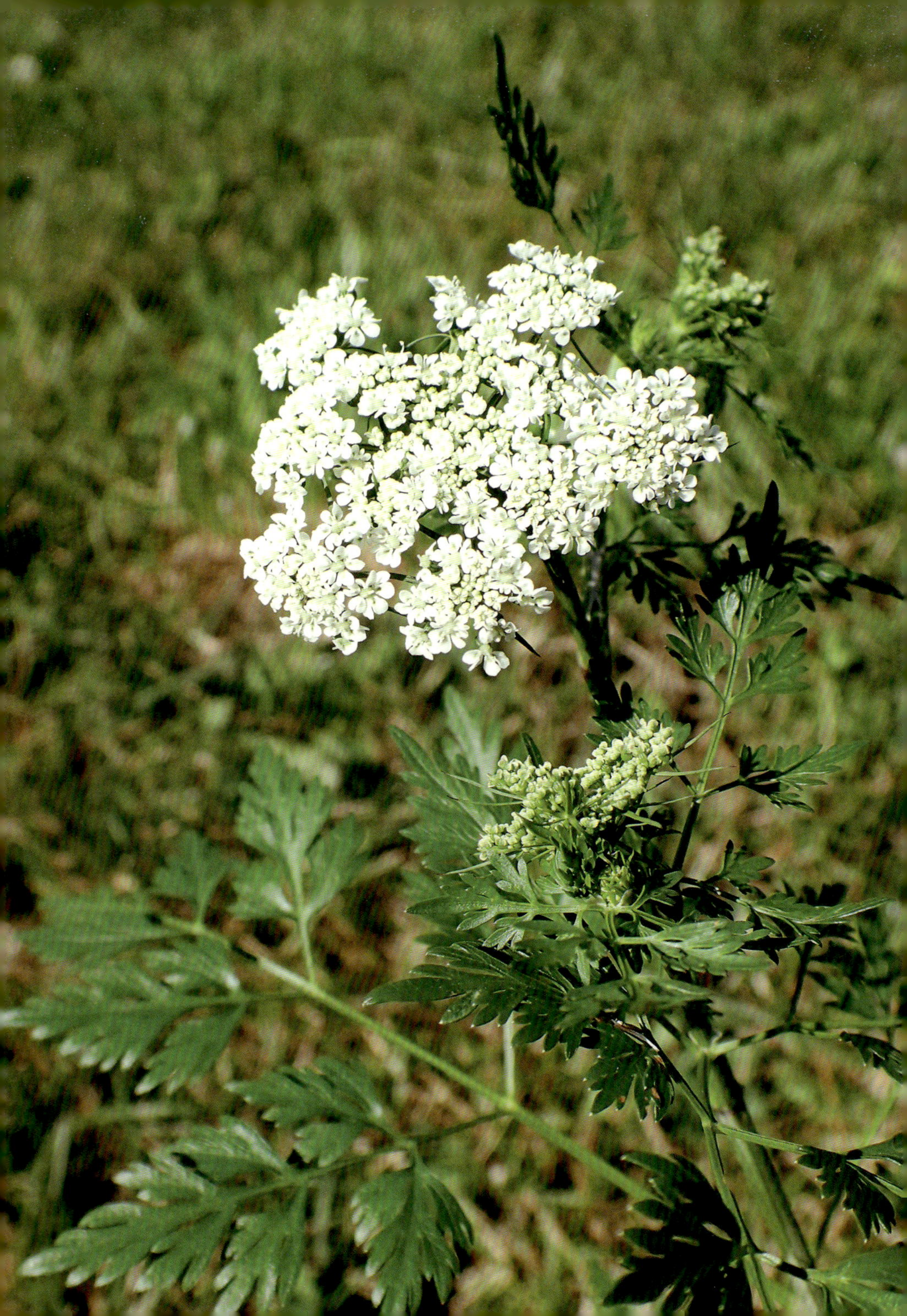

Die Wurzeln und auch das Kraut wurden lange Zeit als offizielles Heilmittel (Radix et Herba Cynapi) eingesetzt. Der Saft der Pflanze wurde für breiige Wickel (Kataplasmen) auf der Haut zur Schmerzlinderung oder Eindämmung von Entzündungen genutzt.

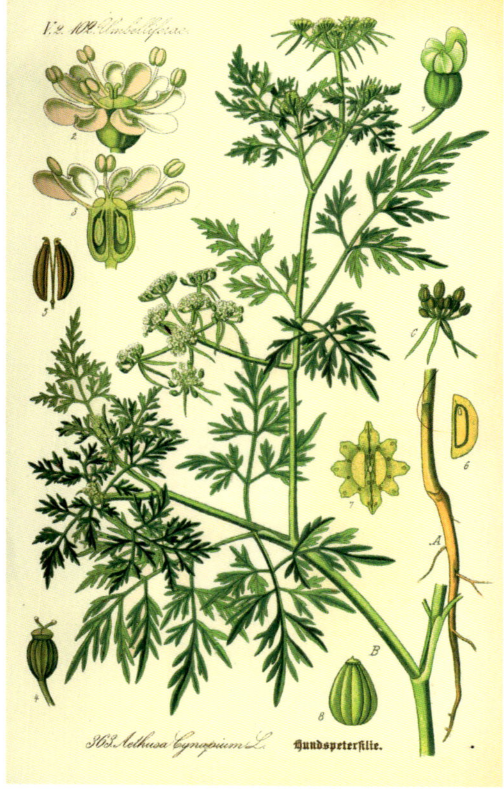

Wegen ihrer Ähnlichkeit zur Gartenpetersilie kam es immer wieder zu Verwechselungen, die zu Vergiftungen führten. Außerdem gab es öfters Verwechselungen mit den Früchten der Gartenpetersilie und dem Gefleckten Schierling (Conium maculatum). Auch wenn gesagt wird, dass das meiste Vieh die Hundspetersilie schadlos fressen könne, muss betont werden, dass alle experimentellen Untersuchungen an Tieren zu Giftwirkungen führten.[2] Jedoch muss das Weidevieh recht große Mengen der Hundspetersilie aufnehmen, damit es zu einer schwerwiegenden Vergiftung kommen kann (Rind: ca. 15 kg gelten als tödliche Menge)[3], wodurch sich die seltenen Vergiftungsfälle erklären lassen. Dennoch ist die Pflanze auf Weiden von den Bauern nicht gern gesehen. Zudem kann die Hundspetersilie beim Zuckerrübenanbau zu erheblichen Ertragsminderungen führen.[4]

Inhaltsstoffe und Wirkungen

Bei den giftigen Inhaltsstoffen handelt es sich um Vertreter der Polyine, einer Substanzgruppe, die besonders häufig bei Korb- und Doldenblütlern gefunden wird. Die Hundspetersilie enthält die Stoffe Aethusin und Aethusanol A und B. Diese Substanzen lösen ein Brennen in der Mundschleimhaut, Erbrechen, Hautblässe, kalten Schweiß, beschleunigten Puls, eine Auftreibung des Leibes mit einer Dunkelfärbung, Pupillenerweiterung, Sehstörungen, Krämpfe sowie eine aufsteigende Lähmung bis hin zum Atemstillstand aus.[5]

[2] G. Madaus, ebenda, S. 427

[3] Anonymous, Hundspetersilie, www23

[4] P. Zwerger, H. U. Ammon (Hrsg.), Unkraut – Ökologie und Bekämpfung, Stuttgart (Hohenheim) 2002

[5] L. Roth, M. Daunderer, K. Kormann, Giftpflanzen, Pflanzengifte, Hamburg 2012, S. 101

Vor allem im 16. Jahrhundert wurde der Pflanze bei P. A. Matthiolus (1500 – 1577) eine gewisse Aufmerksamkeit in der Medizin geschenkt. Man setzte sie als harntreibendes Mittel sowie als Präparat zur Anregung der Monatsblutung (Emmenagogum) ein. Zudem wurde die Pflanze bei Gelbsucht (Ikterus), Räude oder Syphilis verabreicht. Später geriet diese Behandlungsform in Vergessenheit und sie wurde auch in der Volksmedizin nicht genutzt.

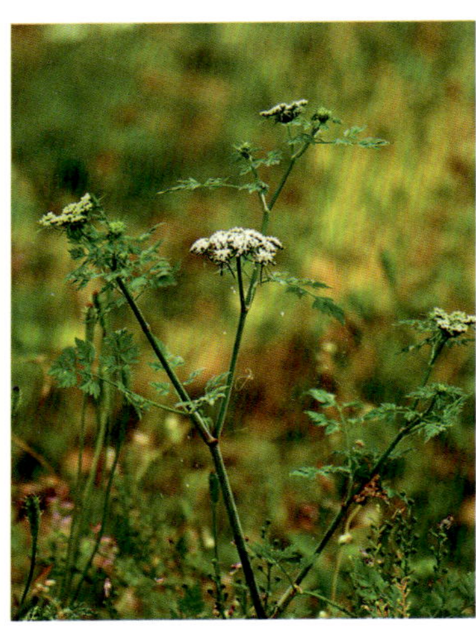

M. J. B. Orfila (1787 – 1853), ein französischer Chemiker und der Begründer der Toxikologie, beschrieb einen Fall, in dem ein Junge Aethusa cynapium anstelle von Gartenpetersilie gegessen hatte. Er litt anschließend unter starken Magenkrämpfen, sein Leib war dunkel verfärbt und stark aufgetrieben, die Atmung wurde zunehmend flacher. Etwa acht Stunden nach der Einnahme verstarb er. Ein anderes Kind entwickelte zudem Delirien. Da man bei ihm Erbrechen auslösen konnte, konnte es aber gerettet werden.[6] Ähnliche Vergiftungen kamen zu dieser Zeit immer wieder vor.

Studien an Hunden durch Orfila bestätigten die ausgeprägte Giftigkeit der Pflanze.

In der Praxis führt es dazu, dass in den Gärten nahezu ausschließlich krause Petersilie angepflanzt wird, um Verwechselungen zu vermeiden.

In der Homöopathie wurde Aethusa gegen „Cholera infantum“ (Sommerdurchfälle bei Säuglingen und Kleinkindern), Kinder-Krämpfe oder Beschwerden beim Zahnen (Dentitionsbeschwerden) verabreicht.[7] Heute setzt die Homöopathie Aethusa bei Durchfällen mit Bauchkrämpfen, hohem Fieber bei Kindern begleitet von Halluzinationen, Kopfschmerzen und Migräne, Magen-Darm-Krämpfen oder allgemeiner Unruhe, zum Beispiel bei Lampenfieber, ein.[8]

6 Orfilia, Allgem. Toxikol., 1818, Bd. 3, S. 326 in: G. Madaus, ebenda, S. 428

7 G. Madaus, ebenda, S. 428

8 U. Schlüter, Aethusa in der Homöopathie, www24

Jakobs-Kreuzkraut und Gemeines Kreuzkraut

Senecio jacobaea und *Senecio vulgaris*

Der botanische Name „Senecio“ soll sich von dem lateinischen Wort „senex“ (Greis) ableiten, während der Begriff „vulgaris“ nur auf das „Gewöhnliche“ hinweist. Der Name wurde bereits von Plinius d. Ä. (23 – 79) gebraucht. Humorvoll wird darauf hingewiesen, dass die Blütenköpfe nach dem Ausfallen der Früchte an Glatzköpfe erinnern und daher mit dem Greis in Zusammenhang gebracht wurden. Der Name „Jakobs-Kreuzkraut“ deutet auf die Blütezeit um den 22. Juli hin, den Namenstag des heiligen Jakob.

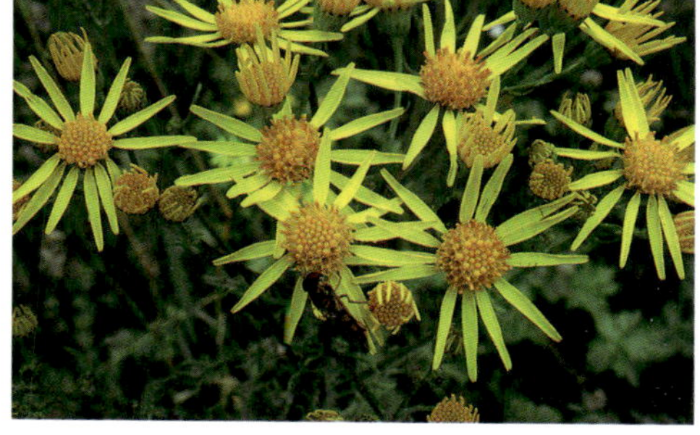

Im deutschen Sprachraum wird das Kreuzkraut „Greiskraut“ genannt. Wie so oft finden sich jedoch auch zu dieser Pflanze viele weitere volkstümliche Bezeichnungen. Beispielsweise wird sie „Krüzert“ (Westfalen), „Krützblömke“ (Niederrhein), „Dreckröwen“ (Dreckrüben, Westfalen) oder „Krutzkrut“ (plattdeutsch) genannt. Gelegentlich spiegelt sich auch die Anwendung der Pflanze in ihrem Namen wider, wie bei „Dickkopp“ (Lübeck) oder „Schwulstkrut“ in Mecklenburg, wo das Jakobs-Kreuzkraut äußerlich gegen Schwellungen verwendet wurde.[1]

Die Pflanze ist ein- bis zweijährig. Sie war ursprünglich in Europa und Westasien beheimatet. Aufgrund ihrer leichten Verbreitung durch den Wind (Anemochorie) ist sie heute praktisch auf allen Erdteilen zu finden. Sie zählt zu den Korbblütlern (Asteraceae).

[1] G. Madaus, Lehrbuch der Biologischen Heilmittel, Bd. 3, Hildesheim, New York 1976, S. 2524 f.

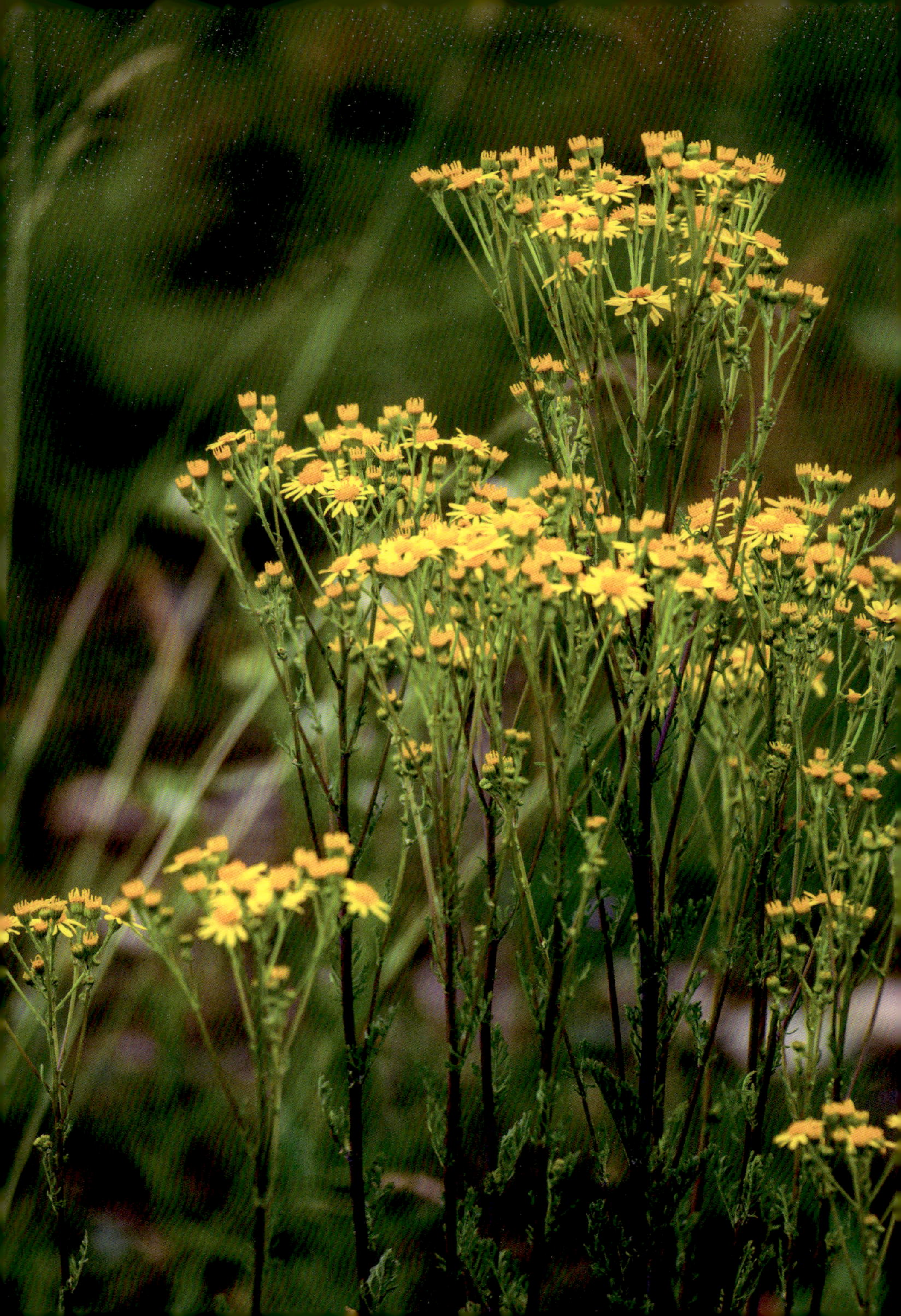

Die Pflanze wird von Landwirten nicht gern gesehen, da sie sowohl bei Rindern als auch bei Pferden leberschädigend bis tödlich wirken kann.

Historische Berichte

Senecio wurde seit der Antike verwendet, wobei unklar ist, ob es sich immer um die Senecio vulgaris handelte. Die Pflanze wurde sowohl äußerlich als auch als Pulver innerlich angewendet.

Im Mittelalter wurden die Blätter gegen Krämpfe, bei einer ausbleibenden Regelblutung (Amenorrhöe) sowie bei blutigem Husten (Hämoptyse) und Nasenbluten (Epistaxis) verordnet. 1831 wurde beschrieben, dass „zwei hysterische Frauen, bei denen die Regelblutung ausblieb, durch Senecio-Pulver geheilt wurden".[2] Weitere Indikationen, bei denen Senecio eingesetzt wurde, reichten von der Behandlung

[2] G. Madaus, ebenda, S. 2528

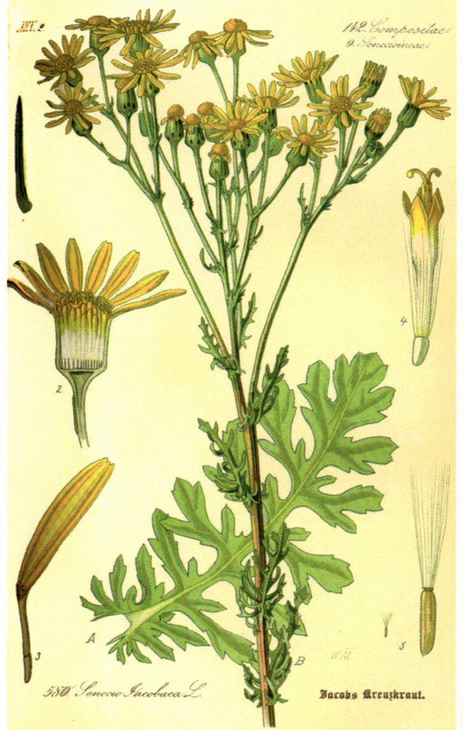

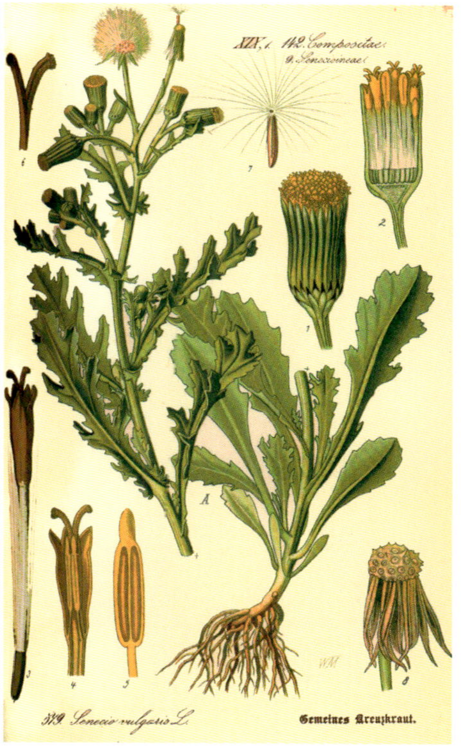

von Geschwüren über Magenschmerzen bis hin zu Geschwülsten der weiblichen Brust.

Senecioblätter wurden in der Volksmedizin auch als Teezubereitungen bei banalen Erkrankungen verabreicht. Daher kam es beispielsweise auf Jamaika und in anderen Ländern Mittelamerikas zu Leberzirrhosen bei Säuglingen und Kleinkindern, die derartige Tees trinken mussten. Da die Pflanzen bei innerer Verabreichung als kanzerogen (krebserregend) angesehen werden, wurde in Deutschland 1991 eine Reihe von Beschränkungen für pyrrolizidinalkaloidhaltige Phytopharmaka ausgegeben.[3]

[3] J. Westendorf, H. Barth, Naturstoffe in: Toxikologie, H. Marquardt, S. G. Schäfer, H. Barth (Hrsg.), Stuttgart 2019, S. 1088

Inhaltsstoffe und Wirkungen

Die gesamte Pflanze ist giftig. Die Giftstoffe sind sogenannte Pyrrolizidinalkaloide, die auch noch im Heu oder der Silage wirksam bleiben. Die wichtigsten Inhaltsstoffe sind Senecionin, Jacobin, Retrorsin, Riddelin und eine Reihe anderer Vertreter dieser mehr als 200 Substanzen umfassenden Stoffgruppe.[4] Die Senecioarten werden hinsichtlich ihrer Wirkung als ähnlich bis vergleichbar angesehen.

[4] Stellungnahme Nr. 028/2007 des BfR vom 10. Jan. 2007, www25

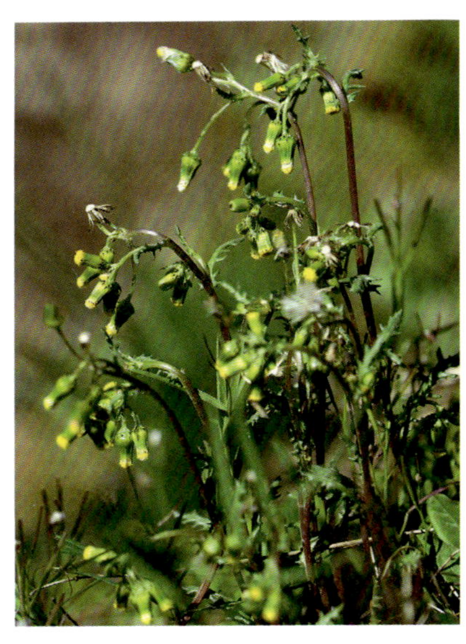

Nachdem das Kreuzkraut für lange Zeit nur eine untergeordnete Rolle in der Medizin gespielt hatte, publizierte der Engländer W. Murrell (1853 – 1912) eine erfolgreiche Behandlung bei einer funktionellen Amenorrhöe (Ausbleiben der Regelblutung). Anschließend wurde die Pflanze wieder vermehrt zur Unterstützung der Regelblutung verwandt. Dabei wurde nicht zwischen Senecio vulgaris und jacobaea unterschieden, da sie nach C. Wehmer (1858 – 1935) die gleichen Wirkstoffe enthalten.[5] In der Homöopathie wurde auch Senecio aureus als Frauen- und Unterleibsmittel empfohlen.

In der regulären Medizin werden Senecio-Präparate heute nicht mehr verwendet, da bekannt ist, dass die Inhaltsstoffe dieser Pflanzen und Pflanzengruppe bei Menschen und dem Weidevieh zu schweren Vergiftungen oder im schlimmsten Fall zum Tod führen können. Beispielsweise werden 40 g bis 80 g einer frischen Pflanze pro Kilogramm Körpergewicht für ein Pferd als tödliche Menge angesehen.

[5] C. Wehmer, Die Pflanzenstoffe, S. 1252 in: G. Madaus, ebenda, S. 2529

Vorsicht ist geboten, da Inhaltsstoffe des Kreuzkrautes über Bienen in den Honig[6] oder Pflanzenteile durch Unachtsamkeit in fertige, frische Salate gelangen können.[7] Die Pyrrolizidinalkaloide werden erst in der Leber zu aktiven giftigen Stoffen umgewandelt, was dann zu akuten oder auch über Jahre hinweg zu schleichenden Schädigungen der Leber führen kann.

In der Homöopathie werden Senecio-Präparate nach wie vor bei Frauenbeschwerden wie unregelmäßigen Regelblutungen[8], akuten Entzündungen der oberen Atemwege, Schnupfen und nervöser Reizbarkeit[9] eingesetzt.

Da die Pflanze nur von wenigen Tieren gefressen wird, wird heute versucht, mit Hilfe der auffällig gelb-schwarz gestreiften Raupen des „Blutbären" oder „Jakobskrautbären" (Schmetterling – Tyria jacobaeae) die Ausbreitung und damit die Gefährdung von Menschen und Weidevieh einzudämmen.

6 Anonymous, Jakobskreuzkraut – Gift im Honig, www26

7 Stellungnahme Nr. 028/2007 des BfR vom 10. Jan. 2007, ebenda (05.02.2021)

8 Anonymous, Senecio aureus, www27

9 Anonymous, Naturmedizinischer Wirkstoff Goldenes Kreuzkraut, www28

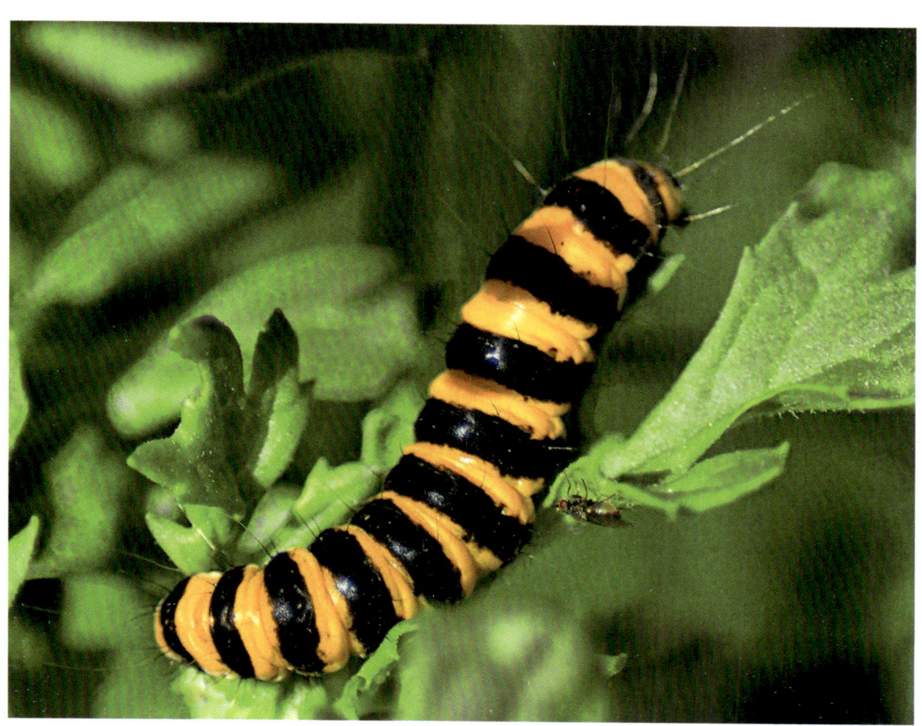

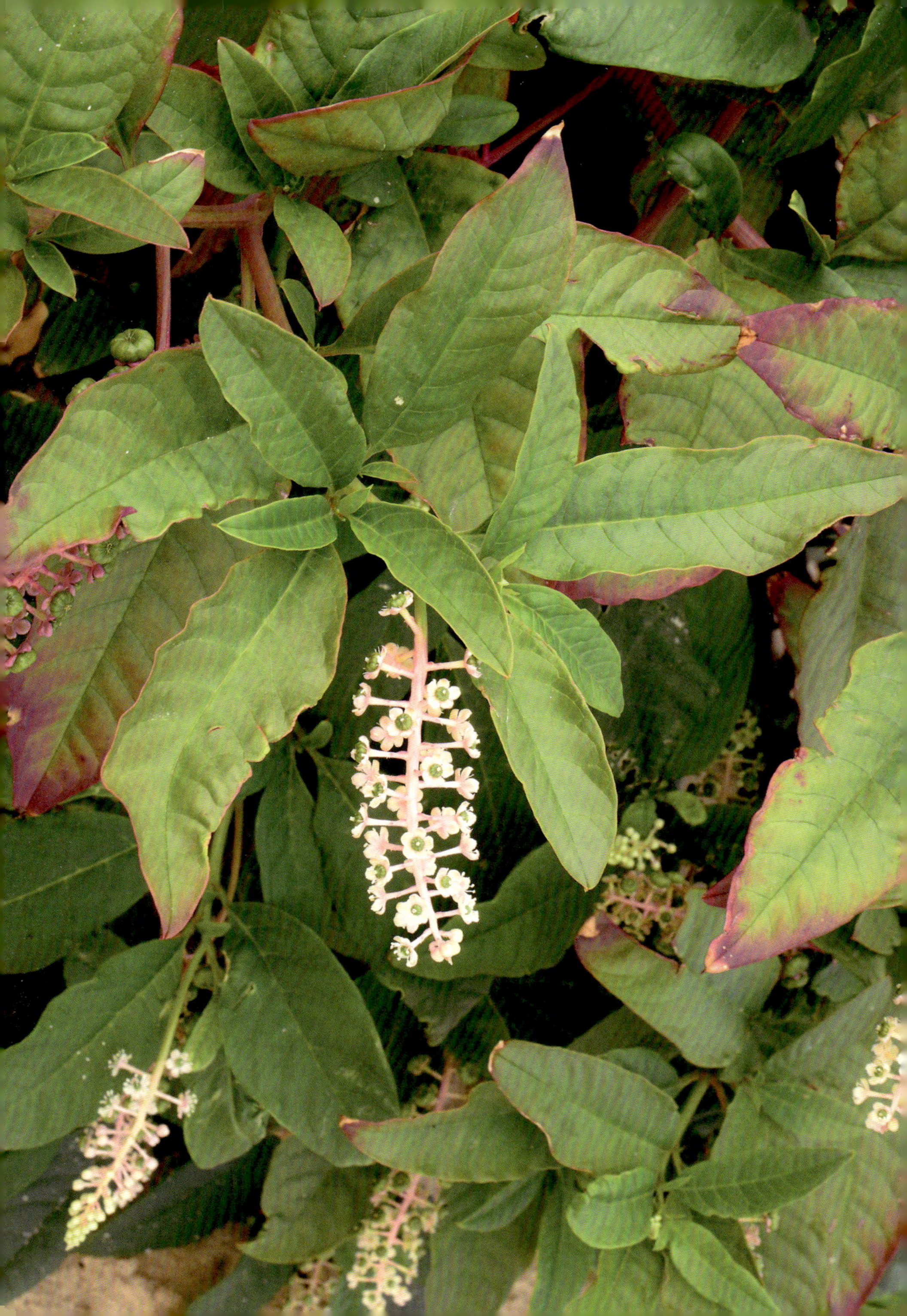

Ein Neophyt mit Tücken

Kermesbeere

Phytolacca americana

Die Kermesbeere ist eine eindrucksvolle Pflanze, die bis zu drei Meter hoch werden kann und im Sommer von Juli bis September traubige, leicht grünliche bis blass-rosa-farbige Blütenstände zeigt. Aus ihnen entwickeln sich im Herbst die Beeren, purpurfarbige bis schwarze Früchte. Die beliebte Zierpflanze ist heute in den südeuropäischen Ländern aber auch in Deutschland verbreitet. Sie entlässt über die Wurzel Phenole in den Boden, was andere Pflanzen am Wachstum hindern soll. Die Kermesbeere gehört zur Familie der Kermesbeerengewächse (Phytolaccaceae).

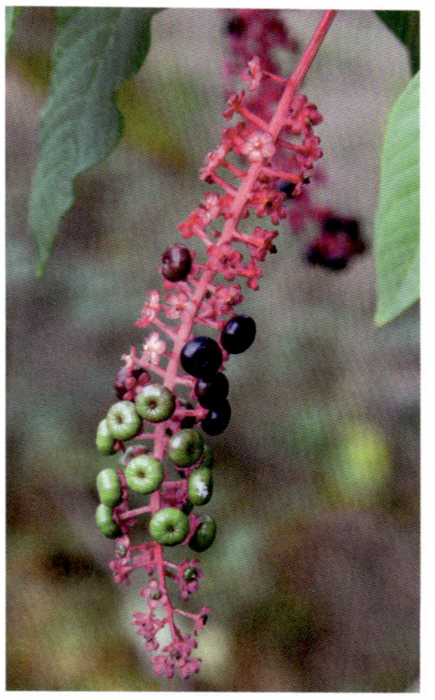

Carl von Linné hat dem ursprünglich in Nordamerika und Kanada beheimateten Gewächs 1753 den Namen „Phytolacca americana" gegeben. Der Name Phytolacca setzt sich zum einen aus dem griechischen Wort für Pflanze („Phyto") und zum anderen aus dem Begriff „Lacca" (Lack) zusammen, welcher darauf zurückzuführen ist, dass die Kermesbeere nicht selten zum Einfärben der verschiedensten Dinge herangezogen wurde. Ihr ursprünglicher indianischer Name „Po-Keweed" beinhaltet ebenfalls den Begriff für Färbepflanze in der Sprache der Shawnee Indianer.[1]

Historische Berichte

Die Indianer bereiteten daraus jedoch auch gerne einen Salat, für den die Blätter mehrmals in Wasser gekocht wurden. Dieses musste dabei immer wieder ersetzt werden. Die Siedler hingegen, welche dies wohl nicht genau beobachtet hatten, tauschten das Kochwasser nach einem Kochvorgang nicht aus, sondern kochten die Pflanze entweder länger oder wiederholten den Kochvorgang in demselben Wasser, wodurch es immer wieder zu tödlichen Vergiftungen kam.

Es ist davon auszugehen, dass französische Siedler die Pflanze um 1615 im Rahmen der Färbekunde und auch der damals üblichen Kräuterapotheke nach Europa gebracht haben, da sie zu diesem Zeitpunkt

[1] Anonymous, Amerikanische Kermesbeere, www29

Phytolacca Americana majori fructu. I.R.H.299.
Ital. Uva dell'Indie. Gall. Le Raisin d'Amerique.

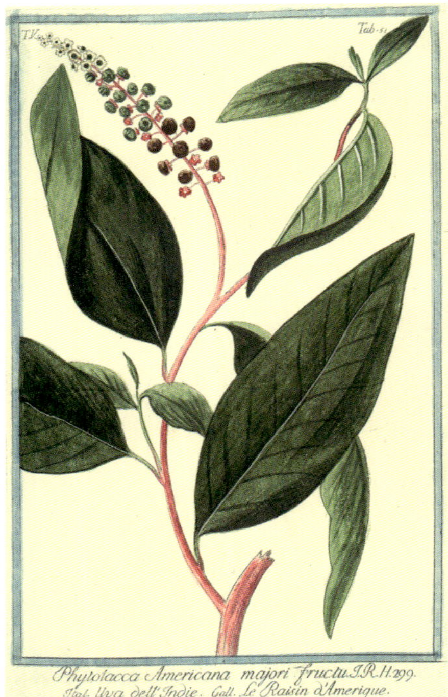

erstmals bei den Arten des „Kew Botanical Garden" in England erwähnt wurde.[2]

Die Kermesbeere fand auch Eingang in die Medizin. Seit dem 18. Jahrhundert wurde sie bei verschiedenen Indikationen eingesetzt. Zunächst wurden die älteren Blätter innerlich gegen Krebs verabreicht. Andere verordneten den Saft der reifen Beeren in einem Balsam gegen chronischen Rheumatismus. Aus der Beobachtung heraus, dass Tauben und andere Vögel, die die Beeren verzehrten, eine rötliche Färbung annahmen und abmagerten, wurde abgeleitet, dass man den Saft zudem für Entfettungskuren einsetzen könne.[3] Das Fleisch der Vögel wurde als Abführmittel verwendet. Die Beeren wurden außerdem von Melkerinnen gegen Verhärtungen der Euter bei Rindern genutzt.

In Südeuropa diente der Saft oftmals auch zum Färben von Süßigkeiten und Wein. Da die Pflanze und insbesondere die Beeren recht giftig sind, war dieser Gebrauch nicht ohne Risiken. Vergiftungen durch die Kermesbeeren wurden zu jener Zeit des Öfteren beobachtet, immer wieder auch mit tödlichem Verlauf. Neben Beschwerden und starken Schmerzen im Magen-Darm-Bereich kam es auch zu vollkommenem Tetanus (Krampf).

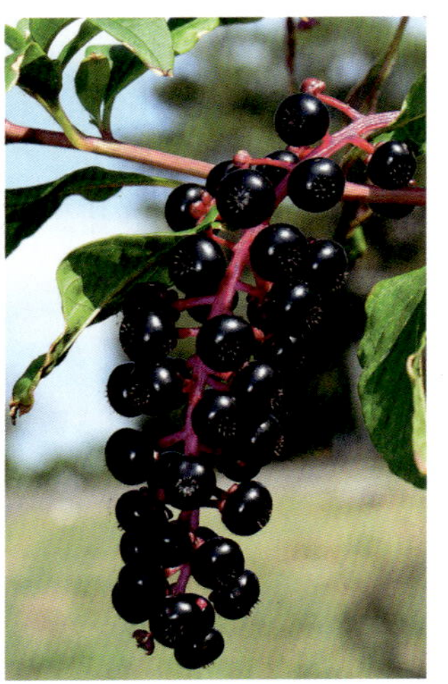

Noch Ende des 19. Jahrhunderts wurde Phytolacca decandra (= americana) in Deutschland offiziell als Emetikum (Brechmittel) oder zur Behandlung von chronischem Rheumatismus und Syphilis verordnet.[4]

Inhaltsstoffe und Wirkungen

Die giftigen Inhaltsstoffe der Pflanze sind vorwiegend in den Beeren und der Wurzel zu finden, aber auch die übrigen Pflanzenteile sind giftig. Als wichtigster Wirkstoff wird das Pyhtolaccatoxin angesehen. Daneben enthält die Pflanze Saponine und Mitogene. Saponine sind in verschiedenen

Pflanzen enthalten und können die roten Blutkörperchen (Erythrozyten) zum Platzen (Hämolyse) bringen. Daher sind sie für den Menschen toxisch. Der Saponingehalt macht verständlich, dass man früher auch Seifen aus der Pflanze hergestellt hat. In Nordamerika war die Kermesbeere in der Volksmedizin zudem ein beliebtes Mittel gegen Rheumatismus. Daneben wurde Tee (Poke Root Tea) aus der Wurzel oder auch den Blättern zubereitet. Ein zu reichlicher Genuss führte gelegentlich zu Magen-Darm-Beschwerden.[5]

Albrecht von Haller[6] (1708 – 1777) beschrieb, dass ein Brei aus den Pflanzenblättern eine zuverlässige Kraft gegen Krebs zeige. Andere verabreichten die Beeren, um den Schweinebandwurm zu entfernen (Taenifugium).

[2] Anonymous, ebenda (08.02.2021)

[3] G. Madaus, Lehrbuch der Biologischen Heilmittel, Bd. 3, Hildesheim, New York 1976, S. 2117

[4] O. Liebreich, A. Langgaard, Compendium der Arzneiverordnung, Berlin 1887, S. 578

[5] J. Westendorf, H. Barth, Naturstoffe in: H. Marquardt, S. G. Schäfer, H. Barth (Hrsg.), Toxikologie, Stuttgart 2019, S. 1081

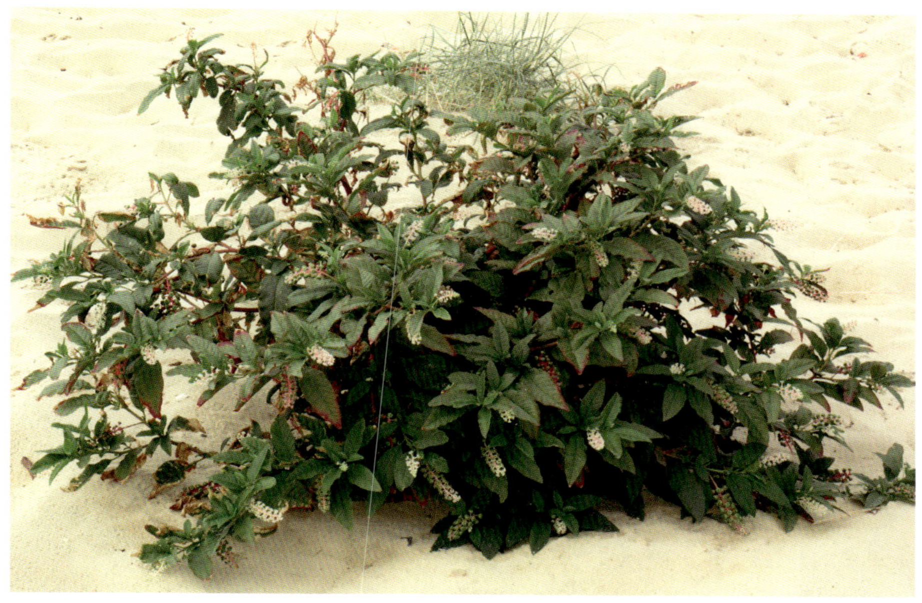

Die Kermesbeere wurde jedoch vorwiegend in der Homöopathie verwendet. Hier wurde sie gegen Rheumatismus, Mandel- und Mittelohrentzündungen, Ischias, Neuralgien und Krampfzustände verordnet. Zudem diente sie als Infektionsprophylaxe nach Zahnextraktionen und galt als geeignetes Mittel bei eitriger Angina oder auch Scharlach.[7] Den Einsatz bei Adipositas hat man recht schnell aufgegeben. Dafür wurde die Pflanze zur Behandlung von Hämorrhoiden verwendet.

[6] V. Haller, Medic. Lexikon, 1755, S. 1130

[7] G. Madaus, ebenda, S. 2118

Es ist bemerkenswert, dass auch heute noch eine Vielzahl von frei verkäuflichen Präparaten verfügbar ist, die auf der Basis von Phytolacca americana entwickelt wurden.[8] Diese sollen vor allem bei Gelenkschmerzen, Zahnschmerzen, Erbrechen und Durchfällen sowie bei Mandel- und Rachenentzündungen, grippalen Infekten und rheumatischen Beschwerden hilfreich sein. Darüber hinaus sollen folgende Symptome typische Hinweise dafür geben, dass Phytolacca ein „passendes homöopathische Mittel" ist: die Neigung in Ohnmacht zu fallen, die Neigung die Zähne zusammenzubeißen (Zähneknirschen) sowie ein steifer und schmerzender Nacken. Bei Babys und Kindern wird in der Homöopathie Phytolacca vorwiegend zur Behandlung von Zahnungsbeschwerden und bei Halsschmerzen verwendet. Als homöopathische Darreichungsform werden typischerweise kleine phytolaccahaltige Kügelchen (Globuli) verabreicht oder Tropfen beziehungsweise Tabletten.[9]

In der heutigen Schul- und Volksmedizin findet die Kermesbeere hingegen keinen Platz mehr.

[8] U. Schlüter, Phytolacca, www30

[9] M. Mai, Phytolacca, www31

Ein Immigrant aus Kleinasien

Kirschlorbeer, Lorbeerkirsche

Prunus laurocerasus

Wie so oft lässt sich der Ursprung des Namens nicht endgültig klären. Man geht davon aus, dass der lateinische Name „Prunus" wohl aus dem Griechischen stammt, während „laurocerasus" sich wahrscheinlich von der Bezeichnung einer kleinen Kirschart im Altertum unter Plinius d. Ä. (23 – 79) ableitet.

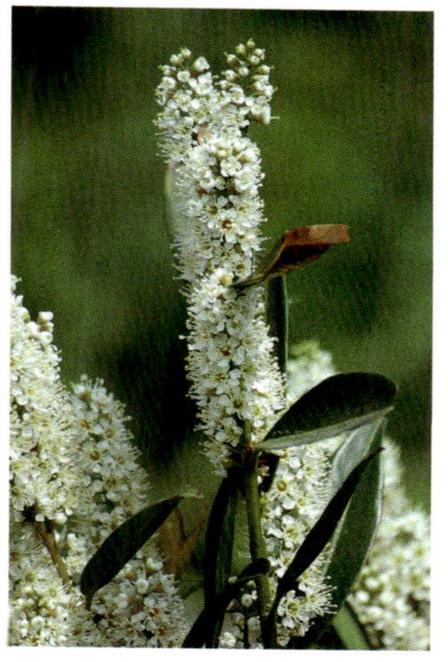

Der mehrere Meter hoch wachsende, immergrüne Strauch wuchs ursprünglich in den feuchtschattigen Wäldern des Balkans, Griechenlands und der Türkei. Im Frühjahr bildet er Trauben mit kleinen weißen Blüten und trägt im Herbst schwarz-blaue Früchte, die an kleine Kirschen erinnern. Diese haben ihm wohl den deutschen Namen „Kirschlorbeer" eingebracht. Weil der Strauch sich gut schneiden lässt und im Vergleich zu anderen Pflanzen anspruchslos ist, findet man ihn inzwischen in vielen Gärten als Heckenpflanze vor. Der Kirschlorbeer gehört botanisch gesehen zu den Rosengewächsen (Rosaceae), von den Inhaltsstoffen her wird er den blausäurebildenden (cyanogen) Pflanzen zugeordnet.

Historische Berichte

Der Niederländer Clusius, oder auch Charles de l'Ecluse (1526 – 1609), berichtete zum ersten Mal in seiner Beschreibung „Rariorum Plantarum Historia"[1], dass der französische Naturforscher Pierre Belou den Kirschlorbeer 1556 bei Trapezunt am Schwarzen Meer entdeckt hat. Bald darauf wurde er nach Mitteleuropa gebracht.

Bis zum Beginn des 18. Jahrhunderts war er in der Medizin nicht von Bedeutung.

In England wurde begonnen, Destillate aus den Blättern herzustellen. Zu dieser Zeit berichtete die Royal Society in London von ersten Vergiftungen. Zugleich soll dieses Destillat jedoch über Jahre hinweg in

[1] G. Madaus, Lehrbuch der Biologischen Heilmittel, Bd. 2, Hildesheim, New York 1976, S. 1718

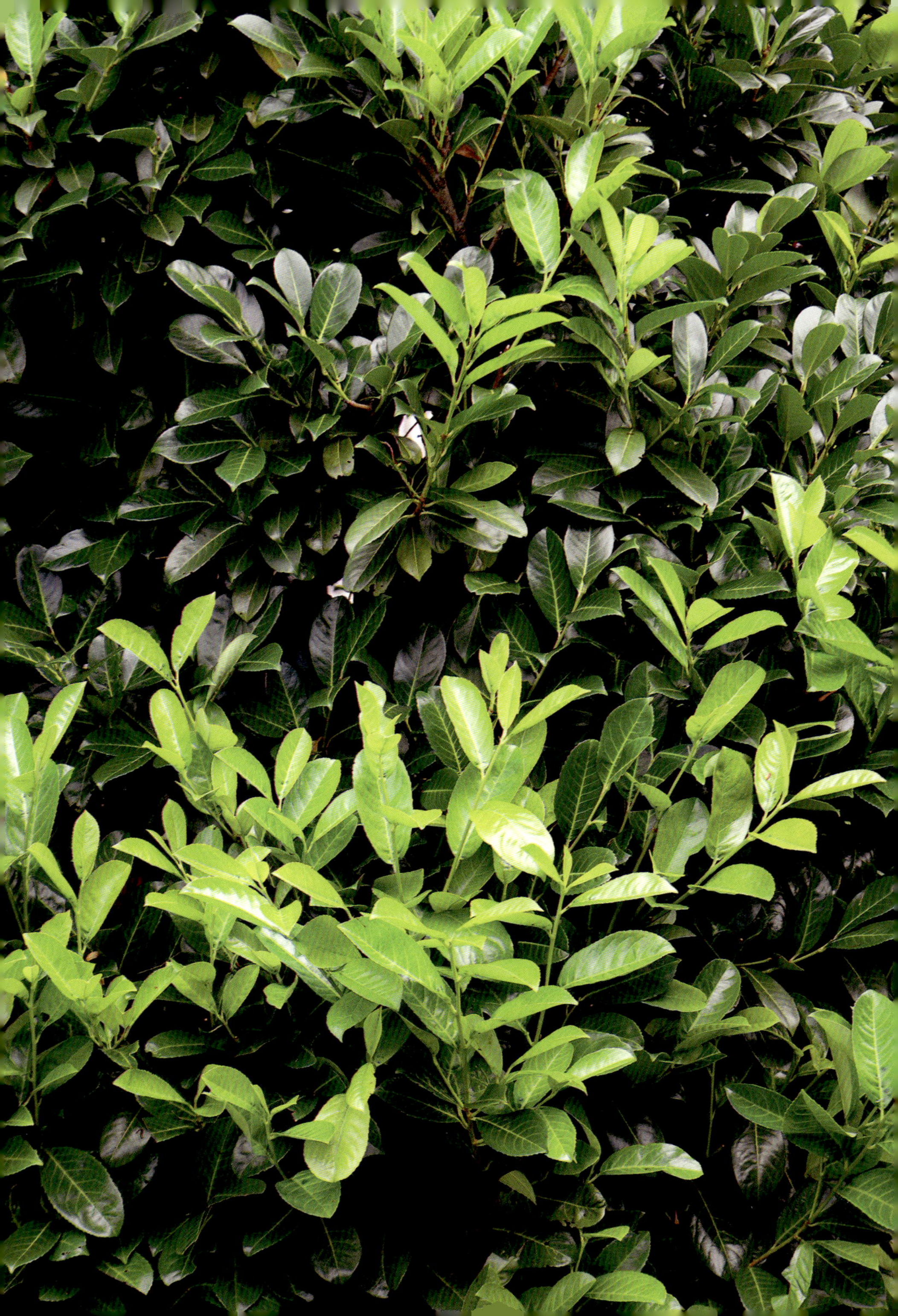

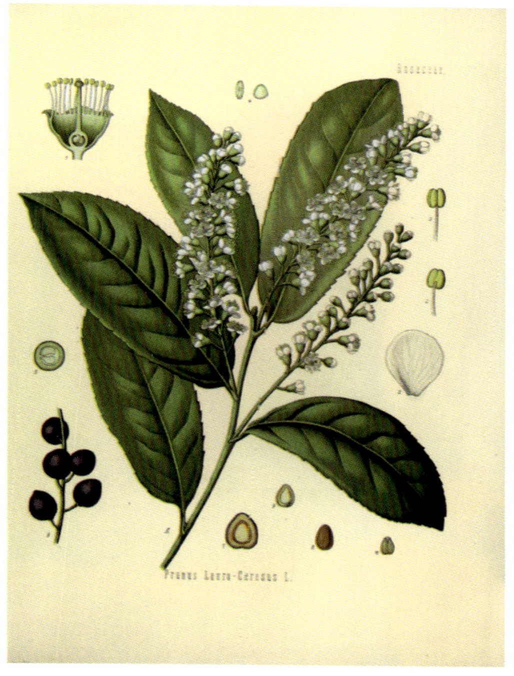

Irland für Pudding genutzt und auch dem irischen Whisky beigemischt worden sein, ohne dass schädliche Wirkungen beobachtet worden wären.

Im 19. Jahrhundert fand der Kirschlorbeer dann auch in der Medizin Beachtung. In Italien verordnete man ihn als Beruhigungsmittel und in Frankreich gegen nervösen Husten sowie Herz- und Lungenkrämpfe. Es wird zudem von zwei Studenten berichtet, die Milch, in der zuvor einige Kirschlorbeerblätter eingelegt waren, zusammen mit Tee getrunken haben. Vermutlich erzeugte der Kirschlorbeer durch das enthaltene Prunasin einen Geschmack nach Bittermandelöl.

Die alten Arzneibücher (Pharmakopöen) beschreiben die Nutzung der frisch gesammelten Blätter des Kirschlorbeers als Grundlage für die Zubereitung des Kirschlorbeerwassers (Aqua Laurocerasi). Es wird darauf hingewiesen, dass das Wasser 0,1 % Blausäure enthält. Es ist interessant, dass diesem Wasser in einem Rezept nach Kroyher auch eine kleine Menge Strychnin zugesetzt wurde, um bei Schwangeren das Erbrechen innerhalb der ersten Schwangerschaftsmonate zu therapieren.[2]

[2] O. Liebreich, A. Langgaard, Compendium der Arzneiverordnung, Berlin 1887, S. 91, 322

Inhaltsstoffe und Wirkungen

C. W. Hufeland (1762 – 1836), königlicher Leibarzt, verordnete Kirschlorbeer als Beruhigungsmittel bei Herzproblemen. In seinem Umfeld wurde es auch gegen Epilepsie eingesetzt, vorwiegend jedoch bei Krämpfen verordnet. Darüber hinaus diente die Pflanze der Behandlung von Husten, Magen-Darm-Krämpfen, andauerndem Erbrechen und Schlaflosigkeit. Hufeland warnte jedoch vor einer Anwendung bei Kindern. Auch solle das Kirschlorbeerwasser nicht in Verbindung mit „Kalomel", einem quecksilberhaltigen Mineral, eingesetzt werden. Der Grund dafür ist nicht bekannt.

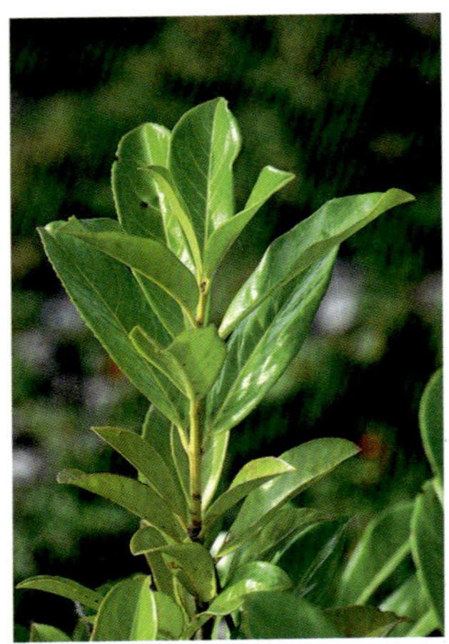

H. Thoms (1859 – 1931) spekulierte als Erster, dass die Wirkung des Kirschlorbeers auf Cyanwasserstoff (Blausäure) beruht und verglich sie mit den Effekten des Bittermandelwassers. Bestätigt wird diese These dadurch, dass die zerquetschten Blätter des Kirschlorbeers einen ähnlichen Geruch aufweisen wie bittere Mandeln.

Die verantwortliche Substanz ist das Prunasin, das aus dem Amygdalin entsteht und Blausäure freisetzen kann. Die Substanz befindet sich in den Kernen aller Früchte der Pflanzenfamilie „Prunus".[4]

Zu Beginn des 20. Jahrhunderts hatte „Laurocerasus" (Kirschlorbeer) einen festen Platz in der Therapie von Krämpfen, Atemnot mit Cyanose (blaue Gesichtsfärbung), Kitzel- und Krampfhusten, Keuchhusten (Pertussis), Epilepsie, Tetanus, Asthma, Lähmungen und Magen-Darm-Krämpfen. Weitere Indikationen waren zum Beispiel eine beginnende Lungentuberkulose, Migräne oder nervöser Kopfschmerz.[5]

Der Kirschlorbeer wird in der modernen Schulmedizin heute jedoch nicht mehr eingesetzt.

In der Homöopathie wurde der Kirschlorbeer als krampflösendes Mittel und bei Lähmungserscheinungen verordnet. Daneben wurde er bei Atemnot, Krampf- und Kitzelhusten sowie Koliken, Muskelkrämpfen, ausbleibenden Regelblutungen oder einer verlangsamten Herztätigkeit eingesetzt. Zudem diente das Amygdalin in der Alternativmedizin der Vorbeugung und Behandlung von Tumorerkrankungen (Laetril). Es wurde davon ausgegangen, dass Tumorzellen die Substanz anders verstoffwechseln würden als reguläre Körperzellen und auf diese Weise lokal besonders viel der giftigen Blausäure freigesetzt werden würde, was zur Abtötung der Tumorzellen führen sollte. Die Anwendung wird mittlerweile als ein „unseriöses Wundermittel" angesehen.[6]

Heute wird der Kirschlorbeer (Laurocerasus) in der Homöopathie bei Atembeschwerden, bei Herzkrankheiten, bei Herzklopfen und Kältegefühl verordnet.[7]

Auch wenn Vergiftungen durch die Früchte oder die Blätter von Kirschlorbeer selten sind, sollten insbesondere Kinder vor dem Verzehr der dunklen Beeren gewarnt werden.

[3] G. Madaus, ebenda, S. 1719

[4] E. Hodgson, Plant Antinutritional Factors, Toxicology and Human Environment, Molecular Biology and Translational Science, 2012

[5] G. Madaus, ebenda, S. 1718 f.

[6] Anonymous, Amygdalin, www32

[7] Anonymous, Naturmedizinischer Wirkstoff Kirschlorbeer, www33

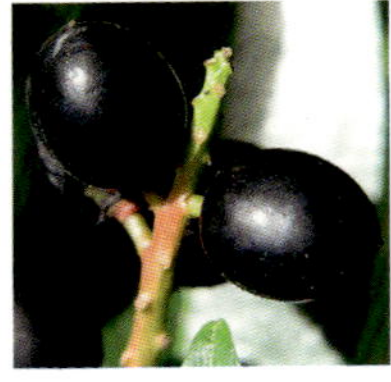

Ein Pilz verändert das Schicksal Europas

GRÜNER KNOLLEN-BLÄTTERPILZ

Amanita phalloides

Der Grüne Knollenblätterpilz wurde zum Pilz des Jahres 2019 gekürt. Inzwischen ist er fernab von seinem ursprünglichen Verbreitungsgebiet, das von Nordafrika bis nach Skandinavien reichte, mehr oder weniger weltweit zu finden, unter anderem in Japan, China oder auch Südamerika, Australien und Neuseeland. Es wird angenommen, dass seine Ausbreitung mit der Verbreitung der Eiche einhergeht, mit der er gerne in Symbiose (Mykorrhizapilz) lebt. Allgemein bevorzugt er als Standort Laubwälder mit Eichen, Buchen oder Esskastanien. Da er aber recht anspruchslos ist, kann man ihn auch vergesellschaftet mit andere Bäumen wie den Birken finden.

Der Knollenblätterpilz ist für etwa 90 % aller tödlich verlaufenden Pilzvergiftungen verantwortlich.

In Norddeutschland gab es im Jahr 2015 zwischen August und September nahezu 50 Vergiftungsfälle unter den nach Deutschland eingereisten Asylsuchenden.[1] Zwei Jahre später stieg die Zahl weiter an, da man mit der hiesigen Pilzsituation offensichtlich nicht vertraut war.[2]

Der weiße bis blass-gelbgrüne Hut des Pilzes ist zwischen 5 und 15 cm breit und glatt, trägt aber Reste der ursprünglichen Hülle. Die Lamellen sind immer weiß und gehen beim Knollenblätterpilz in den Stiel über. Beides sind wichtige Unterscheidungsmerkmale zum Wiesenchampignon, mit dem er sehr oft verwechselt wird. Der Knollenblätterpilz ist ebenso wie der Fliegenpilz ein Wulstling und gehört zur Familie der Amanitaceae.

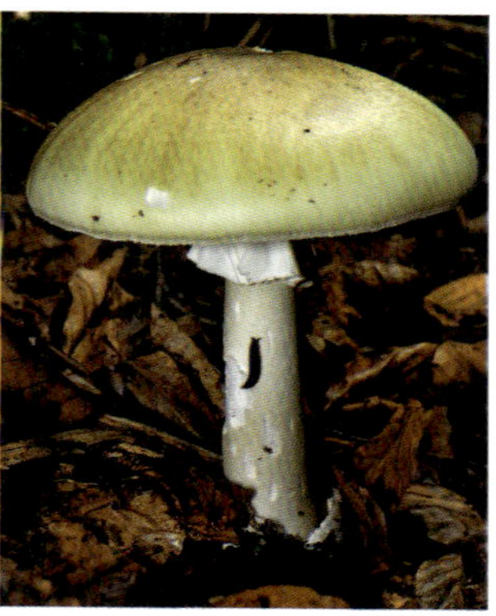

1 Anonymus, Pilzvergiftungen bei Migranten: Ärzte warnen, www34

2 J. Westendorf, H. Barth, Naturstoffe in: Toxikologie, H. Marquardt, S. G. Schäfer, H. Barth (Hrsg.), Stuttgart 2019, S. 1077 f.

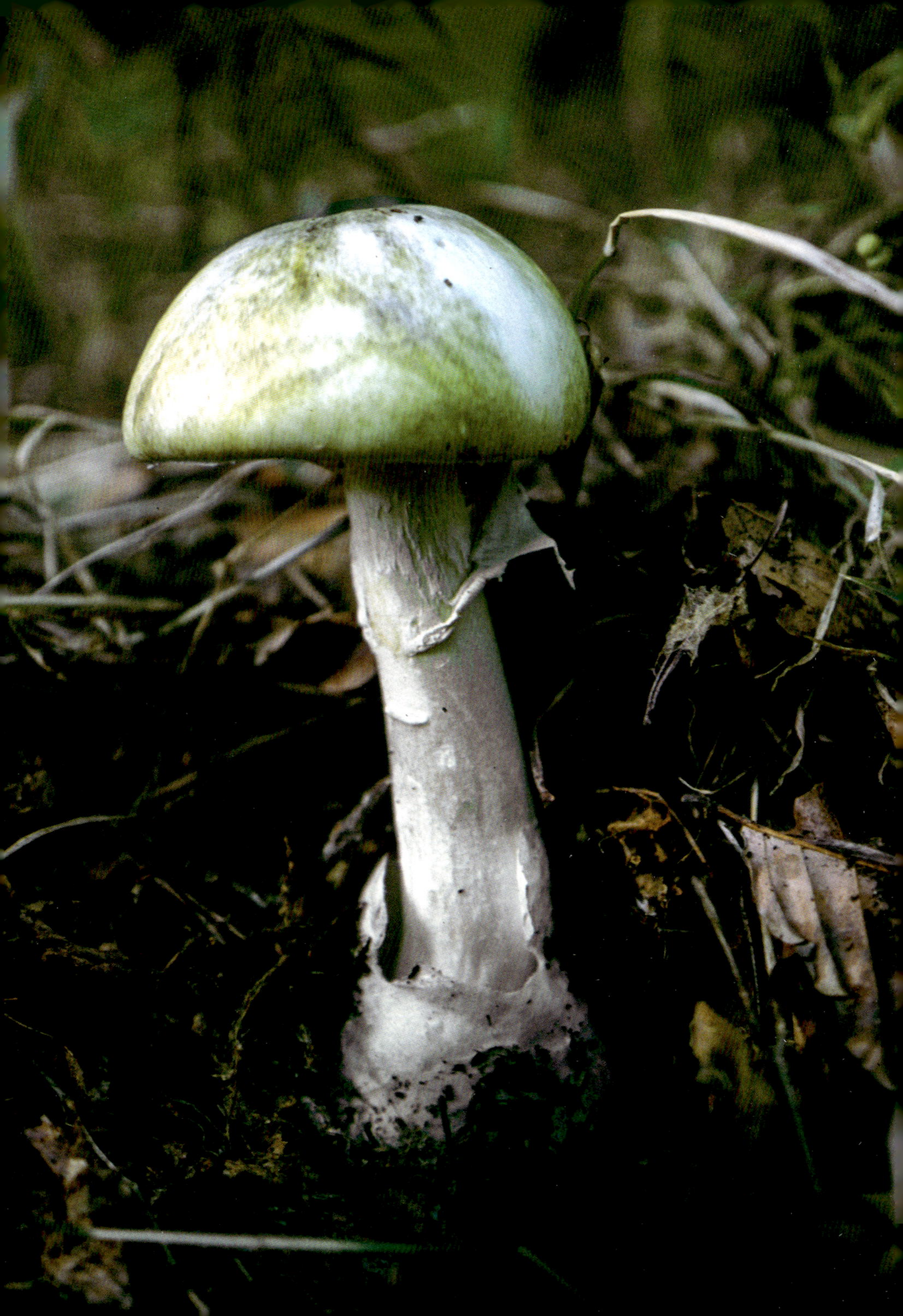

Historische Berichte

Da seine Giftigkeit seit alters her bekannt war, wurde der Knollenblätterpilz gelegentlich zur Beseitigung unliebsamer Zeitgenossen genutzt. So soll zum Beispiel der römische Kaiser Claudius (10 v. Chr. – 54 n. Chr.) an einem Pilzgericht gestorben sein. Sein Vorkoster, der Eunuch Halotus, mischte ihm den tödlichen Pilz unter das Essen. Ein ähnliches Schicksal ereilte Papst Clemens VII (1478 – 1534). Auch er wurde nach zahlreichen politischen Verwicklungen durch ein Essen, in dem Knollenblätterpilze enthalten waren, ermordet.

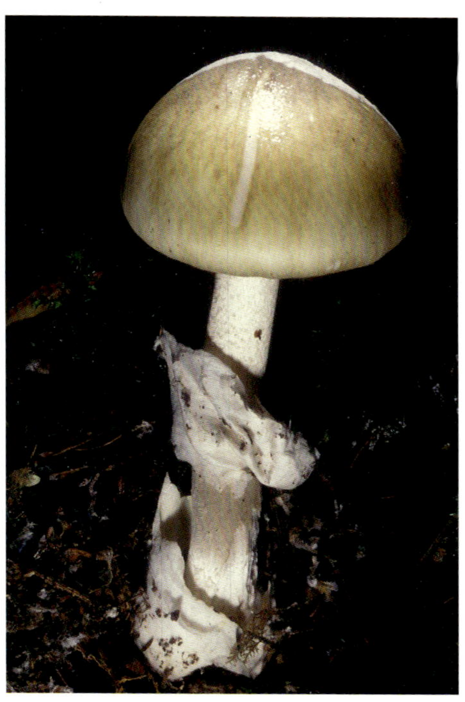

Die Gattin des Zaren Alexei I (1629 – 1676), Natalja Kirillowna Narischkina (1651 – 1694), ereilte ebenfalls dieses Schicksal.

Folgenschwer war auch die Pilzmahlzeit, die man dem deutschen Kaiser Karl VI (1685 – 1740) kredenzte. Er erkrankte schwer und verstarb nach etwa zehn Tagen. Obwohl sich die Historiker nicht ganz einig sind, ist es eindeutig, dass er entweder an einer Knollenblätterpilzvergiftung verstarb, oder dass ihm eine anderes starkes Pilzgift untergemischt wurde. Die Folge dieses Mordes waren die Österreichischen Erbfolgekriege (1740 – 1748). Daher hat Voltaire folgenden Satz geprägt: „Ce plat de champignon a changé la destinée de l'Europe“ (Dieses Pilzgericht hat das Schicksal Europas verändert).

Inhaltsstoffe und Wirkungen

Die giftigen Inhaltsstoffe des Knollenblätterpilzes sind das α-Amanitin (Amatoxin) und das Phalloidin (Phallotoxin). Obwohl beide Stoffe Eiweiße sind, werden sie weder durch das Erhitzen bei der Zubereitung noch im Magen-Darm-Trakt inaktiviert. Nachdem die Substanzen von einer Zelle aufgenommen werden, beginnen sie, die intrazelluläre Eiweißsynthese zu blockieren, was zum Zelltod führt. Zudem werden die Giftstoffe aus dem Darm in die Leber transportiert, von wo aus sie über die Galle wieder zurück in den Darm gelangen (enterohepatischer Kreislauf). Dadurch können immer wieder neue Leberzellen geschädigt werden. Die ausgeprägte Zelltoxizität wie auch das immer wieder erneute Anfluten über den enterohepatischen Kreislauf sind Gründe für die schlechte Prognose bei einer Vergiftung durch den Knollenblätterpilz.

Die Effekte werden jedoch erst nach ein bis zwei Tagen erkennbar. Daher stehen hinsichtlich der Giftwirkung die Leber und der Darm im Vordergrund. Daneben kommt es auch zu Schädigungen der Nieren. Die Aufnahme von 35 g bis 50 g des Pilzes sind für einen Erwachsenen tödlich.

Während in der Schulmedizin der Knollenblätterpilz ausschließlich als Giftpilz betrachtet wird, versucht die Homöopathie die hemmende und tödliche Wirkung auf Körperzellen für die Therapie von Krebspatienten zu nutzen. So wird in der „komplementären" Krebstherapie ein Extrakt aus Amanita phalloides (Knollenblätterpilz) in starker Verdünnung eingesetzt. Das Amanitin soll die Teilung der Tumorzellen hemmen und so das Tumorwachstum verlangsamen.[3] Inwieweit die gesunden Körperzellen in gleicher Weise betroffen werden, ist nicht näher beschrieben. Entsprechende Präparate werden frei angeboten.[4]

[3] Anonymous, Amanita Phalloides (Grüner Knollenblätterpilz), www35

[4] Anonymous, Grüner Knollenblätterpilz, www36

Stille Wasser sind tief

MAIGLÖCKCHEN

Convallaria majalis

Der ursprüngliche Name der Pflanze war wohl eher „Lilie der Täler", was sich unter anderem auch in dem englischen Namen „Lily of the valley" oder im Französischen in „Lis de vallée" widerspiegelt. Auch der von C. von Linné gewählte Name spielt mit dieser Idee, wenn er die Pflanze „Convallaria" nennt und ihr als Beinamen ihre Blütezeit, den Mai („majalis") gibt. In verschiedenen Gegenden hatten sich viele Namen durchgesetzt, wie „Maiblome" oder „Maiglocken" (Wesergebiet), „Maiglöckskes" (Westfalen), „Maibleam" (Niederösterreich), „Maischellen" (Gotha), „Niesekraut" (Schlesien) und schließlich bis heute das „Maiglöckchen".[1]

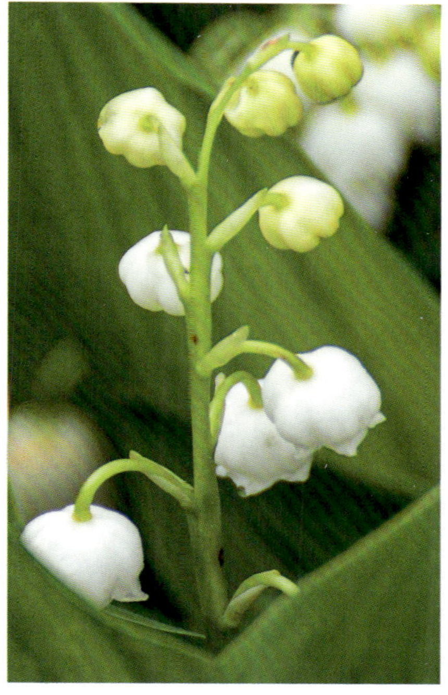

Die zu den Liliengewächsen (Liliaceae) zählende Pflanze ist nicht nur in ganz Europa verbreitet, sondern auch in Nordamerika und den gemäßigten Zonen Asiens und in Japan. Das Maiglöckchen wächst bevorzugt in Laubwäldern und blüht an lichten Stellen üppig. Mit Hilfe eines unterirdischen Wurzelstockes vermehrt sich die Pflanze. Zudem erfolgt die Verbreitung über die Samen, welche meist von Vögeln weitergetragen werden, indem sie die schönen, roten Beeren fressen und die Samen anschließend ausscheiden. Der Blütenstand mit den rein weißen Blüten, die wie kleine Porzellanglöckchen in einer Reihe an dem Stiel hängen, ist wohl jedem bekannt. Von ihnen strömt ein Duft aus, der die bestäubenden Insekten ebenso anlockt wie viele Liebhaber dieser Blume. Im Herbst bilden sie leuchtende rote, etwa erbsengroße Beeren aus.

Alle Teile der Pflanze sind giftig. Besonders hervorzuheben sind jedoch die Beeren, da diese zum einen kleine Kinder zum Naschen verführen und zum anderen den höchsten Giftanteil aufweisen.

[1] G. Madaus, Lehrbuch der Biologischen Heilmittel, Bd. 2, Hildesheim, New York 1976, S. 1089 f.

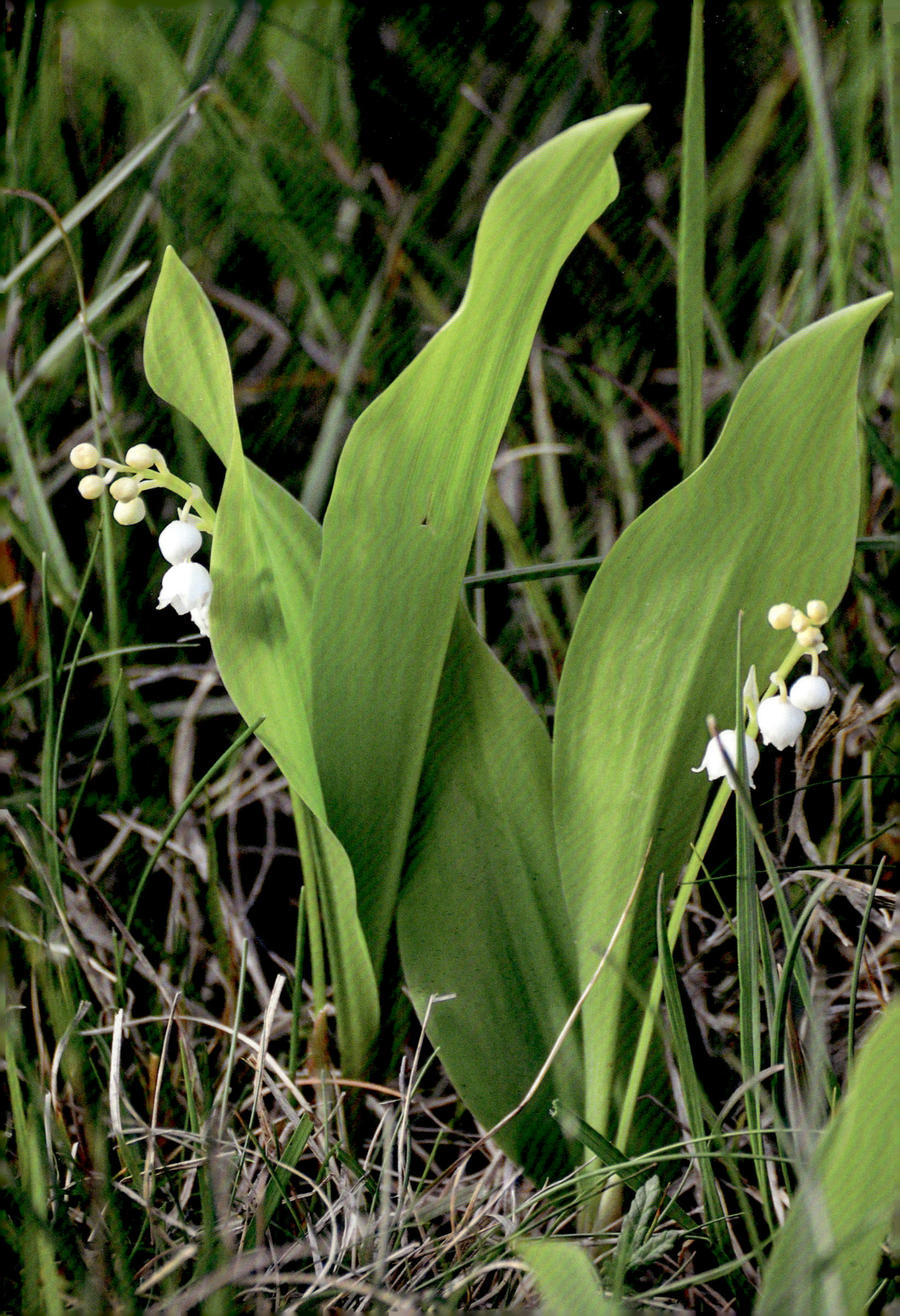

Historische Berichte

Auch wenn man in der Antike und im Mittelalter nahezu jedes Kraut versucht hat, medizinisch zu nutzen, wird das Maiglöckchen zumindest in der Antike nicht erwähnt. Erst im 15. Jahrhundert wurde begonnen, die Pflanze in der Heilkunde einzusetzen und sie in den Kräuterbüchern aufzuführen. So schrieb beispielsweise H. Brunschwig (1450 – 1512) um 1500, dass das „Meyenblümleinwasser" gut gegen „Gift und Ohnmacht sei, Herz, Sinne und Hirn stärke und eingerieben das Zittern der Hände und Arme vertreibe".[2] Paracelsus (1493 – 1541) verordnete die „Maiblume" beispielsweise bei einem Hirninfarkt, der auf Durchblutungsstörungen zurückzuführen war, aber auch bei Schwangeren oder bei Gliederzittern.[3] Andere setzen die Pflanze zur Behandlung von Epilepsie, Gedächtnisschwäche oder Menstruationsbeschwerden ein.

[2] G. Madaus, ebenda, S. 1091

[3] G. Madaus, ebenda, S. 1092

[4] G. Madaus, ebenda, S. 1093

Insbesondere in Russland wurde die Pflanze oft in der Volksmedizin genutzt. Interessanterweise wurde sie dort schon damals beispielsweise in Form eines Blütentees bei Erkrankungen des Herzens, bei Wassersucht (Ödeme infolge einer Herzinsuffizienz) oder nach Schlaganfällen verordnet.[4] Diese Therapie konnte sich jedoch langfristig nicht durchsetzen. Aufgrund der Wirkung der herzaktiven Glykoside wurde auch früh die diuretische Wirkung (vermehrte Harnausscheidung) beobachtet. Neben der positiv inotropen Wirkung (Verbesserung der Herzmuskelkraft) erhöht Convallaria zudem den Blutdruck aufgrund der Verengung der Blutgefäße. In zu hohen Dosierungen kann es zu einem Herzstillstand kommen. Daher wurden die zum Tode führenden Symptome nach einer Überdosierung bereits früh beschrieben.

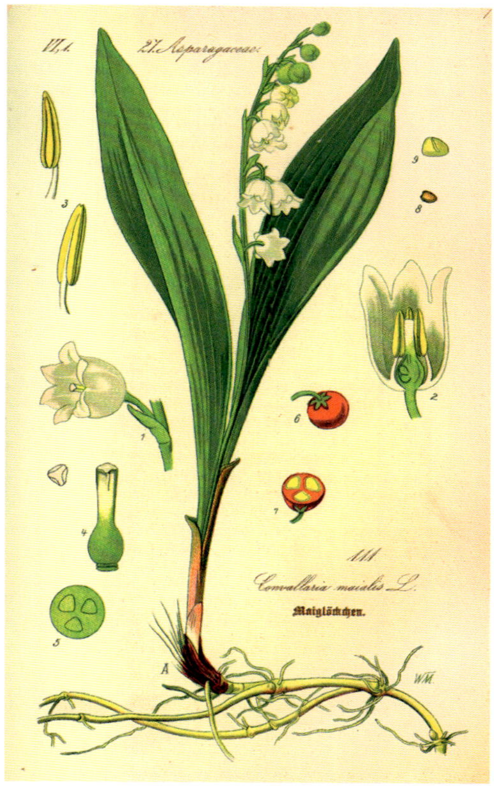

Auffällig ist zudem, dass Maiglöckchen in den verschiedensten Zubereitungen insbesondere in Russland häufig bei Epilepsie verordnet wurden. In diesem

Zusammenhang glaubte man, dass die Dosis für den alkoholische Auszug der Blüten gegen Epilepsie entsprechend dem Alter gewählt werden muss: ein Tropfen der Tinktur pro Lebensjahr. Ein „interessanter" Ansatz, der die irrationale Anwendung der Pflanze zu jener Zeit verdeutlicht.
Darüber hinaus wurde sie bei Schwindel, Gedächtnisschwäche, Gliederlähmungen sowie als „zuverlässiges Mittel" bei Zahnschmerzen verordnet.[5] Vielfach wurden die Blatter getrocknet und als Niespulver, ähnlich dem Schnupftabak, verwendet.

[5] G. Madaus, ebenda, S. 1092

Im 18. Jahrhundert spielte das Maiglöckchen in der medizinischen Literatur keine Rolle und findet sich erst wieder in Dokumenten aus dem 19. Jahrhundert. Zu dieser Zeit wurde versucht, es gegen Tollwut und drohende Aborte einzusetzen. Nach und nach entwickelte sich in der Medizin ein Verständnis für die Wirkung der Inhaltsstoffe auf das Herz-Kreislauf-System und so wurde die Pflanze bei Herzklappenfehlern empfohlen. Da das Maiglöckchen eine Vielzahl von ähnlichen Substanzen, „Glykoside", enthält, die jedoch eine recht unterschiedliche Wirkung haben, ist es nicht verwunderlich, dass verschiedene Anwendungen zu ganz unterschiedlichen Resultaten führten. Die genaue Analyse der Wirkspektren erfolgte erst später.
Eine Besonderheit war der Vorschlag von K. Fahrenkamp (1937), Maiglöckchen und andere glykosidhaltige Pflanzen zur Konservierung von frischen Lebensmitteln einzusetzen. Auch wenn diese Idee recht innovativ klang und detailliert beschrieben wurde, konnte sie jedoch nicht durchgesetzt werden.

Inhaltsstoffe und ihre Wirkungen
Sogenannte herzwirksame Glykoside sind in der Natur weit verbreitet und lassen sich auch in einer Reihe anderer giftiger Pflanzen wie dem Fingerhut, dem Oleander und dem Goldlack nachweisen.
In der Maiglöckchenpflanze ist Convallatoxin abhängig von der Jahreszeit in unterschiedlichen Konzentrationen zu finden, gefolgt von Convallosid.[6] Sie stellen neben den Saponinen die wichtigsten giftigen Inhaltsstoffe der Pflanze dar. Insgesamt konnten 38 Glykoside identifiziert werden.[7] Berichten von Walter Straub[8] zufolge resultieren die Wirkungen hauptsächlich aus den Glykosiden Convallatoxin und einem Gemisch, das Convallan genannt wurde. Straub hat aus dem Gemisch das Convallatoxin (20 %) und das Convallamarin (80 %) ab-

[6] R. Ludewig, Akute Vergiftungen, Stuttgart 1999, S. 336

[7] L. Roth, M. Daunderer, K. Kormann (Hrsg.), Giftpflanzen und Pflanzengifte, Hamburg 2012.

[8] W. Straub, Münch. Med. Wochenschr. 1936, 36, S. 386

getrennt. Das Convallan wirkt wie viele Glykoside auf den Herzmuskel, was unter anderem zur Wasserausscheidung führt, aber es scheint auch die Häufigkeit von Extrasystolen (Herzschläge, die unregelmäßig zusätzlich auftreten) zu reduzieren. In der ersten Hälfte des 20. Jahrhunderts wurde Convallan bei leichter bis mittelschwerer Herzinsuffizienz empfohlen.

In der Homöopathie wurden Convallaria-Glykoside bei verlangsamten Puls, erhöhtem Blutdruck und Herzrhythmusstörungen ebenso eingesetzt wie bei Bauch- oder Unterleibsbeschwerden, die auf ein vermehrtes Blutvolumen zurückzuführen waren (positiv inotrope Wirkung), darüber hinaus aber auch bei Jod- oder Nikotinvergiftungen sowie Diarrhoe.[9] Es wird hier nach wie vor als herzwirksames Mittel eingesetzt.

[9] G. Madaus, ebenda, S. 1096

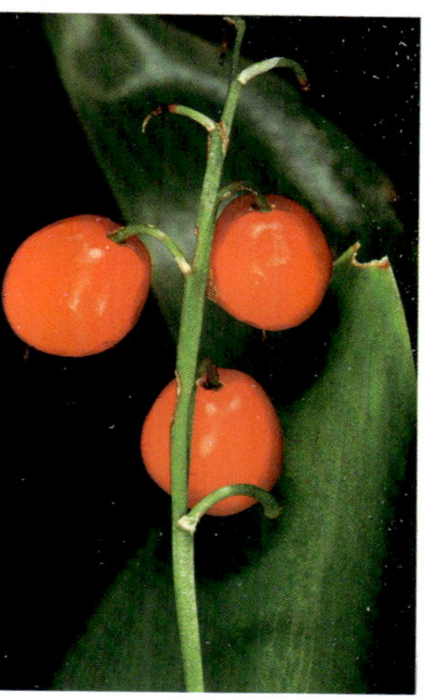

Bei Vergiftungen entwickeln sich zuerst Magen-Darm-Beschwerden (Gastroenteritis) aufgrund der Saponine und bei hohen toxischen Dosen Komplikationen im Herz-Kreislauf-System. Eine entsprechende notärztliche Behandlung ist dann erforderlich. Bei kleinen Kindern stellt bereits die Aufnahme von mehr als fünf der kleinen roten Beeren ein hohes Risiko dar.

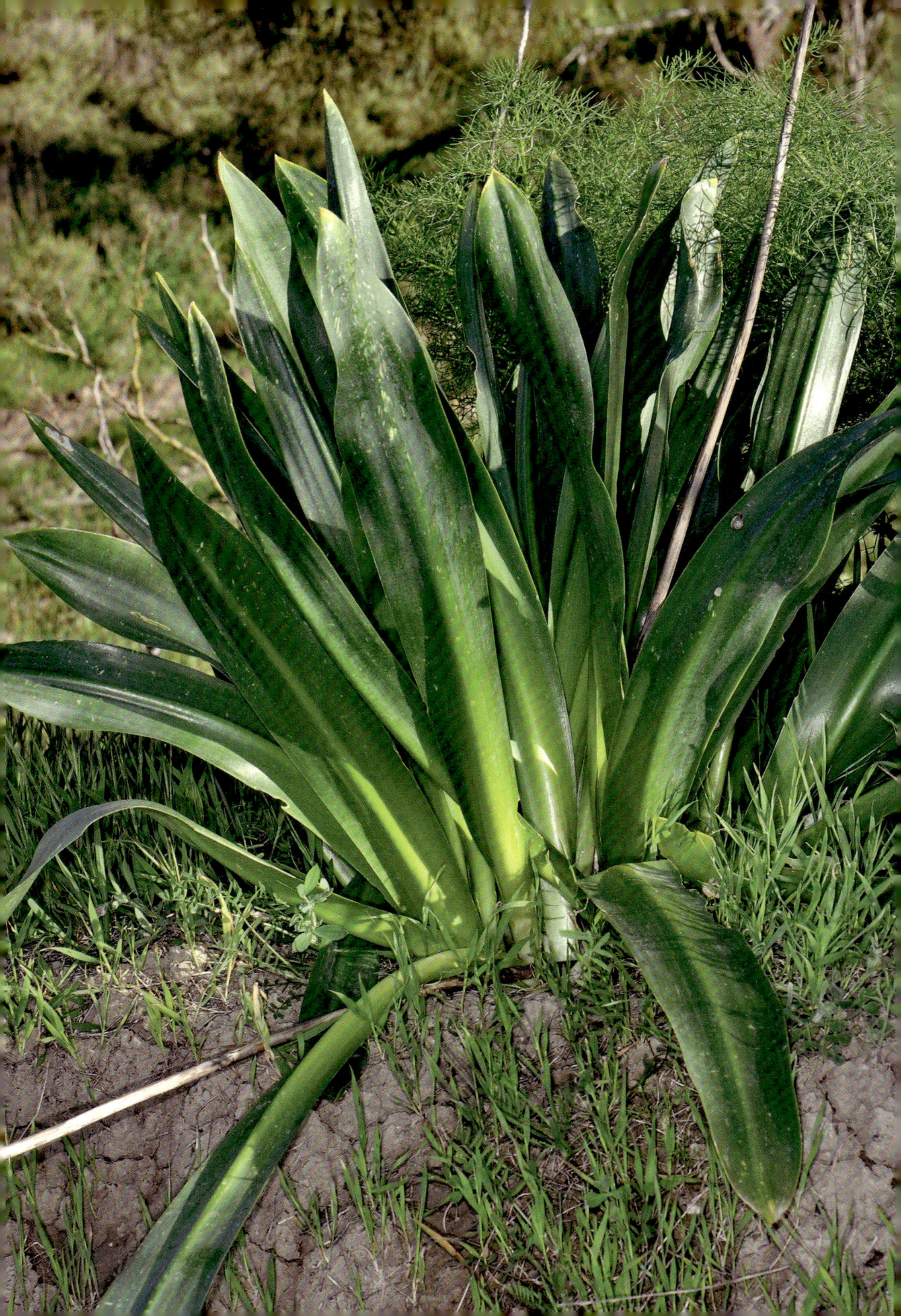

„Das Auge des Typhon"

Echte Meerzwiebel

Scilla maritima / Urginea maritima

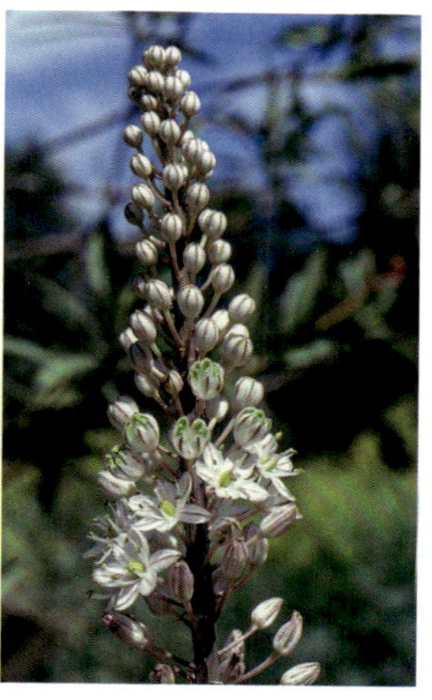

Die beiden Namen deuten schon auf eine lange Nutzung der Meerzwiebel in verschiedenen Teilen der antiken Welt hin. Während „Scilla" die alte griechische Bezeichnung ist, die auch von Hippokrates benutzt wurde, soll „Urginea" vom Namen eines arabischen Stammes abgeleitet sein, der im Küstengebiet Ägyptens lebte. Der Name „maritima" spiegelt ihr Vorkommen rund um das Mittelmeer wider.
Scilla, auch „Drimia maritima" genannt, gehört zur Familie der Spargelgewächse (Asparagaceae) und kann eine große, bis zu 2,5 kg schwere Zwiebel mit einem Durchmesser von bis zu 30 cm entwickeln, die mit braunen Schuppen zum Teil aus dem Boden herausragt. Die Pflanze wird bis zu einem Meter groß, hat lanzettförmige Blätter und einen langen Blütenstängel, der zahlreiche kleine Blüten trägt. Während der sommerlichen Trockenzeit der Mittelmeerregionen, lebt sie in einem Ruhezustand und treibt erst wieder im Herbst aus.

Historische Berichte

Die Pflanze wird seit der Antike in den verschiedensten Ländern und Kulturen als Heilmittel oder auch als Kultobjekt angesehen. Dioskurides (1. Jahrhundert) erwähnte sie als „Auge des Typhon", was auf eine große kultische Bedeutung im alten Ägypten hindeutet.[1] Es wird angenommen, dass sie zu dieser Zeit gegen Malaria eingesetzt wurde. Detailliert beschrieb Dioskurides die Art der Zubereitung in der Medizin und ihre Aufbewahrung und setzte die Meerzwiebel gegen Wassersucht, Magenleiden, Gelbsucht, Krämpfe, chronischen Husten oder Asthma ein. Galen (ca. 130 – 210 n. Chr.), einer der bedeutendsten Ärzte des Altertums, beschrieb Scilla als lebensverlän-

[1] G. Madaus, Lehrbuch der Biologischen Heilmittel, Bd. 3, Hildesheim, New York 1976, S. 2481

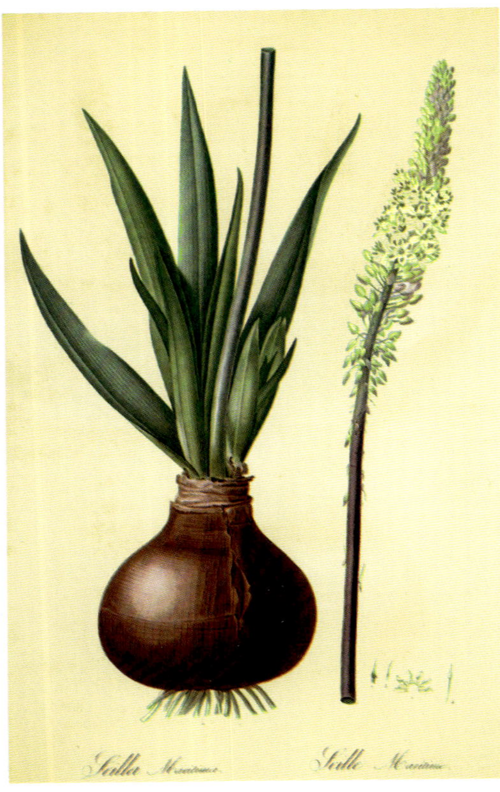

gerndes Diätetikum, da nach Pythagoras ein Mann, der regelmäßig Scilla zu sich nahm, 117 Jahre alt wurde.[2] Er empfahl Scilla auch als Spülung gegen Mundgeruch. Man geht davon aus, dass es sich dabei vermutlich um Skorbut gehandelt haben könnte, da eine ausreichende Ernährung der Bevölkerung mit Obst und Gemüse oftmals nicht möglich war. Im Altertum und Mittelalter wurde in der Mittelmeerregion die Meerzwiebel daher auch zur Bekämpfung von Mangelerkrankungen eingesetzt. Früh wurde Scilla zudem bei Wasseransammlungen (Hydrops), z. B. im Bauchraum oder den Beinen, verordnet.

Die mittelalterliche Medizin übernahm in den Kräuterbüchern im Wesentlichen die Vorgaben der Antike. Albertus Magnus (1193 – 1280) schrieb, dass „sie bei dicken Säften gut sei, lose Zähne festige, den Geruchssinn stärke, gegen Wassersucht und als Emmenagogum (Förderung der Monatsblutung) dienlich sei."[3]

Erst im 18. Jahrhundert wurde von Gerhard van Swieten (1700 – 1772) eine dosisabhängige, rationale Therapie der Herzinsuffizienz eingeführt, die man damals auch mit der Wassersucht gleichsetzte. Man therapierte symptomatisch, was bedeutete, dass die richtige Dosis erreicht war, wenn dem Patienten schlecht wurde, er sich aber noch nicht übergeben musste.[4] Daneben wurde Scilla in den Kliniken auch als Mittel gegen Asthma eingesetzt.

In der Volksmedizin, beispielsweise in Schlesien, wurden die Blätter einer Pflanze, die Scilla sehr ähnlich ist (Ornithogalum umbellatum: „Stern von Bethlehem" (deutscher Pflanzenname)), aufgerollt und mit Zwirn gebunden. Dann wurden die Blätter in den Häusern aufgehängt. Sobald jemand Husten hatte, wurden etwa 10 cm abgeschnitten und ein Tee daraus gekocht. Neben diesem traditionellen medizinischen

[2] G. Madaus, ebenda, S. 2481

[3] G. Madaus, ebenda, S. 2482

[4] G. Madaus, ebenda, S. 2485

Gebrauch wurde Scilla außerdem gegen eine Vielzahl von Parasiten oder auch als Rattengift eingesetzt. In diesem Zusammenhang wurde vor ihrer giftigen Wirkung gewarnt.
Auch aus dem Tierreich wird berichtet, dass beispielsweise die Turteltaube um ihr Nest Scillablätter streut, um dadurch Feinde abzuschrecken und ihnen zu schaden.[5]

[5] G. Madaus, ebenda, S. 2482

Inhaltsstoffe und Wirkungen

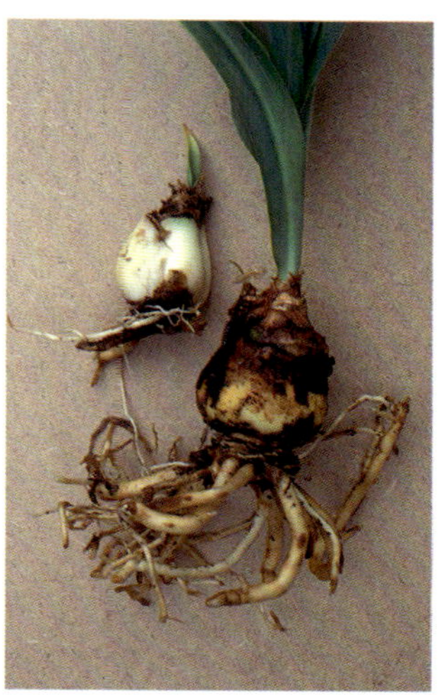

Die wichtigsten Wirkstoffe der Meerzwiebel sind verschiedene „Herzglykoside", das „Scillaren", das „Proscillaridin" und weitere sogenannte Steroidglykoside.[6] Diese Substanzen sind in ihrer Wirkung den Inhaltsstoffen des Roten Fingerhutes (Digitalis purpurea) sehr ähnlich und wurden für dieselben Krankheiten eingesetzt. Mit der zunehmenden medizinischen Beschreibung des Fingerhutes wurden die Inhaltsstoffe der Scilla jedoch immer weniger therapeutisch genutzt.
Von der Antike bis in die Neuzeit spielte Scilla eine vergleichsweise große Bedeutung in der Medizin. Bereits Hippokrates nutzte die Meerzwiebel zur Behandlung von eitrigen Einlagerungen in der Kieferhöhle und anderen Bereichen (Empyeme). A. Lonicerus[7] (1528–1586) empfahl Scilla zur Schleimlösung (Expektorans), oder um Wasser ausscheiden zu können (Diuretikum). Aufgrund ihrer Wirkung auf das Herz zeigte letztgenannte Behandlung auch Erfolge, ohne jedoch, dass man damals den Zusammenhang erkannte. Die Indikationen, bei denen Behandlungen mit Scilla erfolgten, waren außerordentlich diffus. So wurde die Meerzwiebel auch für chronische Erkrankungen der Harnwege, Asthma, Fieber, Keuchhusten, Gicht[8] oder Hämorrhoiden eingesetzt. Später diente die Pflanze in der offiziellen Medizin vorwiegend als Herzmittel, gelegentlich auch in Kombination mit Digitalis. E. Home (1756–1832) war der Erste, der die Wirkung auf das Herz des Menschen erkannte.[9]
Mit Beginn des 20. Jahrhunderts machte man sich die Unterschiede in der Herzwirkung von Digitalis und Scilla zu Nutze. Wegen der Wirkdauer wurde zum Beispiel bei Angina pectoris Scilla bevorzugt verordnet, während Digitalis bevorzugt bei einer Herzinsuffizienz (Herzschwäche) eingesetzt wurde.
Die chemische Darstellung und Aufarbeitung der Inhaltsstoffe erfolgte in den 20er und 30er Jahren des 20. Jahrhunderts durch

[6] L. Roth, M. Daunderer, K. Kormann, Giftpflanzen, Pflanzengifte, Hamburg 2012, S. 714

[7] A. Lonicerus, Kreuterbuch, 1564, S. 135 D. in: G. Madaus, ebenda, S. 2483

[8] Ch. W. Hufeland, Journal, Bd. 2, S. 8, 94 in: G. Madaus, ebenda, S. 2483

[9] G. Madaus, ebenda, S. 2483

J. Markwalder und A. Stoll (1887 – 1971). Es stellte sich rasch heraus, dass sich die Inhaltsstoffe von Scilla und Digitalis sowohl in der Wirkung als auch in der chemischen Struktur recht ähnlich sind. Die Glykoside der Meerzwiebel wirken zwar recht schnell, aber nicht so lang wie die aus dem Roten Fingerhut (Digitalis). Die drei wichtigsten Anwendungsgebiete der offiziellen Medizin waren Hydrops (Wassersucht, Ödeme), Herzleiden sowie Erkrankungen der Atmungsorgane.[10]

Auf die Giftigkeit der Arznei wurde immer wieder hingewiesen. Beispielsweise wurde beschrieben, dass 1,5 g der gepulverten Zwiebel bereits tödlich wirken können und schon kleine Mengen (> 0,1 g bei Kindern) zu schweren Vergiftungserscheinungen führen. Zwei Kinder starben nach der Gabe von 1,5 Teelöffeln des „Scillasirups", der etwa 0,1 g der Meerzwiebel enthielt.[11]

Bei einer Vergiftung kommt es zunächst zu einer Gefäßerweiterung, nach höheren Dosierungen zu einer Verengung der Gefäße und damit zu einer Blutdrucksteigerung als Folge der erhöhten Herzkraft (positiv inotrope Wirkung), aber auch zu Übelkeit, Erbrechen, Herzschmerzen, Koliken und eventuell zu blutigem Urin (Hämaturie). Schließlich kann der Tod durch eine Lähmung des Herzens eintreten.[12] Vorsicht ist besonders deshalb geboten, weil die therapeutische Breite sehr gering ist.

Äußerlich aufgebracht und zerhackt wirken die frischen Pflanzenteile blasenziehend und verursachen eine schwere Entzündung der Haut (bullöse Dermatitis) mit entsprechenden schweren Folgen.

Zu der Heilwirkung von Scilla in der Homöopathie sagte S. Hahnemann (1775 – 1843): „Die unvergleichliche Hülfe der Meerzwiebel in der Lungenentzündung, und die ungemeine Schädlichkeit ihres fortgesetzten Gebrauches in chronischer geschwüriger Lungensucht beweisen dies zur Genüge. Die

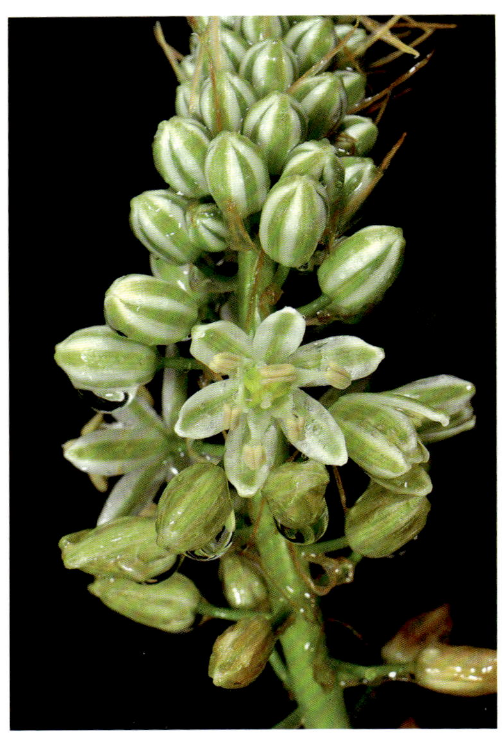

[10] G. Madaus, ebenda, S. 2487

[11] G. Madaus, ebenda, S. 2485

[12] L. Roth, M. Daunderer, K. Kormann, ebenda, S. 714

Meerzwiebel erregt in hoher Gabe Strangurie (schmerzhaftes Wasserlassen); es wird hieraus deutlich, dass sie in der zurückgehaltenen Harnabscheidung bei einigen Arten Wassersucht hülfreich zur Harnabsonderung sein müsse, wie die tägliche Erfahrung lehrt. Schnelle, akute Wassergeschwülste scheinen ihr vorzüglichster Wirkungskreis. – Sie hat Arten von Kitzelhusten behoben, weil sie selbst vor sich Husten erregt.“ [13]

Heute wird Scilla maritima in der Homöopathie hauptsächlich als Hustenmittel vor allem bei chronischer Bronchitis mit reichlicher Schleimansammlung eingesetzt. Außerdem wird sie bei Herzinsuffizienz oder chronischen Erkrankungen der Harnwege wie mangelhafter Urinausscheidung verwendet.[14] Aufgrund der hohen Giftigkeit der Pflanze muss das Präparat von einem homöopathischen Arzt verordnet werden.

[13] S. Hahnemann, Hufelands Journal Bd. 2, S. 551 in: G. Madaus, ebenda, S. 2484

[14] Anonymous, Scilla Globuli, www37

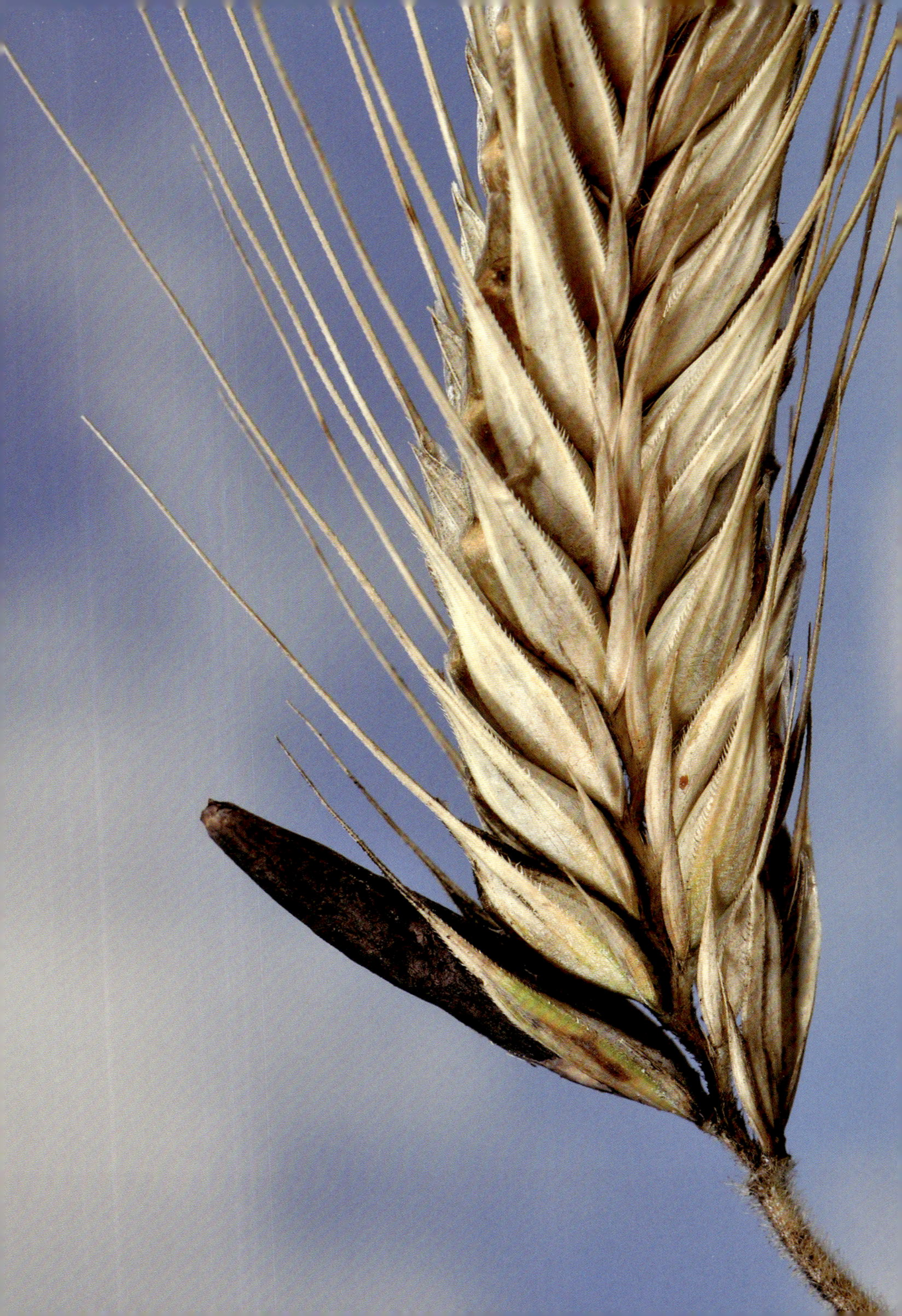

Das heilige Antoniusfeuer

MUTTERKORN

Claviceps purpurea

Der Übeltäter ist ein sogenannter Schlauchpilz der Familie Clavicipitaceae. Er ist hauptsächlich in gemäßigten Zonen zu finden und viel weniger wirtsspezifisch, als allgemein angenommen wird. Sein Verbreitungsgebiet reicht von Spanien über den gesamten europäischen Kontinent bis weit nach Russland. Seine für den Menschen bedeutsame und bevorzugte Wirtspflanze ist der Roggen. Aber er wächst auch auf anderen Getreidearten und insbesondere auf Wildgräsern wie der Quecke oder dem Acker-Fuchsschwanz. Diese geringe Selektivität führt dazu, dass er an den Feldrainen überwintern und im Frühjahr den Roggen infizieren kann.

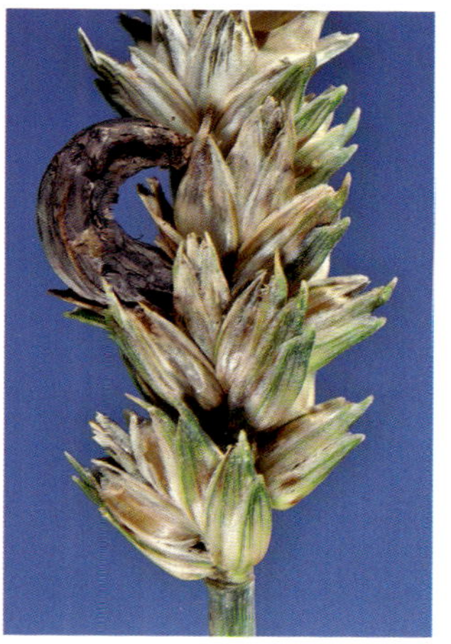

Wie kommt es dazu? Das „Mutterkorn", das „Sklerotium", fällt, vereinfacht dargestellt, zu Boden mit den anderen Getreidekörnern und überwintert. Aus diesen „Samen" entwickeln sich im Frühjahr die Fruchtkörper, die dann eine Vielzahl von Sporen bilden. Zum Zeitpunkt der Gräser- und Getreideblüte setzen die Fruchtkörper die Sporen frei, die dann durch den Wind verbreitet werden. Sie dringen in die Fruchtknoten der Getreide ein und entwickeln sich dort zu dem späteren Mutterkorn.

Aufgrund der Symptome, die beispielsweise der Verzehr von Roggenmehl auslöste, hatte das Mutterkorn sehr unterschiedliche Namen, wie zum Beispiel „Kriebel"-, „Schwarz"-, „Brand"- oder „Giftkorn". Man nannte es aber auch „Hungerkorn" oder „Hahnensporn".

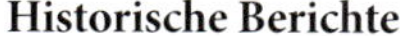

Historische Berichte

Es wird vermutet, dass bereits im alten Athen (um 430 v. Chr.) die Problematik der Mutterkornvergiftung bekannt war. Auch die Römer scheinen die Wirkungen gekannt zu haben, wie aus den Schriften von A. C. Celsus (25 v. Chr. – 50 n. Chr.) oder Plinius d. Ä. (23 – 79) hervorgeht.[1] Die ersten Epidemien, die durch Mutterkorn ausgelöst wurden, lassen sich in Frankreich bis in das Jahr 590 n. Chr. zurückverfolgen.

[1] G. Madaus, Lehrbuch der Biologischen Heilmittel, Bd. 3, Hildesheim, New York 1976, S. 2501 f.

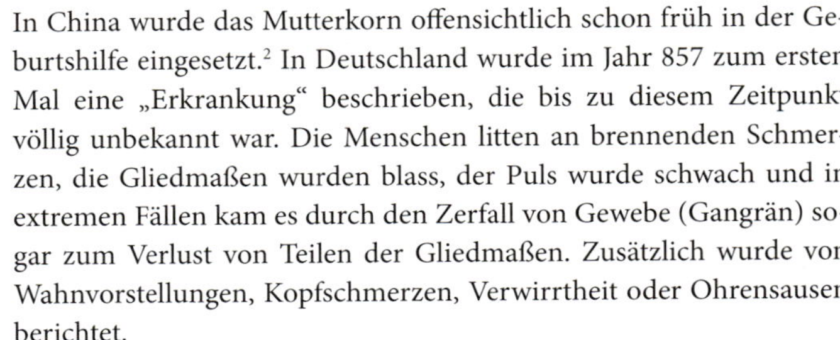

In China wurde das Mutterkorn offensichtlich schon früh in der Geburtshilfe eingesetzt.[2] In Deutschland wurde im Jahr 857 zum ersten Mal eine „Erkrankung" beschrieben, die bis zu diesem Zeitpunkt völlig unbekannt war. Die Menschen litten an brennenden Schmerzen, die Gliedmaßen wurden blass, der Puls wurde schwach und in extremen Fällen kam es durch den Zerfall von Gewebe (Gangrän) sogar zum Verlust von Teilen der Gliedmaßen. Zusätzlich wurde von Wahnvorstellungen, Kopfschmerzen, Verwirrtheit oder Ohrensausen berichtet.

Für die Menschen gab es keine erkennbare Erklärung für diese Phänomene und entsprechend dem damaligen Stand des Wissens in der Medizin wurden sie zunächst als „Geißel Gottes" bezeichnet, zumal sie nur regional begrenzt und vorübergehend auftraten. In den nachfolgenden Jahren trat diese Erkrankung immer wieder sporadisch in der einen oder anderen Gegend in Europa auf, ohne dass man einen Grund dafür erkannte.

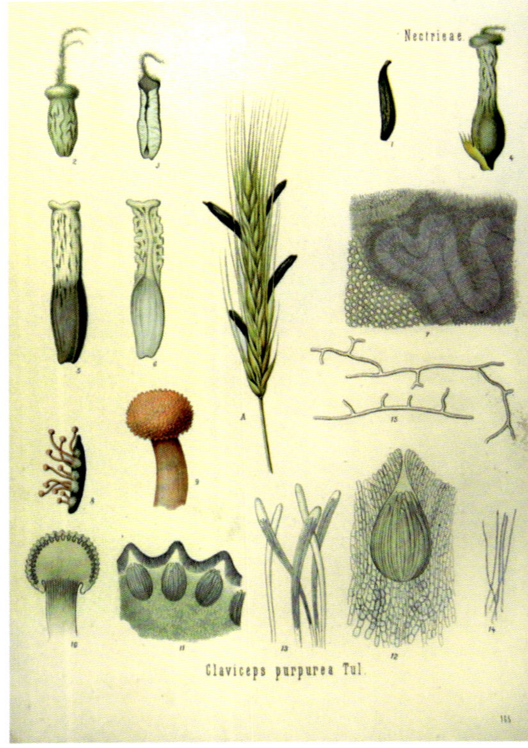

Regelrechte Epidemien wurden hauptsächlich in Frankreich und Spanien beobachtet. Dort sollen der Erkrankung, die zu dieser Zeit „ignis sacer" (heiliges Feuer) genannt wurde, etwa 40.000 Menschen zum Opfer gefallen sein.

Die schrecklichen Erscheinungsformen machten den Menschen damals große Angst.

In einer französischen Quelle[3] wird berichtet, dass in der Gegend um Paris bei vielen Menschen zahlreiche Gliedmaßen von einem schmerzenden Feuer durchdrungen wurden. Sie wurden allmählich zerfressen und vernichtet, bis der Tod den Leiden schließlich ein Ende bereitete. Manche wurden verschont, weil sie Stätten von Heiligen aufsuchten. Viele von ihnen sind beispielsweise in die Kirche der heiligen Mutter

[2] G. Madaus, ebenda, S. 2503

[3] Mischlewski, A., Antoniusfeuer in: Lexikon des Mittelalters, Bd. 1, München 2003, S. 734–735

Gottes (Notre Dame) geflüchtet und dort geheilt worden. Der Herzog Hugo Magnus (893 – 956) unterstützte die Versorgung der Geflohenen. Viele von ihnen wollten nach ihrer Heilung in ihre Dörfer zurückkehren, doch dort wurde das „Feuer" gleich wieder entfacht, obwohl es doch gänzlich gelöscht schien. Heute ist die Erklärung einfach. In der Kirche Notre Dame erhielten die Geflohenen entweder das dort übliche Weizenbrot oder aber Brot, das kein oder nur geringe Mengen an Mutterkorn enthielt.

Im Jahr 1089 wurde der St. Antoniusorden in Südostfrankreich gegründet, der sich zum Ziel gesetzt hatte, die betroffenen Menschen in Krankenhäusern zu pflegen. Ihren Namen, „Sankt Antoniusfeuer", hat die Vergiftung wohl dadurch erhalten, dass sich insbesondere die Laienbrüder des Antoniusordens, die Antoniter, um die Kranken kümmerten. Sie unterhielten im 15. Jahrhundert nahezu 400 Krankenhäuser, in denen viele tausend Patienten versorgt wurden. Der Orden wurde nach Antonius dem Großen (um 251 – 356), dem ersten christlichen Mönch, benannt. Das Stammkloster befand sich in Saint Antoine l'Abbaye. Später wurde die Bruderschaft in einen Chorherrenorden umgewandelt und 1777 schließlich in den Malteserorden integriert, sodass heute keine direkten Spuren dieses Ordens mehr zu finden sind. Es gab Prozessionen oder auch Rituale, um die Krankheit abzuwehren. Ein Relikt aus dieser Zeit ist der Brauch auf Sardinien, am 16./17. Januar eines jeden Jahres ein Feuer zu Ehren des „Heiligen Antonius" zu entzünden, dem Schutzpatron der Landwirte und Tiere, der das Böse und Krankheiten abwehren soll.

Je nach aufgenommener Dosis zeigten sich zwei Symptomverläufe. Beide Formen begannen mit Darmproblemen, Brechreiz, krampfartigem Würgen und dann auch Heißhunger. Im weiteren Verlauf entwickelte sich zum einen die sogenannte „Kriebelkrankheit". Hierbei stellt sich am ganzen Körper ein intensives „Kriebeln" ein, was auf die unzureichende Durchblutung zurückzuführen ist und bei schweren Vergiftungen Krämpfe nach sich zieht. Die Beuger der Arme oder Beine werden vorwiegend kontrahiert, sodass zum Beispiel die Unterarme und die Zehen verkrampft oder die Finger eingekrallt sind. Die Menschen sind dann praktisch bewegungsunfähig. Meist verfielen die Betroffenen in einen tiefen Schlaf, aus dem sie nach einem Aussetzen der Mutterkornzufuhr wieder erwachten. Die Prognose war dann im Allgemeinen gut. Gelegentlich blieben die „Krampfstellungen" jedoch erhalten, insbesondere im Bereich des Oberkörpers.

Matthias Grünewald (geb. um 1475–1480, gest. um 1530) hat in einem Teilbild des Isenheimer Altars die schrecklichen Symptome der Vergiftung dargestellt. Dabei ist bemerkenswert, wie er diese typischen Symptome in seinem Gemälde außerordentlich präzise festgehalten hat.

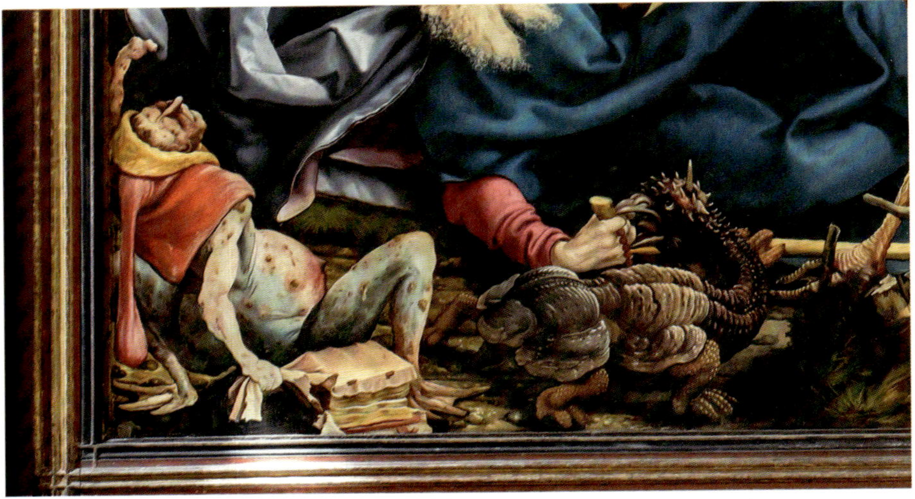

Noch viel schwerwiegender jedoch war der Verlauf eines „Ergotismus" (Mutterkornvergiftung) mit einer Gangrän (Tod von Körpergewebe) als Endstadium. Nach dem „Kriebeln" bildeten sich zunächst einzelne Blasen an verschiedenen Stellen des Körpers, unter denen das Gewebe zerfiel und es zu einem sogenannten Wundbrand kam, der mit außerordentlichen Schmerzen verbunden war. Gleichzeitig erhöhte sich zu dieser Zeit das Infektionsrisiko in den offenen Wunden. Als Ursachen für die Gangrän werden zum einen das Zusammenziehen der Gefäße angesehen und zum andern die Veränderungen in den kleinen Arterien, was dann zu lokalen Thrombosen und damit auch zum Teil zum Verlust von Gliedern führte.[4]

Über die Jahrhunderte kam es immer wieder zu Expositionen, die jedoch nicht immer so schwerwiegende Auswirkungen hatten. Es wurde von Epidemien der Kriebelkrankheit in verschiedenen Teilen Deutschlands berichtet, wie zum Beispiel in Hessen (1577), in Schlesien (1588 und 1736), in Westfalen und in Hannover (1770 und 1771).[5] Mit dem Verständnis für die Zusammenhänge nahmen auch

[4] F. Flury, H. Zangger (Hrsg.), Lehrbuch der Toxikologie, Berlin 1928, S. 302 f.

[5] G. Madaus, ebenda, S. 2503

die Vergiftungsfälle ab. Dennoch wurde im Winter 1926/27 in Russland noch einmal eine entsprechende Massenvergiftung beobachtet, der etwa 11.000 Menschen zum Opfer fielen. Der letzte berichtete Fall einer Mutterkornintoxikation ist ein umstrittener Bericht aus dem Jahr 1980, nach dem es zu mehr als 200 Erkrankten und sieben Toten gekommen sein soll.

Warum aber wurde diese Erkrankung erst ab der Mitte des 9. Jahrhunderts vermehrt beobachtet? Die Erklärung scheint zu sein, dass sich für die arme Landbevölkerung die Basis ihrer Ernährung veränderte. Das zunächst übliche Weizenbrot wurde durch das billigere Roggenbrot abgelöst. Auf dem Land wurde dieses dunklere, vergleichsweise grobe Brot von der armen Bevölkerung vermehrt gegessen, während die Vornehmen und Reichen weiterhin das weiße Weizenbrot verzehrten, das offensichtlich weniger oder gar nicht kontaminiert war. Bei hohem Gehalt an Mutterkorn war das Brot grau oder bläulich verfärbt.[7]

Mit Beginn des 19. Jahrhunderts gab es eine Wende in der Nutzung des Mutterkorns. In Deutschland begannen die Hebammen, Mutterkorn anzuwenden, um Kontraktionen des Uterus auszulösen.[8] Gleichzeitig wurde es von Ärzten gegen die Blutungen vor und nach der Entbindung eingesetzt und darüber hinaus lange Zeit bei Kreislaufstörungen oder selbst bei Arteriosklerose verwendet. In der Homöopathie wurde Mutterkornpulver bei Blutungen eingesetzt.[9]

Die Giftwirkung des Mutterkorns ist gelegentlich heimtückisch und nach Aufnahme einer entsprechenden Dosis zeigen sich die Vergiftungssymptome manchmal erst nach 2 bis 3 Wochen. Selbst nach dem Absetzen wurde noch das plötzliche Auftreten einer Gangrän beobachtet.[10] Es wird unter anderem von einer Frau berichtet, die aufgrund einer zu hohen Dosierung von Mutterkorn über starke Schmerzen in den Fingerspitzen, Schwellungen der Arme und heftige Reizungen des Magendarmtraktes klagte. Letztlich starben mehrere Finger ab und mussten amputiert werden.

Inhaltsstoffe und Wirkungen

Der Entwicklungszyklus des Mutterkornpilzes wurde durch L. R. Tulasne (1853) aufgeklärt. Wenige Jahre später extrahierte Charles Tanret (1875) die vermeintliche Wirksubstanz, die er Ergotinin nannte. Es stellte sich heraus, dass er zwar auf dem richtigen Weg, die Substanz selbst aber recht unrein war. Bis in die 20er Jahre des 20. Jahrhunderts

[6] R. L. Bouchet, L'affaire du „pain maudit" de Pont-Saint-Esprit. Des hypotheses jamais vérifiées. In: Phytoma. Défense des cultures. Bd. 22, Nr. 323, S. 33 f., 1980

[7] F. Flury, H. Zangger, ebenda, S. 300

[8] G. Madaus, ebenda, S. 2503

[9] G. Madaus, ebenda, S. 2509

[10] F. Flury, H. Zangger, ebenda, S. 301

wurde von „Ergotoxin“ als der Wirksubstanz gesprochen.[11] Erst Arthur Stoll (1887 – 1971) isolierte im Jahr 1918 mit Ergotamin das erste Mutterkornalkaloid.

Heute weiß man, dass die wichtigsten Wirkstoffe im Mutterkorn die Ergotalkaloide sind, wie das Ergocristin (31,1 %), Ergotamin (17,3 %), Ergocryptin (5,3 %) oder das Ergometrin (5,0 %).[12] Dabei sind die Gehalte deutlichen Schwankungen unterworfen. Die Ergotalkaloide führen zu einer Verengung der Gefäße bis hin zu ihrem Verschluss. Daher kann es bei hinreichend hoher Dosis und langandauernder Zufuhr, wie beispielsweise durch stark kontaminiertes Roggenbrot, zu einem Absterben von Gliedmaßen (Gangrän) kommen.

Der Grenzwert in der EU liegt bei 500 mg Mutterkorn / Kilogramm Mahlgetreide oder 0,05 %, was einem Gesamtmutterkornalkaloidgehalt von 1 mg / Kilogramm Getreide entspricht. Es wurden bei Untersuchungen durch das BfR (Bundesamt für Risikobewertung) aber auch Werte im Roggenmehl gemessen, die bei 2,3 bis 7,3 mg / Kilogramm lagen. Im Sinne des vorsorgenden Verbraucherschutzes sollte das Getreide mit derart hohen Mutterkornalkaloidgehalten nicht in den Verkehr gebracht werden. Es muss vielmehr weitestgehend frei sein von Mutterkorn, bevor es in die Verarbeitung oder direkt an den Konsumenten geht.

Während das Mutterkorn und seine Wirkstoffe früher meist als toxisch betrachtet wurden, werden die beiden Substanzen Ergotamin und Ergometrin heute therapeutisch genutzt. So wird Ergotamin pharmakologisch zur Therapie von sogenannten vasomotorischen Kopfschmerzen (Migräne) eingesetzt. Ferner kann ein pathologisch niedriger Blutdruck mit Hilfe von Ergotamin normalisiert werden.

Zudem nutzt die Homöopathie nach wie vor Mutterkorn. Dort findet das durchblutungsfördernde Mittel Anwendung bei Krampfneigungen, Regelbeschwerden, Krampfadern sowie bei Stauungs- und Taubheitsgefühl.[13]

Auch hier zeigt sich die Bedeutung des Satzes von Paracelsus von vor mehr als 500 Jahren: „Dosis sola facit venenum“ (Nur die Dosis macht das Gift).

[11] F. Flury, H. Zangger ebenda, S. 302

[12] BfR, Stellungnahme des BfR vom 22.1.2004, Mutterkornalkaloide Im Roggenmehl, www38

[13] Anonymous, Naturmedizinischer Wirkstoff Mutterkorn, www39

Das Unholdenkraut

Rosenlorbeer, Oleander

Nerium oleander

Der Name „Nerium" leitet sich wahrscheinlich von dem griechischen Wort „nerion" ab, sodass die Pflanze wegen ihres Wohlgeruchs in der Antike auch Nerium odorum (duftender Oleander) genannt wurde. Der Name „Oleander" bezieht sich wohl auf die Blätter, die denen der Olive (Ölbaum) recht ähnlich sind. Der Oleander gehört zu den Hundsgiftgewächsen (Apocynaceae).

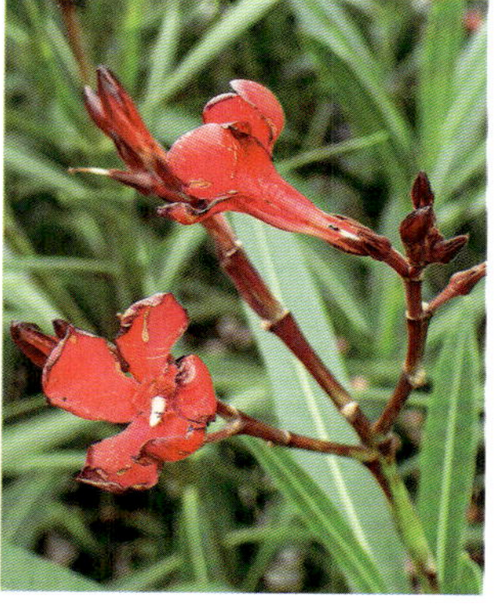

Die Pflanze kommt hauptsächlich im Bereich des Mittelmeeres vor und wird als Strauch bis zu fünf Meter hoch. Bei uns wird sie gern als immergrüne Kübelpflanze gehalten, die jedoch frostfrei überwintern muss. Die roten oder weißen trichterförmigen Kelchblüten stehen von Juli bis Oktober prachtvoll in Rispen. Die Früchte sind schotenartig. Der Oleander braucht warme, geschützte und etwas feuchte Standorte wie ausgetrocknete Bachläufe.[1] Alle Pflanzenteile sind giftig, selbst der Honig aus diesen Blüten kann zu unangenehmen Reaktionen führen.

Historische Berichte

Die Giftwirkung des Oleanders ist seit der Antike bekannt. Auf dem Feldzug von Alexander dem Großen sollen viele Zugtiere nach dem Fressen der Blätter der Pflanze verendet sein. Auch Plinius d. Ä. (23 – 79) berichtete darüber, dass die Blätter für Esel, Maulesel und andere Tiere ein tödliches Gift enthalten. In der Antike wandte man lediglich einen „Oleanderwein" gegen den Biss giftiger Schlangen an. Ansonsten gab es nur äußerliche Anwendungen wie zum Beispiel gegen die Krätze.

Die Giftigkeit der Pflanze soll selbst dann eine Rolle gespielt haben, wenn die Zweige nur als Fleischspieße genutzt wurden. Es wird beschrieben, dass zwölf französische Soldaten 1908 ihre Fleischration

[1] G. Madaus, Lehrbuch der Biologischen Heilmittel, Bd. 3, Hildesheim New York, 1976, S. 2010 f.

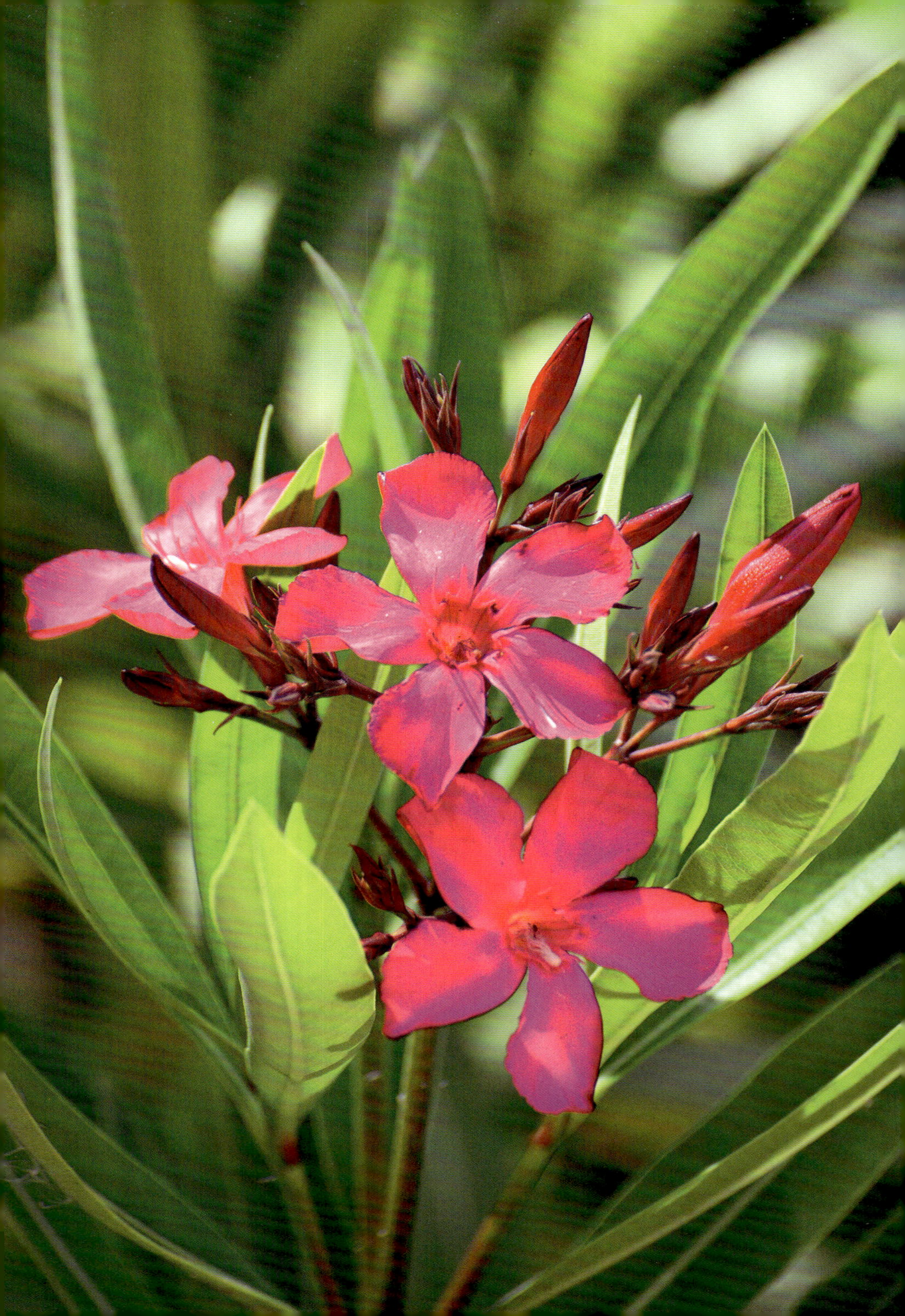

mit Hilfe von Oleanderzweigen kochten. Acht von ihnen verstarben und vier erkrankten schwer, überlebten die Vergiftung aber. Eine andere Geschichte besagt, dass man einen Hasen zum Braten mit Oleanderblättern gefüllt hatte und alle Menschen, die von dem Hasen aßen, starben.

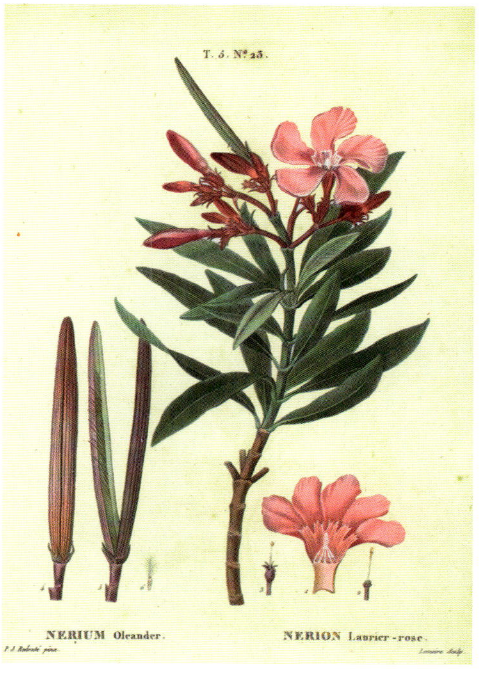

Es ist daher verständlich, dass man in manchen Bereichen des Mittelmeeres ein Pulver aus der Rinde und dem Holz als Rattengift verwendete. Bettelmönche nutzten die Pflanze ebenfalls gegen Ungeziefer. In Algerien wurde der Oleander in die Getreidefelder gepflanzt, um Wurzelschädlinge fernzuhalten.

In Europa lassen sich erste Hinweise auf die medizinische Nutzung und die Sicht auf die Pflanze zu Beginn des 16. Jahrhunderts bei H. Bock (1498 - 1554) und P. A. Matthiolus (1500 - 1577) finden, die den Oleander als „Unholdenkraut" bezeichneten, da er für Menschen und Tiere giftig sei. Zugleich wurde er in der Schweiz und in Bayern als Zierpflanze beschrieben. Eine Anwendung aus der Antike fand auch im Mittelalter regen Zuspruch, nämlich der Versuch, Oleander gegen den Biss giftiger Schlangen einzusetzen, da man annahm, dass „ein Gift das andere vertreibt."[2] Berichte über Erfolge dieser Therapie liegen leider nicht vor.

[2] G. Madaus, ebenda, S. 2012

Inhaltsstoffe und Wirkungen

Der Oleander enthält sogenannte „Herzglykoside", Substanzen, die eine ähnliche Wirkung haben wie die Inhaltsstoffe des Roten Fingerhutes. Inzwischen sind nahezu dreißig Substanzen identifiziert worden. Die wichtigsten sind das Oleandrin, Nerlin, Folinerin und das Rosagenin. Die Wirkung der Inhaltsstoffe des Oleanders haben dazu geführt, dass Oleandertinktur bei Herzbeschwerden eingesetzt wurde und zu einem erheblichen Wasserverlust und einem regelmäßigeren Puls führte[4], was auf die positiv inotrope Wirkung (Steigerung der Herzkraft) der Inhaltsstoffe hinweist.

[3] L. Roth, M. Daunderer, K. Kormann, Giftpflanzen, Pflanzengifte, Hamburg 2012, S. 510

[4] V. Oefele, Reichs-med.-Anzeiger, 1891, S. 203 in: G. Madaus, ebenda, S. 2012

Mitte des 19. Jahrhunderts isolierten Chemiker und Pharmakologen die wirksamen Inhaltsstoffe. Die Firma Schering-Kahlbaum entwickelte zu dieser Zeit eine Substanz, die dem Oleandrin ähnlich war. Ferdinand Flury (1887 – 1947) und R. O. Neumann (1868 – 1952) untersuchten diese und kamen zu der Überzeugung, dass sie sehr wirksam bei Herzbeschwerden sei. Die Substanz hatte den Vorteil, nicht so lange wirksam zu sein wie Digitoxin, der Wirkstoff aus dem Roten Fingerhut, was unter anderem eine häufigere Anwendung ermöglichte. Die medizinische Nutzung der Digitalisglykoside (Substanzen aus dem Roten Fingerhut) hat sich jedoch behauptet.

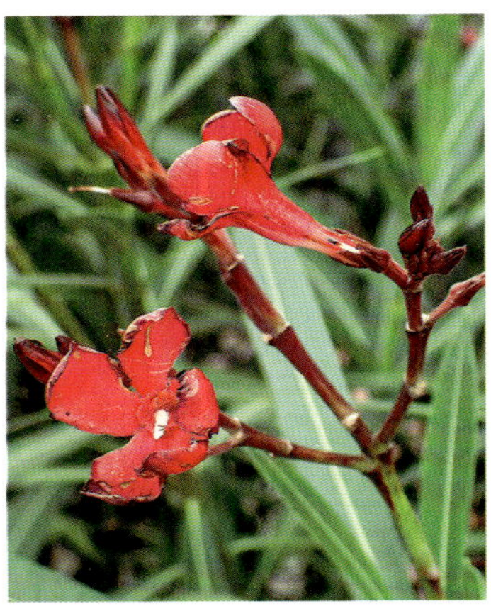

Neben der zeitweisen medizinischen Nutzung von Oleander wurde auch immer wieder eine Reihe von tödlichen Vergiftungen beobachtet. Beispielsweise beschrieb Coronedi[5], dass eine junge Frau irrtümlich eine Abkochung von Oleanderblättern trank. Sie verstarb in kürzester Zeit. In einem anderen Fall wurde „Gelber Oleander“ unter das Essen gemischt. Es kam rasch dazu, dass Zunge und Rachen gefühllos wurden. Sehstörungen, Erbrechen und Bewusstlosigkeit waren weitere Folgen. Der Tod trat nach wenigen Stunden ein.[6]

Inzwischen spielt der Oleander in der Schulmedizin keine Rolle mehr.

Auch in der Homöopathie wurde die Pflanze eingesetzt. S. Hahnemann (1755 – 1843) beschrieb sie wie folgt: „Von der Herzklopfen, Angst und Ohnmacht hervorbringenden Eigenschaft des Unholdoleanders lässt sich in einigen Arten chronischen Herzklopfens usw., auch wohl in der Fallsucht etwas Gutes erwarten. Er treibt den Unterleib auf und mindert die Lebenswärme und scheint eine der wirksamsten Pflanzen zu seyn.“[7]

In der ersten Hälfte des 20. Jahrhunderts wurde in der Homöopathie Oleander bei Lähmungen, Krämpfen und Reizbarkeit der Darmmuskulatur, bei Übelkeit, Herzklopfen und juckenden Kopfausschlägen eingesetzt.[8] Die moderne Homöopathie verordnet Oleander vor allem bei Beschwerden mit der Haut, dem Herzen und dem Magen-Darm-Trakt. Er wird zudem bei nässenden, juckenden Hautausschlägen, bei Herzklopfen, Atemnot und Beklemmungsgefühlen in der Brust genutzt. Außerdem wird die Pflanze bei Kleinkindern gegen Milchschorf eingesetzt.[9]

[5] Coronedi, nach Fühners Sammlung v. Vergiftungsfällen, Bd. 4, Liefg. 3, 1933 in: G. Madaus, ebenda, S. 2013

[6] G. Madaus, ebenda, S. 2014

[7] G. Madaus, ebenda, S. 2014

[8] G. Madaus, ebenda, S. 2014

[9] U. Schlüter, Oleander in der Homöopathie, www40

Pflanze mit zwei Gesichtern – Arzneimittel und tödliches Gift

WUNDERBAUM, RIZINUS

Ricinus communis

Die Pflanze gehört zur Familie der Wolfsmilchgewächse (Euphorbiaceae) und hat aufgrund ihres ungewöhnlichen Aussehens oder ihrer Verwendung auch im Deutschen verschiedene Namen wie „Läusebaum", „Hundsbaum" oder „Christuspalme". Die Rizinuspflanze wurde zur Giftpflanze des Jahres 2018 gekürt.

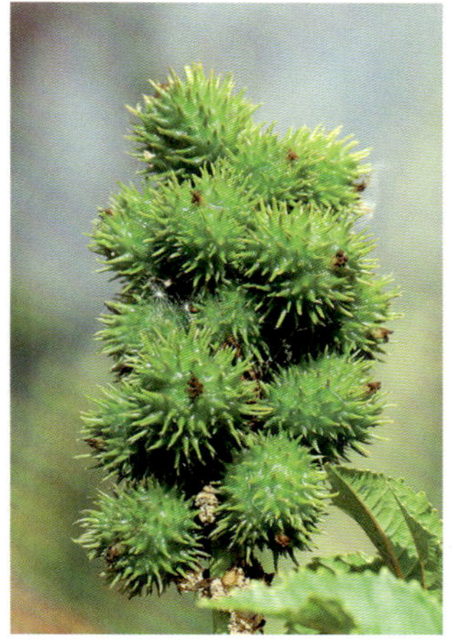

Die Herkunft ihres Namens ist ungeklärt. Plinius d. Ä. (23 – 79) war der Ansicht, dass dieser wohl von dem lateinischen Wort für Zecke, nämlich „ricinus", abstamme, da die aschgrauen, mit gelblichen und bräunlichen Flecken übersäten Samen des Gewächses eine Ähnlichkeit mit den Spinnentieren aufweisen. Die Pflanze war jedoch schon den Ägyptern bekannt, sodass diese Erklärung nicht zwingend ist. Die im Mittelalter entstandene Bezeichnung „Wunderbaum" wird darauf zurückgeführt, dass in der Bibel im Buch Jona des Alten Testaments beschrieben wird, dass Gott dem Propheten Jona in Ninive zum Schutz gegen die Sonne in einer Nacht den Rizinusbaum emporwachsen ließ.[1]

Die Pflanze ist vermutlich von Indien aus, wo sie mehr als 10 m hoch wird, über Südeuropa nach Mitteleuropa gekommen. Auf dem Weg nach Europa hat sie sowohl an Größe als auch an Überlebenszeit eingebüßt. Während sie in Indien und Südeuropa noch mehrjährig ist, überlebt das Kraut in Mitteleuropa nur noch ein Jahr.

Der Blütenstand ist außergewöhnlich. Während sich im unteren Teil die büscheligen männlichen Blüten befinden, sind im oberen Teil die gestielten weiblichen Blüten zu sehen. Die Früchte enthalten bohnenförmige Samen.

[1] G. Madaus, Lehrbuch der Biologischen Heilmittel, Bd. 3, New York, Hildesheim 1976, S. 2325 f.

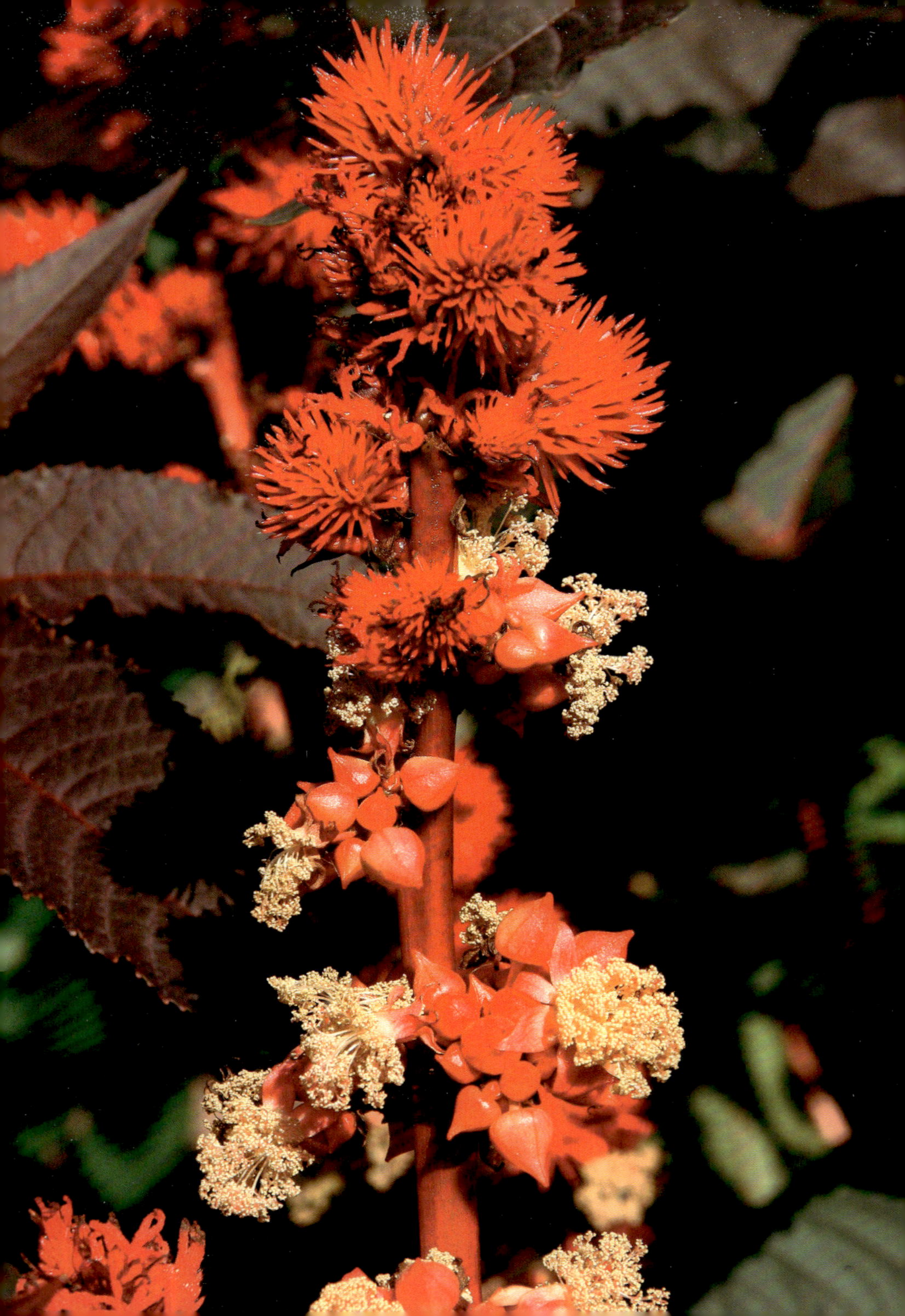

Historische Berichte

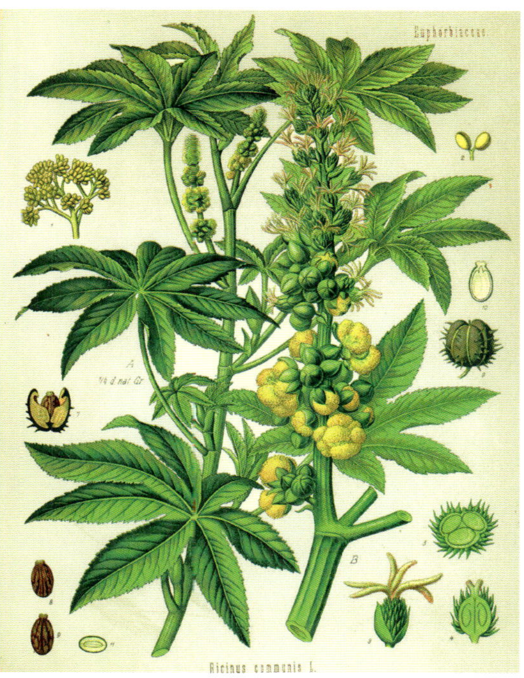

Rizinus wurde bereits bei den alten Ägyptern unter dem Namen „kiki“ als Ölpflanze erwähnt. Im Papyrus Ebers (bedeutende medizinische Schrift aus dem 16. Jahrhundert vor Christus) werden die Samen als reinigendes Mittel und Abführmittel (Purgans) bezeichnet. Daneben wurde die Pflanze auch als Haarwuchsmittel verwendet. Der äußerliche Einsatz kannte fast keine Grenzen. So wurde sie bei Krätze, Wundnarben, Ohrenschmerzen und Uterusleiden oder als Wurmmittel (Vermifugium) eingesetzt. Die Griechen empfahlen die Pflanze bei hysterischen Beschwerden.[2]

Seit dem Mittelalter wird Rizinus auch in den meisten Kräuterbüchern aufgeführt. Zu dieser Zeit wurde das daraus gewonnene Öl vorwiegend als Brennmaterial genutzt. Erst im 18. Jahrhundert fand es als Abführmittel (Laxans, Purgans) insbesondere in Italien wieder medizinische Verwendung. Später wurde es häufig in Seifen oder Haarölen verwendet. Neben einigen technischen Bereichen, wie bei der Wollverarbeitung, wurde Rizinusöl auch gegen Motten und andere Ungeziefer eingesetzt. Die Presskuchen aus der Ölherstellung wurden früher als Mäuse- und Rattengift verwendet, später wurden sie nur noch als Düngemittel genutzt, was wegen der hohen Toxizität (Giftigkeit) der Rückstände nicht immer ganz unproblematisch für das Vieh war. In Amerika wurden die Blätter auch zur Steigerung der Milchsekretion eingesetzt, während sie in Indien zur Anregung des Eintritts der Monatsblutung dienten.

[2] G. Madaus, ebenda, S. 2326

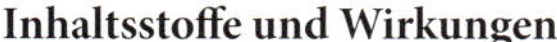

Inhaltsstoffe und Wirkungen

Die Rizinuspflanze muss aus zwei ganz unterschiedlichen Perspektiven betrachtet werden. Einerseits wird aus ihr ein wichtiges Öl hergestellt. Es ist dickflüssig, meist farblos bis leicht gelblich und brenn-

bar. Das Öl hat einen unangenehmen Geschmack und wirkt zudem stark abführend, da die enthaltene Ricinolsäure zu einer Zunahme des Wassergehalts im Darm führt. Chemisch unterscheidet es sich zum Teil stark von anderen Ölen, weil es gut mischbar mit zum Beispiel Alkohol (Ethanol) und Äther ist. Diese Eigenschaften führen dazu, dass das Rizinusöl heute industriell in vielen Produkten verarbeitet wird. Beispielsweise wird es in Haarpflegeprodukten oder in Präparaten zur Augenbrauen- und Wimpernpflege sowie gegen trockene und schuppige Haut kosmetisch verwandt. Neben dem medizinischen Einsatz als Abführmittel wird es auch als Schmierstoff, für Lacke und eine Reihe chemischer Abwandlungen (Derivate) eingesetzt, die als Grundstoffe zum Beispiel für Biodiesel genutzt werden. Daher wird Rizinusöl in sehr großen Mengen erzeugt.

Die Anwendung von Rizinusöl ist von alters her weltweit bekannt. Es wurde aus Europa ebenso wie aus China berichtet, dass man die Samen bei verschiedenen Erkrankungen wie Schlaganfällen, Geschwülsten oder Verstopfungen verordnete.

Im 16. Jahrhundert beschrieb H. Bock[3] (1498 – 1554) die Wirkung der Rizinussamen als im Darm heftig treibend (purgierend), schleim- und wassertreibend und Erbrechen auslösend. Die Blätter wurden schmerzstillend eingesetzt. Später wandten andere wieder vorwiegend das Öl an.

[3] Bock, Kreutterbuch, 1565, S. 106 in: G. Madaus, ebenda, S. 2327 f.

Im 19. Jahrhundert wurden dann die ersten wissenschaftlichen Erklärungen für die intensive abführende Wirkung des Rizinusöls gefunden und es wurde bei leichten Verstopfungen (Obstipation) eingesetzt. Bei hartnäckigeren Obstipationen wurde dem Rizinusöl noch etwas Crotonöl beigemischt. Heute gilt Crotonöl als Tumorpromotor (fördert das Tumorwachstum) und es ist daher verboten, es für derartige Anwendungen einzusetzen. Rizinusöl galt als kontraindiziert bei einer Blinddarmentzündung (Appendizitis) oder auch bei einer Bleikolik, die heute jedoch praktisch keine Rolle mehr spielt.

Im englischen Sprachraum wird das Rizinusöl „Castor Oil“ genannt. Der Name resultierte aus einem Irrtum im Jahr 1764 durch den britischen Arzt Peter Canvane (1720 – 1786), der Rizinus mit dem „Mönchspfeffer“ (Agnus castus) verwechselte. Daneben existieren eine Reihe anderer Namen wie „Christuspalmenöl“ oder „Palmachristiöl“, die sich auf die heilende Wirkung des Rizinusöls und auf die handförmigen Blätter des Baumes beziehen, die symbolisch für die heilende Hand von Jesus stehen (Palma Christi) .

Die andere Perspektive wendet sich den Inhaltsstoffen der Pressrückstände aus der Ölgewinnung des Rizinus zu und sie wird durch zwei Substanzen geprägt, die die Presskuchen zu einem Problem machen. Es sind das Ricin und das weniger giftige Ricinin. Aufgrund der großen Menge an Rizinusöl, das weltweit erzeugt wird, werden auch schätzungsweise eine Million Tonnen Ricin pro Jahr[4] produziert, das wegen seiner extremen Giftigkeit vernichtet werden muss. Ricin ist eines der stärksten Pflanzengifte. Injiziert sind bereits wenige Milligramm tödlich, oral ist es nicht ganz so wirksam, da es als Eiweißmolekül von der Magensäure zum Teil zerstört wird. Es gilt jedoch in jedem Fall als eine außerordentlich giftige Substanz.

Es wird davon ausgegangen, dass bereits ein Molekül, das eine Zelle erreicht, zur Hemmung der Eiweißsynthese in dieser Zelle führt, was kurzfristig zu schweren Schädigungen an verschiedenen Organen führen kann. Zudem ruft es eine Verklumpung (Agglutination) der roten Blutkörperchen bei allen Wirbeltieren, also auch beim Menschen, hervor, was zu schweren Thrombosen und zu tödlichen Infarkten führen kann, ganz ähnlich einigen Schlangengiften. Entsprechend heftig und verschiedenartig sind auch die Symptome einer Vergiftung durch Ricin. Nach oraler Aufnahme stehen Übelkeit, Erbrechen, blutige Stühle oder Krämpfe im Vordergrund. Falls das Ricin in den Kreislauf gelangt, muss auch mit einem Kreislaufzusammenbruch gerechnet werden. Es existiert kein Gegenmittel.

Ein weiteres Problem stellt die Inhalation von Staubpartikeln in oder in der Nähe von Rizinusmühlen bei der Verarbeitung von Rizinusbohnen oder -schrot dar. Sie führen in vielen Fällen zu allergischen Reaktionen vom Soforttyp. Der Sensibilisierungsgrad ist mit mehr als 40 % hoch, da das Rizinusantigen außerordentlich potent ist.[5]

Es muss aber auch erwähnt werden, dass Ricin sehr gut über die Haut oder kleine Wunden in der Haut aufgenommen werden kann. Dieser Weg spielt gelegentlich eine Rolle, wenn man von Reisen „Schmuck“ aus Rizinussamen mitbringt. Da die Samen durchbohrt sind, kann das Ricin auf die Haut gelangen. Bereits fünf bis sechs Samen können bei Kindern und etwa 15 bis 20 Samen bei Erwachsenen tödliche Vergiftungen verursachen, wenn sie aufgebissen und verschluckt werden.[6]

Ricin steht wegen seiner hohen Giftigkeit unter besonderer Beobachtung und auch deswegen, weil es vergleichsweise leicht verfügbar ist, da die Samen einfach gekauft oder aus einer Rizinuspflanze gewonnen werden können. Ricin hat insbesondere nach dem tödlichen Regen-

[4] S. Worbs et al., Toxins (Basel) 2011, Oct. 3(10), S. 1332 – 72, www41

[5] L. Roth, M. Daunderer, K. Kormann, Giftpflanzen, Pflanzengifte, Hamburg 2012, S. 619

[6] Abddülkadir-Lüfti, Deutsche Med. Wochenschr., 1935, S. 416 in: G. Madaus, ebenda, S. 2328

schirmattentat im Jahr 1978 auf den bulgarischen Dissidenten Georgi Markow (1929 – 1978) in London[7] eine gewisse öffentliche Aufmerksamkeit erfahren. Daneben muss aufgrund der relativ leichten Verfügbarkeit an die Möglichkeit gedacht werden, dass Ricin als biologische Waffe zu terroristischen Anschlägen missbraucht werden könnte.

Ein gewisses Problem stellen auch die Abfälle aus der Ölproduktion dar, die Presskuchen, da sie nicht unerhebliche Mengen des giftigen Stoffes enthalten. Sie müssen vom Ricin durch eine entsprechende Wärmebehandlung gereinigt werden, bevor sie als Dünger oder gar Viehfutter ausgebracht werden, da sie ansonsten Vergiftungen bei Menschen und Tieren auslösen können.[8] Seit den 1960er Jahren sind Verfahren zur Entfernung des Ricins aber auch der in den Presskuchen enthaltenen Allergene verfügbar.

Heute wird Rizinusöl vorwiegend als ein technisches Öl verwendet, in der Medizin dient es nach wie vor als Abführmittel. In der Homöopathie wird das Rizinusöl bei Verstopfung, Brechreiz und Sodbrennen empfohlen.[9]

[7] Anonymous, Rizin, www42

[8] S. Worbs et al., ebenda (18.02.2021)

[9] Anonymous, Naturmedizinischer Wirkstoff Rizinusöl, www43

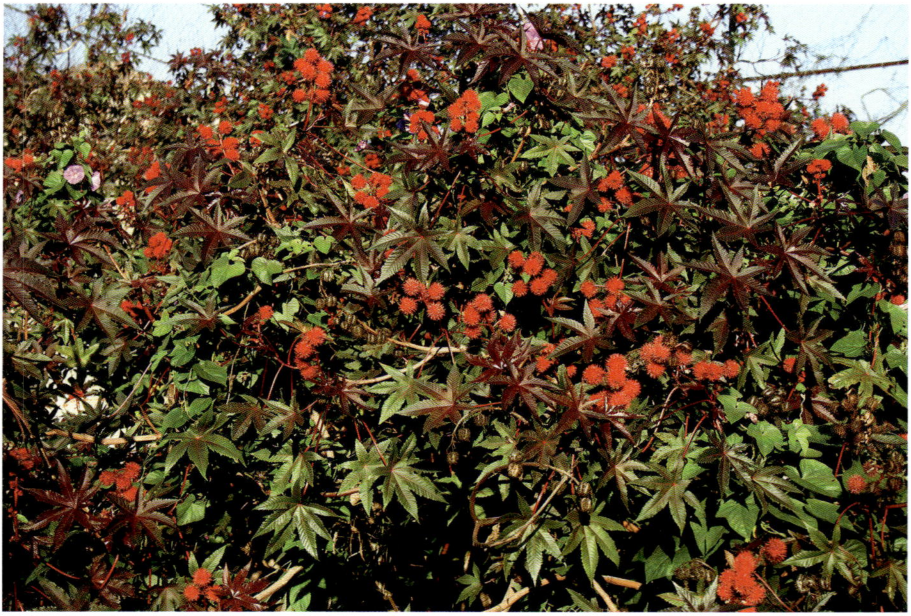

Unter falschem Namen eingereist

Robinie, Pseudoakazie

Robinia pseudoacacia

Schuld ist auch hier manchmal der Gärtner: Der Gärtner der französischen Könige Heinrich IV von Navarra (1553 – 1610) und Ludwig XIII (1601 – 1643) brachte im 17. Jahrhundert die ersten Bäume aus Nordamerika mit nach Paris. Zunächst wurde die „Gemeine Robinie“ für eine Akazie gehalten, später wurde vermutet, dass es sich um einen Johannisbrotbaum handele. Schließlich wurde klar, dass der Baum zu den Schmetterlingsblütlern (Faboideae) gehört und weder mit dem einen noch dem anderen Baum etwas zu tun hat. Also wurde ihm der Name des Gärtners (Robin) verliehen und gleichzeitig deutlich gemacht, dass es sich um eine Pseudoakazie handelt.[1] Daneben trägt der Baum auch die Namen „Falsche Akazie“, „Gemeiner Schotendorn“ oder „Weiße Robinie“.

[1] G. Madaus, Lehrbuch der Biologischen Heilmittel, Bd. 3, Hildesheim, New York 1976, S. 2330

Die Robinie wird bis zu 30 m hoch und liebt freie, lichte Flächen. Sie ist leicht an den mehr als 20 cm langen und gefiederten Blättern und

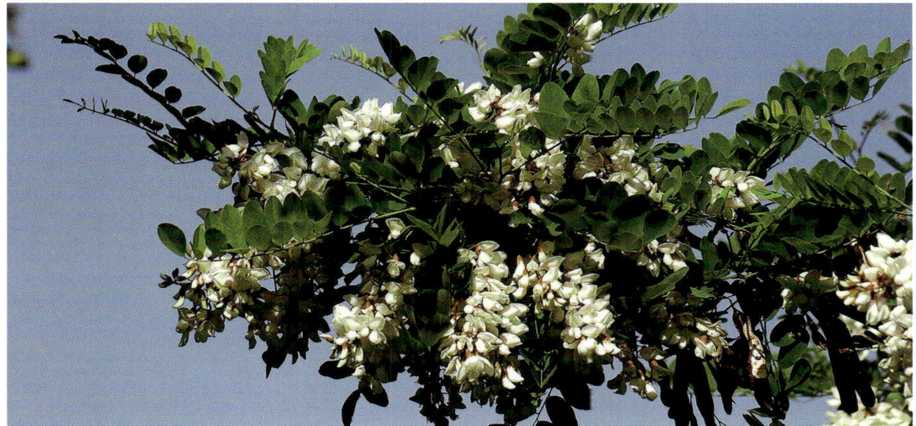

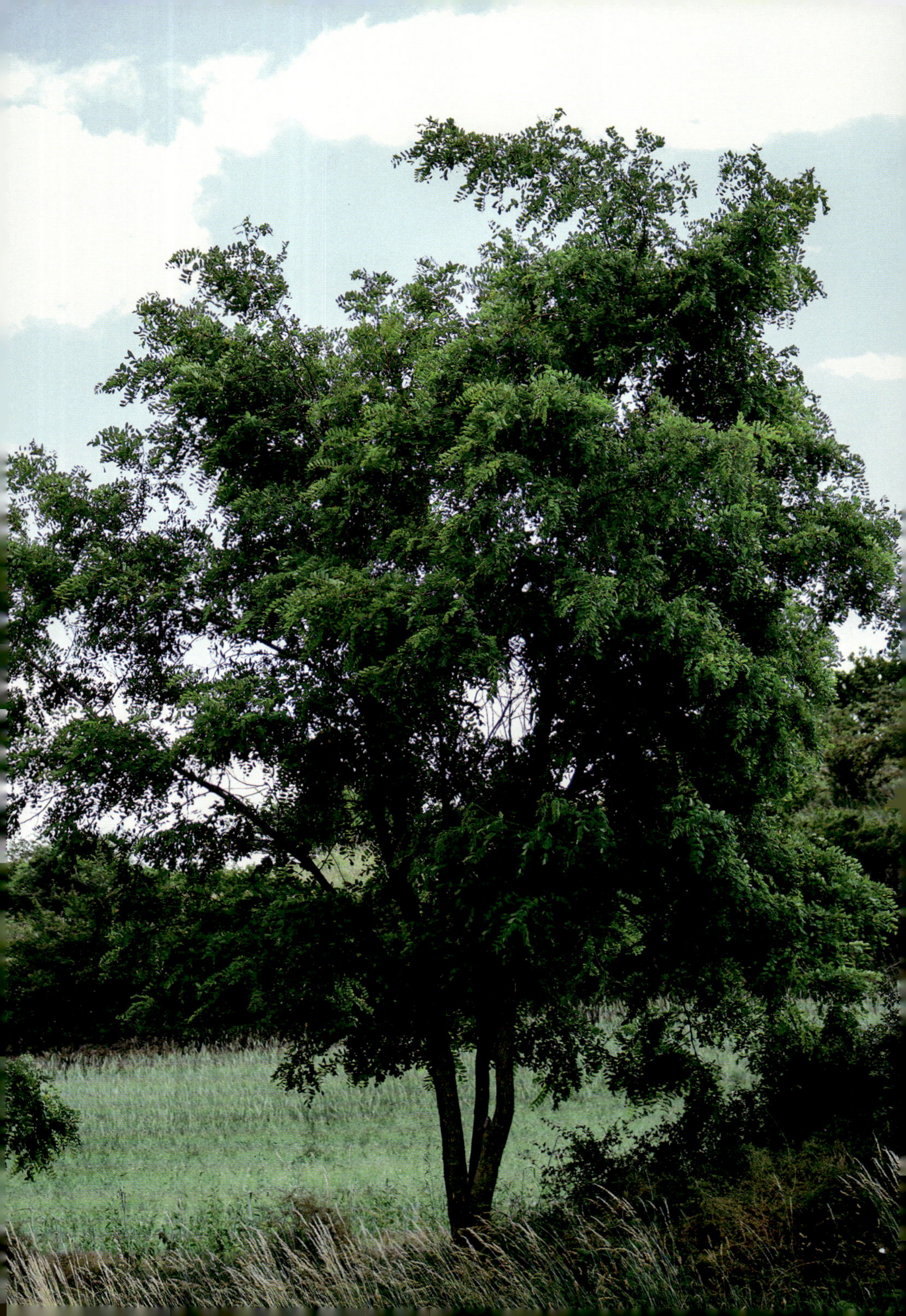

den Dornen zu erkennen. Im Frühjahr zeigt sie sich in einer weißen Blütenpracht, die wegen der großen, hängenden Blütentrauben eine wahre Augenweide ist. Der früh blühende Baum ist aber nicht nur schön anzusehen, sondern dient der Vielzahl der Blüten wegen auch als Bienenweide. Die Blütenpracht hat dem Baum zudem den Namen „Silberregen" eingebracht.

Wegen ihrer ausgesprochenen Widerstandsfähigkeit hat die Robinie sich inzwischen in ganz Europa ausgebreitet. Im Jahr 2020 wurde sie zum Baum des Jahres gewählt.

Historische Berichte

In mittelalterlichen Kräuterbüchern, wie bei Lonicerus (1528–1586), wird nur die „echte Akazie" (Acacia pulchella) erwähnt.

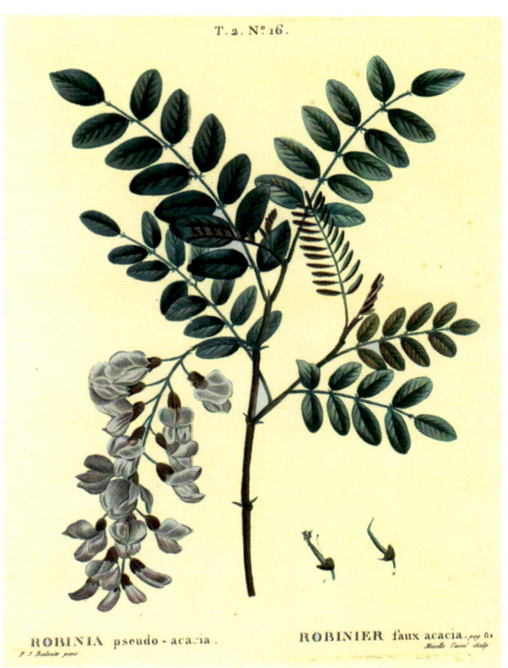

Da die Robinie in Europa erst spät bekannt wurde, sind die Berichte über ihre Anwendung als Heilmittel spärlich. Zuerst wurden Tees aus den Blüten hergestellt, die unter dem Namen „Flores Pseud'Acaciae" als krampflösendes Mittel eingesetzt wurden.[2] Daneben wurden die Blüten, nachdem sie in Alkohol (Ethanol) gestoßen wurden, als Mittel gegen Gicht verordnet. Es wird zudem berichtet, dass in der Veterinärmedizin die Blätter gegen „Pferdekrankheiten" verfüttert wurden. Da Kaffee schon immer ein vergleichsweise teures Genussmittel war, wurden Samen der Robinie geröstet als Kaffeeersatz gereicht.

In Amerika soll aus den Hülsen der Samen ein Sirup mit scharf narkotischen Eigenschaften hergestellt worden sein.

Da die Inhaltsstoffe der Robinie durchaus problematisch sind, wurden beispielsweise nach dem Kauen der Wurzeln oder dem Genuss der Samen gelegentlich Vergiftungen mit einem tödlichen Verlauf beobachtet.[3] Es wurde unter anderem berichtet, dass im März 1941, bei einer Feldartillerie-Batterie in Rumänien, 32 von etwa 120 Pferden in

[2] G. Madaus, ebenda, S. 2331

[3] G. Madaus, ebenda, S. 2331

einer Nacht verloren gingen. Sie hatten die Robinienhölzer abgenagt, aus denen der Stall gebaut worden war. Schon nach etwa zwei Stunden zeigten sich kolikartige Erscheinungen, Wälzen, Stöhnen und Umsichschlagen. Nach ungefähr vier Stunden waren die ersten Pferde tot.[4]

[4] L. Roth, M. Daunderer, K. Kormann (Hrsg.), Giftpflanzen, Pflanzengifte, Hamburg 2012, S. 621

Inhaltsstoffe und Wirkungen

In Amerika wurden die Blüten als Tee zunächst als krampflösendes Mittel eingesetzt, in höheren Dosierungen später auch als abführendes Mittel oder zum Auslösen von Erbrechen. Die Wurzelrinde wurde als Ersatz für Süßholz verwendet.

Alle Pflanzenteile der Robinie enthalten das Robin, Phasin, Syringin und eine Reihe von Gerbstoffen.[5] Das Robin und das Phasin sind giftige Eiweißmoleküle (Antigene), die dem Ricin des Rizinusbaumes ähnlich und allergen sind. Da es sich um Eiweißmoleküle handelt, verlieren sie im Gegensatz zum Ricin durch Erhitzen ihre Wirkung, sodass beispielsweise geröstete Samen nicht mehr giftig sind.

[5] L. Roth, M. Daunderer, K. Kormann (Hrsg.), ebenda, S. 621

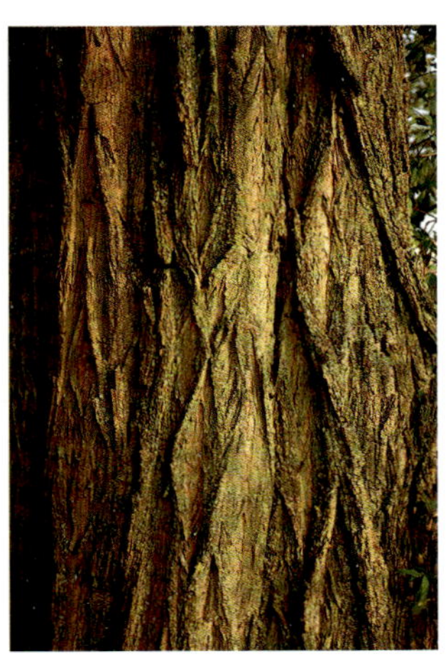

Robin und Phasin wirken nach einer Aufnahme agglutinierend, das bedeutet, dass sie die roten Blutkörperchen zerstören und Verklumpungen auslösen. Auf diese Weise können sie zu einem Herz-Kreislauf-Kollaps führen. In der Regel gibt es aber selten Vergiftungen mit den Samen oder der Rinde, die besonders viel Robin enthält.

Es ist bemerkenswert, dass sich Menschen offensichtlich gegen die Robinie immunisieren können und damit unempfindlich gegenüber den Inhaltsstoffen werden. Insbesondere Paul Ehrlich (1854 – 1915) hat sich mit diesem Phänomen beschäftigt und gezeigt, dass ein Serum gegen Ricin auch bei einer Vergiftung mit Robin wirksam ist.

Die Pollen der Robinie gehören zu den Erregern des Heuschnupfens. Ihre Bedeutung wird aber als gering eingeschätzt.

Früher wurde die Robinie in der Homöopathie bei Sodbrennen, Übersäuerung des Magens, Verstopfungen, Magen-Darm-Geschwüren, Migräne oder Kopfweh verordnet. Weitere Indikationen waren Gesichtsneuralgien oder Magenblutungen.[6] Heute wird die Robinie in der Homöopathie gegen Verdauungsbeschwerden wie Sodbrennen, saures Aufstoßen, Erbrechen, Verstopfungen, Blähungen, Durchfall oder Koliken verwendet.[7]

[6] G. Madaus, ebenda, S. 2332

[7] U. Schlüter, Robinia, www44

Vom Schierlingsbecher zur Heilpflanze

Gefleckter Schierling

Conium maculatum

Die Pflanze hat im Laufe der Zeit verschiedene Namen erhalten, was ebenso wie ihr Erscheinungsbild zu Missverständnissen geführt hat. Sie wurde als „Conium maculatum", „Coriandrum maculatum" (Roth) oder „Cicuta officinalis" (Crantz) bezeichnet.[1] Darüber hinaus scheint es so, dass der griechische „Koneion" und der römische „Cicuta" ein und dieselbe Pflanze waren, da eine scharfe Differenzierung zwischen beiden Arten erst unter C. von Linné (1707 – 1778) vorgenommen wurde.

[1] G. Madaus, Lehrbuch der Biologischen Heilmittel, Bd. 2, Hildesheim, New York 1976, S. 1075

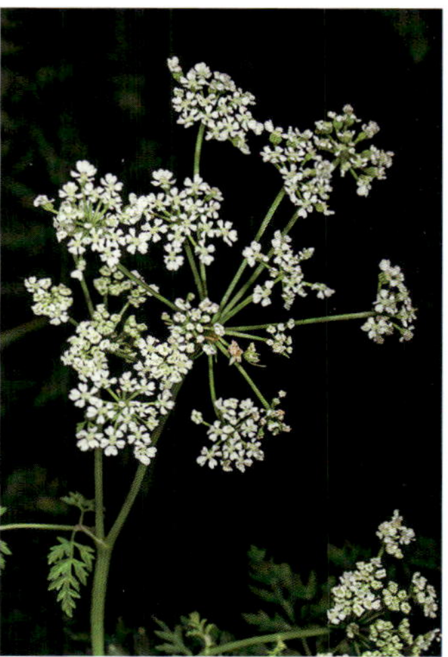

Der Schierling gehört zu den Doldenblütlern (Umbelliferae oder Apiaceae), die in recht großer Vielfalt und praktisch weltweit verbreitet sind, so auch der Gefleckte Schierling. Grundsätzlich lassen die Umbelliferen sich in zwei Gruppen einteilen: es gibt giftige Pflanzen, wie den Schierling, und ungiftige Pflanzen, wie die Pastinaken (Pastinaca sativa) oder die Petersilie (Petroselium sativum). Da das Kraut der jeweiligen Pflanzen jedoch häufig recht ähnlich aussieht, kann es immer wieder zu unbeabsichtigten Verwechslungen und Vergiftungen kommen. Im Volksmund sind dem Schierling die eigentümlichsten Namen gegeben worden, die zum Teil auch auf seine giftigen Eigenschaften hinweisen. Neben „Erdschierling", „Blutschierling" (Pommern), „Düllkrut" (Ostfriesland) oder „Mäuseschierling" (Schlesien) wurde er auch „Wüterich", „Tollkraut" (Schlesien), „Tollkerbel" oder „Stinkkraut" (Niederrhein) genannt.[2]

Die Pflanze ist zweijährig und kann im zweiten Jahr bis zu zwei Meter groß werden. Die Blüten bilden bis zu 20-strahlige flache Dolden. Die Pflanze enthält einen scharfen giftigen Saft. Ihre Blütezeit sind die Monate Juli und August. Zu erkennen ist der Gefleckte Schierling an den

[2] G. Madaus, ebenda, S. 1075 f.

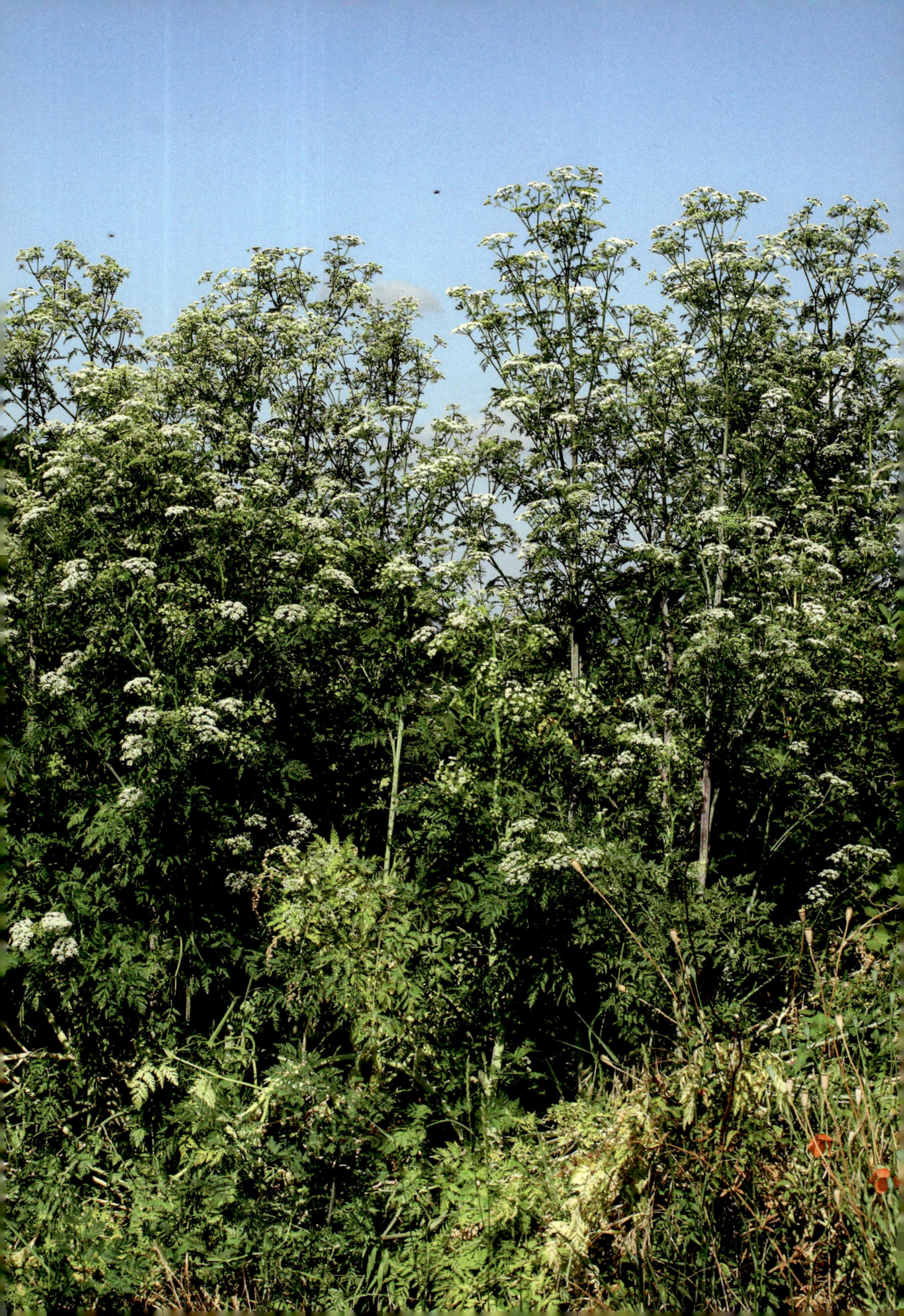

zylindrisch-hohlen Blattstielen und an dem typischen widerlichen Mäusegeruch der welkenden Pflanze.

Historische Berichte

Auch wenn die Geschichtsbücher berichten, dass der Schierlingsbecher (ca. 500 mg sind tödlich), den Sokrates (469 – 399 v. Chr.) trinken musste, aus Wasserschierling (Cicuta virosa) bereitet wurde, ist es viel wahrscheinlicher, dass man zu dieser Zeit den Gefleckten Schierling benutzt hat, da der Wasserschierling in dieser Gegend praktisch unbekannt war und zudem außerordentlich selten vorkommt. Diese Todesart war für politische Verbrecher im alten Griechenland vorgesehen. Zwar gibt es Zweifel daran, dass Sokrates wirklich mit Schierling vergiftet wurde, aber Plato (427 – 347 v. Chr.) lieferte eine Beschreibung der Todesstunde, die doch deutlich die Symptomatik einer Coniin-Vergiftung wiedergibt.

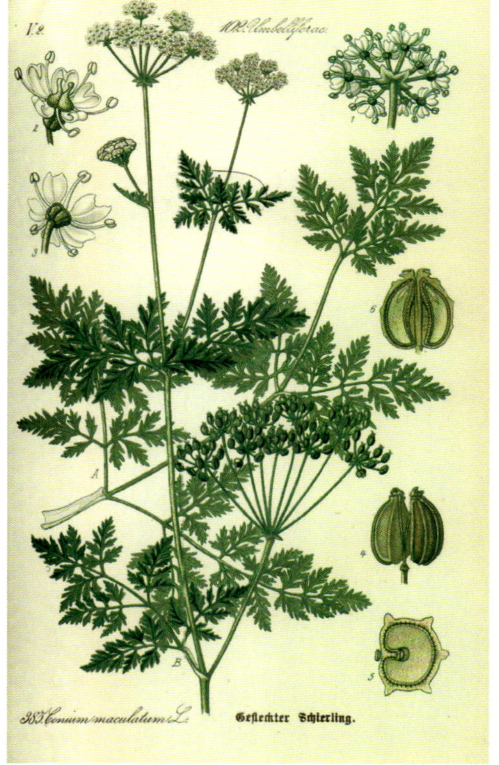

Der Schierling wurde aber nicht nur als Gift für Hinrichtungen eingesetzt, sondern auch in ganz unterschiedlicher Weise bei verschiedenen medizinischen Anlässen genutzt. Beispielsweise verwendeten die Verfechter der hippokratischen Lehre den Schierling als „Anaphrodisiakum", um die Pollution (Samenerguss) zu verhindern, oder äußerlich und innerlich bei Augenleiden und Hysterie. Andere Ärzte des Altertums berichteten, dass der Schierling die Muttermilch vertreibt und so das Anwachsen der Brust verhindert.

Da die giftige Substanz des Schierlings, das Coniin, die Hautempfindlichkeit deutlich herabsetzt, sagte man, dass der Schierling durch „Erkältung" töte. Aristophanes (450 – 380 v. Chr.) meinte sogar: „Der Weg zum Hades ist kalt und winterlich, rasch erstarren die Beine."[3]

[3] G. Madaus, ebenda, S. 1078 f.

Im Mittelalter wurde der Schierling als breiiger Umschlag bei Prellungen verwandt (H. von Bingen, 1098 – 1179), andere setzen ihn gegen Gicht oder zur Behandlung von Krebs ein. Es herrschte Uneinigkeit darüber, welche Krankheit erfolgreich mit ihm therapiert werden könne. Die Therapien dieser Zeit basierten entweder auf Überlieferungen oder Berichten, die meist keiner wissenschaftlichen Prüfung standhielten. Daher waren die Meinungen von berühmten Vertretern des Faches immer wieder von großer Bedeutung, unabhängig davon, ob sie richtig oder falsch waren. Es fehlte ein schlüssiges Konzept und die unterschiedlichen Meinungen gipfelten schließlich in „einem gelehrten Zweykampfe zwischen den beyden verdienstvollen Kaiserlichen Leibärzten, Anton von Störck (1731 – 1803) und Anton de Haen (1704 – 1776)".[4]

Neben dem Einsatz bei verschiedensten Indikationen wie Keuchhusten, Trigeminusneuralgie oder Ischias war der Schierling wohl auch Bestandteil der damals berüchtigten Hexenmittel in Shakespeares Macbeth, wo es heißt „root of hemlock digg'd in the dark" (die Wurzel des Schierlings im Dunkel ausgegraben) sei Hauptbestandteil der Hexenbrühe. Von Störck empfahl den Gefleckten Schierling Mitte des 18. Jahrhunderts in seinen Abhandlungen als ausgezeichnet wirksames Mittel gegen Krebs. Man sammelte die frische Pflanze (vor Johanni) und der frisch ausgepresste Saft wurde über dem Feuer eingedickt. Zusammen mit getrocknetem Schierlingspulver wurden daraus Pillen hergestellt. Von Störck prüfte seine Arznei im Selbstversuch bis sich Schwindel und Zittern einstellten. Er führte diese Therapie über bis zu zwei Jahre hinweg durch. Die Überprüfung seiner These durch Kollegen brachte recht widersprüchliche Ergebnisse hervor. Während einige die gute Wirkung bestätigten, berichtete sein berühmter Zeitgenosse de Haen[5], dass er in mehr als 100 Fällen keinerlei Erfolg sehen konnte.

Später wurde Coniin bei den verschiedensten Erkrankungen wie Keuchhusten, Brustkrebs und Bronchitiden eingesetzt sowie bei verschiedenen dermatologischen Indikationen, ohne dass über die Ergebnisse berichtet wurde.

Inhaltsstoffe und Wirkungen

Die wichtigsten Inhaltsstoffe des Gefleckten Schierlings sind das Coniin (ca. 90 % des gesamten Alkaloidgehaltes) und Gamma-Conicein (ca. 9 %).[6] Der Wasserschierling enthält das Krampfgift Cicutoxin.[7]

[4] Halle, 178a, 5 in: G. Madaus, ebenda, S. 1079

[5] De Haen, Epistola de Cicuta, Vindobonae 1765 (zweiter Brief in 1766), in: G. Madaus, ebenda, S. 1080

[6] L. Roth, M. Daunderer, K. Kormann, Giftpflanzen, Pflanzengifte, Hamburg 2012, S. 259

[7] F. Flury, H. Zangger, Lehrbuch der Toxikologie, Berlin 1928, S. 295

Coniin ist eine gelblich-ölige Substanz, die einen Geruch wie Mäuseurin aufweist.

Der Schierling wurde abgekocht und der Sud entweder als offizielles Hinrichtungsmittel (Sokrates) oder auch als Mord- und Suizidmittel verwendet. Heute spielt die Vergiftung durch den Gefleckten Schierling oder den Wasserschierling praktisch keine Rolle mehr, es sei denn, er wird auf der Wiese mit Meerrettich oder Petersilie verwechselt.

Eine Vergiftung durch Schierling führt zunächst zu einer aufsteigenden Lähmung der Muskulatur, die meist in den Beinen beginnt und bis hinauf zum Zwerchfell reichen kann. Die Lähmung des Zwerchfells führt zu einem Atemstillstand. Zusätzlich wird zentral das Atemzentrum gehemmt, sodass auch auf diesem Weg eine Erstickung ausgelöst wird. Es muss für die Hingerichteten qualvoll gewesen sein, da während der Vergiftung sowohl der Kreislauf als auch die Wahrnehmung lange vollständig erhalten bleiben.

Im Fall einer zufälligen Vergiftung kann nur symptomatisch therapiert werden, unter anderem mit einer Magenspülung und einer künstlichen Beatmung. Auch wenn der Schierling heute keine große Bedeutung mehr im Hinblick auf Vergiftungen spielt, sollte darauf hingewiesen werden, dass selbst der bloße Kontakt mit den hohlen Stängeln zu unangenehmen Reaktionen führen kann.

Es ist bemerkenswert, dass z. B. Wachteln relativ unempfindlich gegenüber Coniin sind. Bei Schweinen, die zufällig Schierling gefressen hatten, wurden Missbildungen bei den Feten beobachtet, was an Nagetieren bestätigt werden konnte. Ähnliche Effekte beim Menschen sind nicht bekannt.[8]

In der Homöopathie wird das Mittel „Conium maculatum" auch heute noch gegen Drüsenverhärtung, Krebs, Lähmungen, Prostatavergrößerung oder Impotenz eingesetzt. Dabei werden für die Selbstmedikation Potenzierungen zwischen D6 und D12 empfohlen.[9]

8 J. Westendorf, H. Barth, Naturstoffe in: H. Marquardt, S. G. Schäfer, H. Barth (Hrsg.), Toxikologie, Stuttgart 2019, S. 1092

9 Anonymous, Conium Globuli, www45

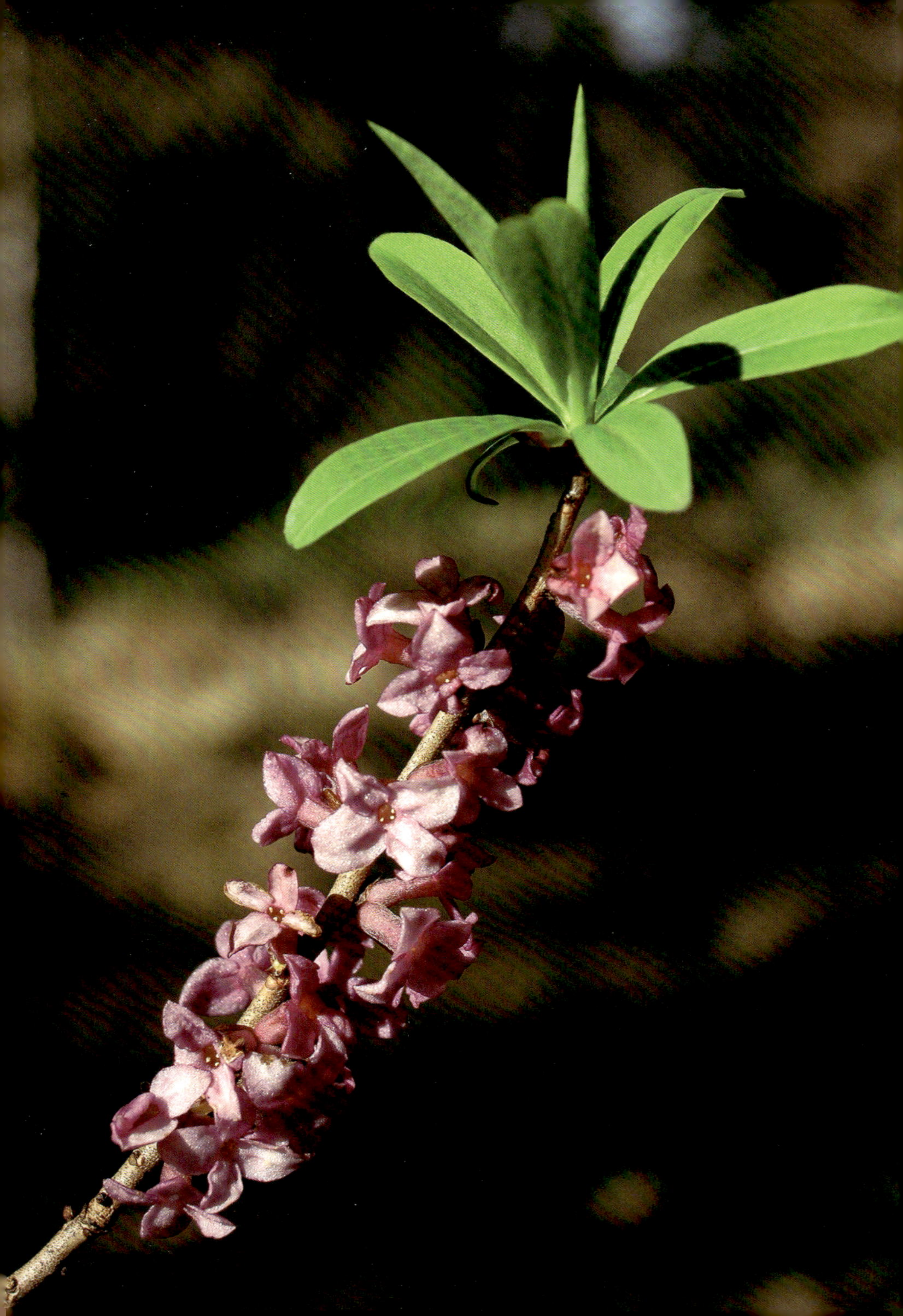

Den sollte man sich an den Hut stecken

SEIDELBAST

Daphne mezereum

Der Gattungsname „Daphne“ rührt aus der entfernten Ähnlichkeit der Blätter und Früchte des Seidelbastes mit dem echten Lorbeer, der bei den alten Griechen so genannt wurde. Er leitet sich von dem Namen der Nymphe, der Tochter des Flussgottes Peneios, ab, die in einen Lorbeerkranz verwandelt wurde. Die Herkunft des Namens „Mezereum“ hingegen ist unklar. Es wird spekuliert, dass es sich um ein ins Lateinische übertragenes arabisches Wort (Mazerium) für „töten“ handelt. Der deutsche Name „Seidelbast“ weist darauf hin, dass die Pflanze viel von Bienen (mittelhochdeutsch: Zidelbast, Zeidler = Imker) besucht wird, ein anderer deutscher Name, „Kellerhals“, weist eher auf die Wirkung der Pflanze hin. Der Seidelbast hat eine Vielzahl von Namen erhalten, wie „Zillingsbeer“ (Oberösterreich), „Pfefferstaude“ (Kärnten) oder „Brennkernstaude“ (Böhmen). Die Pflanze wird zudem „Lausbleaml“ (Niederösterreich) oder „Lüskrud“ (Gotha) genannt, weil sie zum Vertreiben von Ungeziefer genutzt wurde. Aber auch ihre Giftwirkung war früh bekannt und hat ihr die Namen „Elendsblum“ (Nahegebiet), „Hühnertod“ (Böhmerwald) oder „Schlangenbeer“ (Kärnten) eingebracht.[1]

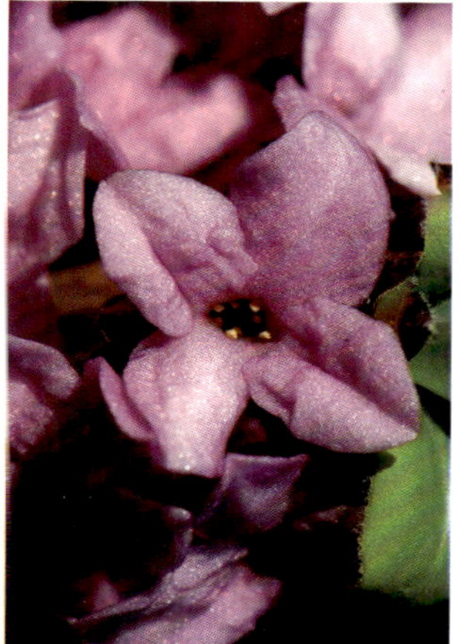

Die zur Familie der Seidelbastgewächse (Thymelaeaceae) gehörende Pflanze ist ein kleiner Strauch, der bis zu 150 cm hoch wird und sich aus der sibirischen Gegend über ganz Europa ausgebreitet hat. Selbst in den Alpen ist er bis in eine Höhe von 2.000 m zu finden. Die Blüten erscheinen früh im Jahr. Seine Früchte sind scharlachrote Beeren. Alle Teile der Pflanze werden als giftig angesehen. Die Artenvielfalt der Gattung „Daphne“ ist groß und umfasst zwischen 70 und 92 Arten.

[1] G. Madaus, Lehrbuch der Biologischen Heilmittel, Bd. 3, Hildesheim, New York 1976, S. 1903 f.

Historische Berichte

Unser Seidelbast war in der Antike wohl nicht bekannt, dafür stand jedoch eine verwandte Art, „Daphne gnidium“ (Herbst-Seidelbast), medizinisch hoch im Kurs. Der Seidelbast wurde in Deutschland das erste Mal von H. Bock (1498 – 1554) beschrieben, aber erst 1676 wurde die Rinde des Seidelbastes (Cortex Mezerei) zum ersten Mal in einem Arzneibuch in Ulm unter dem Namen „Thymelaea" erwähnt. Sie soll damals ein Bestandteil des „spanischen Fliegenpflasters" (Drouottisches Pflaster) gewesen sein, welches gegen Kopfschmerz oder Zahnschmerz eingesetzt wurde.[2]

[2] G. Madaus, ebenda, S. 1906

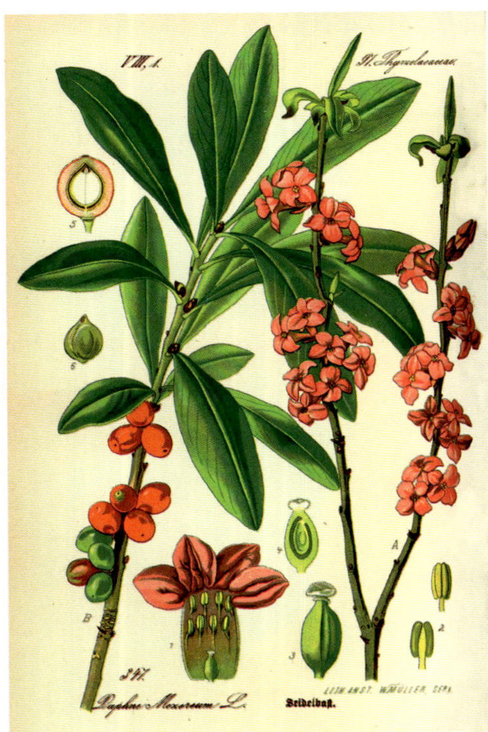

In der Volksmedizin genoss der Seidelbast lange Zeit ein recht großes Ansehen. Bei den Slowaken wurde er gegen Krätze genutzt, andere verwendeten in Alkohol eingelegte Baststückchen als schmerzstillendes Mittel.

Bekannt waren aber auch schon die giftigen Seiten des Seidelbastes. Carl von Linné (1707 – 1778) erwähnte, dass bereits sechs Beeren einen Wolf töten könnten. Auch für den Menschen sind insbesondere die roten, verlockenden Beeren nicht ungefährlich. Ein Mädchen soll auf den Rat der Mutter hin 12 Beeren wegen ihres Fiebers gegessen haben und starb unter Bluterbrechen. Es wurde zudem von „gänzlicher Abschälung der Haut am ganzen Körper"[3] berichtet. Aber auch Pferde sind gefährdet, 30 g der getrockneten Blätter sollen bereits tödlich sein. In England wurden dennoch getrocknete, pulverisierte Blätter bei Pferden gegen Würmer verwendet. In Deutschland wurden bei derselben Indikation die Beeren verabreicht.

[3] G. Madaus, ebenda, S. 1906

Neben dem Einsatz in der Volksmedizin ranken sich auch eine Reihe von mystischen Geschichten um den Seidelbast. Beispielsweise legte man in der Schweiz einem unliebsamen Nachbarn ein Stückchen Seidelbast in eine Fuge seines hölzernen Milchgefäßes. Danach sollte ihm im ganzen Sommer die Zubereitung des Käses nicht mehr gelingen. In anderen Gegenden, beispielsweise in Waldshut, steckte man sich geweihten Seidelbast zu Maria Himmelfahrt an den Hut, damit die Hexen das Fuhrwerk nicht stören konnten.[4] Anderenorts wurde Seidelbast zum Betäuben von Fischen als Köder benutzt. Diese Anwendungen des Seidelbastes sind heute obsolet.

4 G. Madaus, ebenda, S. 1906

Inhaltsstoffe und Wirkungen

Alle Pflanzenteile des Seidelbastes sind giftig. Das gilt ganz besonders für die roten Beeren und die Rinde. Zu den giftigen Inhaltsstoffen zählt das Daphnin, eine Variante des Cumarins, das lange Zeit als Hemmstoff der Blutgerinnung aber auch als Rattengift eingesetzt wurde. Daneben enthält der Seidelbast Daphnetoxin und Mezerein, eine hautreizende und krebsfördernde Substanz (Co-Karzinogen).[5]

5 L. Roth, M. Daunderer, K. Kormann, Giftpflanzen, Pflanzengifte, Hamburg 2012, S. 288

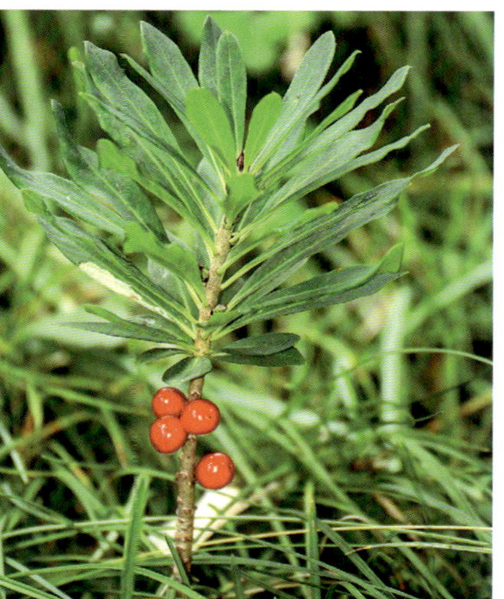

Teile des Seidelbastes wurden seit dem Mittelalter medizinisch genutzt. A. Lonicerus (1528–1586) beschrieb etwa, dass die „überaus hitzige" Seidelbastrinde „gewaltig auß[treibt] die wassersucht (Melancholie) und geelsucht".[6] Andere verwendeten die Blätter als Brechmittel (Emetikum), als ein Menstruation förderndes (Emmenagogum) oder als schleimtreibendes Mittel sowie als Niesmittel.

In der russischen Volksmedizin wurde der Seidelbast innerlich als Abführ-, Brech- und Fiebermittel (Beeren) gebraucht, äußerlich als hautreizendes oder schmerzlinderndes Mittel eingesetzt. In manchen Gegenden wurde die Rinde zudem gegen Zahnschmerzen verwendet. Aufgrund der hautreizenden Eigenschaften der Pflanze benutzten tatarische Frauen den Seidelbast, um sich das Gesicht zu röten.[7]

Die Seidelbastrinde enthält die reizenden Wirkstoffe und es wurde beschrieben, dass die Wirkung drastisch ist. Das Daphnin verursacht nach entsprechender Kontamination zum Teil schwere Hauterkrankungen wie Blasen- und Pustelbildungen oder Furunkel, Exantheme und schwer heilende Geschwüre. Das Mezerein reizt die Schleimhaut der Augen und ruft ein ausgeprägtes Niesen hervor, aber es wurde auch von Kopfschmerz und Delirien berichtet.[8] Nach oraler Verabreichung hoher Dosen kommt es zu Erbrechen, Durchfällen, Ohnmacht, Krämpfen, Delirien oder Gewebeschädigun-

6 A. Lonicerus, Kreuterbuch, 1564, S. 101 D in: G. Madaus, ebenda, S. 1906

7 G. Madaus, ebenda, S. 1907

8 G. Madaus, ebenda, S. 1908

gen der Magenschleimhaut.[9] Wenn eine Giftaufnahme (Beeren, Rinde) erfolgt ist, kann es zudem zu schweren Schäden der Nieren, des Kreislaufs und des Zentralnervensystems kommen.

Aufgrund der stark reizenden Wirkung wurde es als Abführ- und Brechmittel schon bald nicht mehr angewandt.

Die Pflanze kann jedoch nicht nur für den Menschen problematisch sein, sondern durchaus auch für Tiere wie Schweine, Rinder oder Pferde. Beispielsweise sind die tödliche Dosis für ein Schwein etwa 5 Beeren, für ein Pferd etwa 30 g der Rinde.[10]

In den 1930er Jahren wurde Seidelbast in der Homöopathie als Antineuralgikum (schmerzstillend bei Nervenschmerzen) beispielsweise bei Trigeminus- und Ziliarneuralgie (Nervenschmerzen), Ischias oder Migräne eingesetzt, aber auch bei einer Reihe anderer Erkrankungen wie Karies, Zahnschmerzen oder Muskelschwäche.[11] Die moderne Anwendung von Seidelbast (Mezereum) in der Homöopathie ist auf Angstzustände, Bindehautentzündungen, Erschöpfung, Hautausschläge, Hautbeschwerden und -erkrankungen, Husten, Nervenschmerzen, Ohrenentzündungen und rheumatische Beschwerden beschränkt.[12]

[9] Springenfeldt, Gesch. d. Seidelbast, Inaug.-Diss. Dorpat 1890, S. 56; s. auch Pharmazeutische Nachrichten 1926, in: G. Madaus, ebenda, S. 1908

[10] L. Roth, M. Daunderer, K. Kormann, ebenda, S. 289

[11] G. Madaus, ebenda, S. 1909

[12] U. Schlüter, Mezereum, www46

Ein Asiat erobert Europa

STECHAPFEL

Datura stramonium

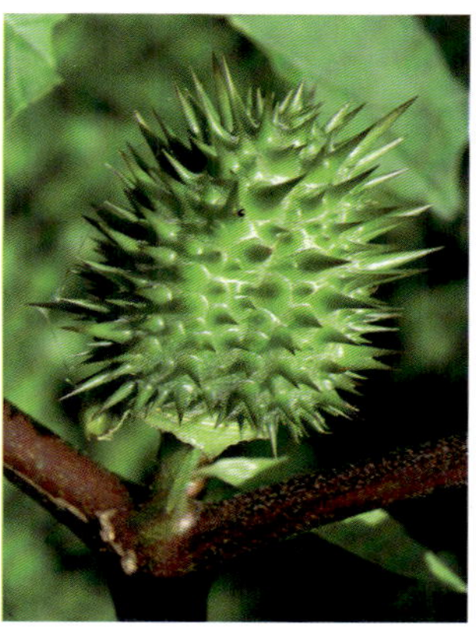

Der Name „Datura" entstammt dem Arabischen, während die Herkunft des Namens „stramonium" ungewiss bleibt. Der deutsche Name „Stechapfel" leitet sich von der stacheligen Frucht ab, ohne dass die Pflanze etwas mit einem Apfel gemein hätte.

Volkstümliche Namen weisen sowohl auf das Erscheinungsbild der Frucht hin, wie „Stäckappel" (plattdeutsch) oder „Kratzkraut" (Kärnten), als auch, wie zum Beispiel „Düwelsappel" (Mecklenburg), auf seine Giftigkeit. Andere Bezeichnungen wie „Krützkämel" (Pommern) lassen erkennen, dass er gelegentlich mit dem Kümmel verwechselt wurde.[1]

Der Gemeine Stechapfel zählt zu der Familie der Nachtschattengewächse (Solanaceae). Die einjährige Pflanze, die teilweise mehr als einen Meter groß wird, bildet von Juli bis September weiße, trompetenförmige Blüten und entwickelt eindrucksvolle, mit Dornen besetzte Früchte (Kapseln), die viele hundert linsenförmige, dunkle Samen enthalten. Die Pflanze gilt als ein Einwanderer (Neophyt), der wohl aus Indien gekommen ist und sich in allen gemäßigten und warmen Zonen Europas und dem Nahen Osten eingebürgert hat.

[1] G. Madaus, Lehrbuch der Biologischen Heilmittel, Bd. 3, Hildesheim, New York 1976, S. 2625 f.

Historische Berichte

Seine Heimat ist wohl Westasien. Der Stechapfel wurde vermutlich von Reisenden in unsere Breiten gebracht. Es gibt aber auch die Vermutung, dass er ebenso wie das Bilsenkraut und andere Solanaceen von Zigeunern eingeschleppt wurde. Zumindest wurde das „Tollkraut" an einigen Lagerplätzen gefunden. Bis in die erste Hälfte des 16. Jahrhunderts hinein war der Stechapfel in Europa unbekannt. Als Gartenpflanze wurde er zum ersten Mal 1561 von dem Schweizer

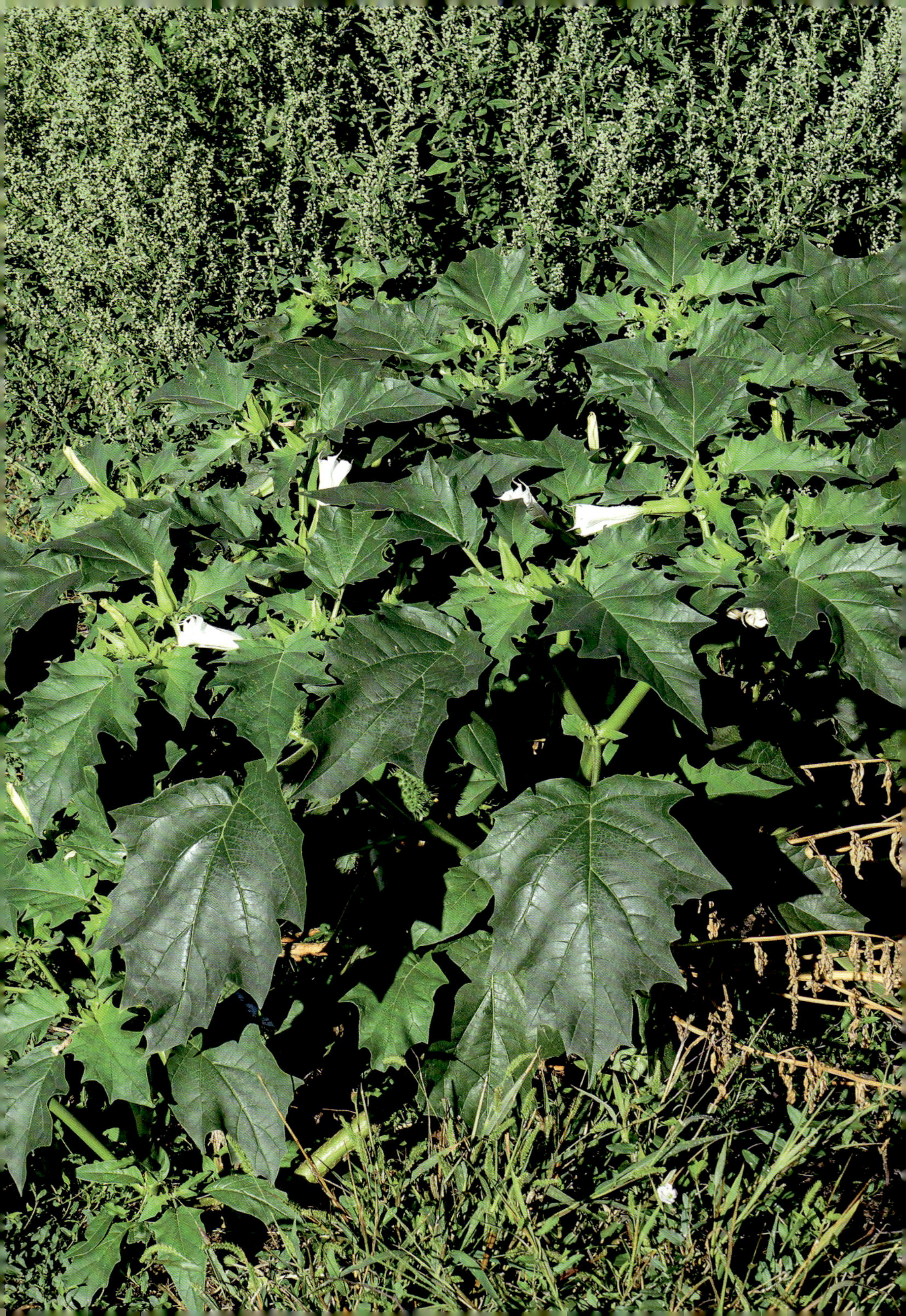

Arzt und Naturforscher Conrad Gesner (1516 – 1565) erwähnt. Die Pflanze wurde dann zunächst unter dem Namen „Solanum furiosum" beschrieben und wilderte im Laufe des 17. und 18. Jahrhunderts bis nach Deutschland aus.

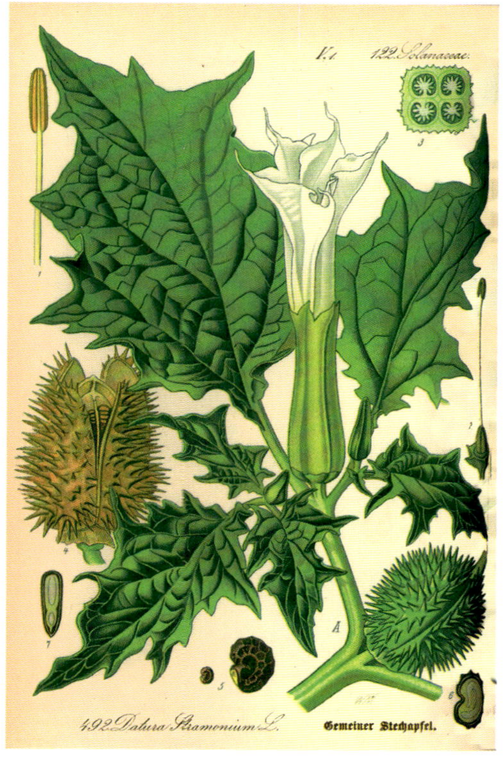

Als Arznei soll der Stechapfel von A. von Störck (1731 – 1803), dem Leibarzt der Kaiserin Maria Theresia, eingeführt worden sein. Er behandelte damit Krämpfe, Epilepsie und Wahnsinn. Etwa 100 Jahre zuvor wurde von Apothekern noch beschrieben, dass man in der Apotheke mit der Pflanze nichts anfangen könne.[2]

In der Volksmedizin wurde Stramonium dagegen insbesondere in Osteuropa viel genutzt, zum Beispiel wurde dort als Mittel gegen Zahnschmerzen der Rauch eingeatmet.

Nicht selten wurde der Stechapfel auch missbraucht, um kleinere oder größere Vergehen zu ermöglichen. Diebe haben versucht, Menschen mit Stechapfel einzuschläfern, um sie anschließend zu bestehlen, ähnlich dem modernen „Knock-out" Cocktail. So soll in Galizien eine Frau, die eine Familie um Herberge gebeten hatte, diese mithilfe der Pflanze vergiftet haben, um möglicherweise an Wertsachen zu gelangen. Sie soll aber auch von Frauen benutzt worden sein, um ihre Ehemänner zu betäuben und mit einem anderen ein Schäferstündchen genießen zu können. Aufgrund ihrer rauschähnlichen Wirkung wurde sie vorübergehend auch dem Bier zugegeben, um seine Wirkung zu steigern. Pferdehändler steckten lahmen Gäulen zusammengerollte Blätter in den Hintern, um den Tieren einen feurigen Ausdruck zu verleihen.[3]

Stramonium wird in den alten Arzneibüchern zur inneren Anwendung empfohlen, ohne dass eine Indikation erwähnt wird.[4] Aufgrund der hohen Giftigkeit der Pflanze gab es jedoch immer wieder tödlich verlaufende Fälle nach der Einnahme.

[2] G. Madaus, ebenda, S. 2627

[3] G. Tubes, Die giftigsten Pflanzen Deutschlands, Wiebelsheim 2017, S. 165

[4] O. Liebreich, A. Langgaard, Compendium der Arzneiverordnung, Berlin 1887, S. 652

In Peru wurde der Stechapfel neben Kokain als Aphrodisiakum benutzt. Auch in Mexiko wurde unter anderem der Stechapfel als „göttliches Narkotikum“ (Toloachi) angesehen, wo ihn die Menschen als Teeaufguss genossen. Bei nordamerikanischen Indianern hatte die Pflanze zeremonielle Bedeutung und wurde zudem als Rauschmittel benutzt. Zuni-Priester (Kleines Volk in New Mexiko mit eigener Religion) verwendeten sie, um die Geister ihrer Ahnen zu kontaktieren und um die Identität von Dieben herauszufinden.[5] Ihr Einsatz bei den sogenannten „Hexensalben“ zusammen mit anderen berauschenden Drogen war besonders in der Walpurgisnacht beliebt.

Der Stechapfel ruft eine ausgeprägte Gleichgültigkeit hervor und führt zu einem tiefen Schlaf mit erotischen Träumen.[6]

[5] Anonymous, Stechäpfel, www47

[6] G. Madaus, ebenda, S. 2628

Inhaltsstoffe und Wirkungen

Alle Pflanzenteile, insbesondere Samen und Wurzeln, sind giftig. Die giftigen Inhaltsstoffe sind L-Hyoscyamin, Atropin (1:1 Mischung aus (S)-Hyoscyamin und (L)-Hyoscyamin) und L-Scopolamin. Da die Menge der Inhaltsstoffe je nach Standort und Pflanze (0,2 – 0,5 %) stark variieren kann, ist auch die Dosierung problematisch. Während junge Pflanzen mehr Scopolamin enthalten, findet sich in älteren mehr Hyoscyamin.[7] Das früher beschriebene „Daturin“ ist lediglich ein unreines Gemisch des Hyoscyamins.

Durch die Ärzte F. B. Osiander (1759 – 1822) und C. W. Hufeland (1762 – 1836) fand der Stechapfel Eingang in die Medizin in Form so genannter „Asthmazigaretten“, was etwa dem Rauch aus 1 g Blätter und einem Atropingehalt von ca. 0,1 mg entspricht. Daneben verordneten sie die Blätter bei Geistesstörungen und waren der Ansicht, dass es „das vielleicht stärkste Narkotikum nach Opium“ [8] sei. In Frankreich behandelte der Psychiater J. J. Moreau (1804 – 1884) verschiedene Gemütskrankheiten wie Halluzinationen und schwere Demenz mit Stechapfelauszügen. Er gab an, dass er sieben von zehn Personen heilen konnte.[9] Andere verwendeten Stramonium als Mittel gegen Rheuma, Epilepsie, Atemnot (Dyspnoe) oder Katarrhe.

In der offiziellen Medizin wurde Stramonium oft als Rauchmittel bei Asthma eingesetzt. Dabei wurde zur Vorsicht geraten, da immer wieder auch eine Narkose beobachtet wurde. Eine andere Variante war das Abbrennen des Pulvers getrockneter in Salpeter getränkter Blätter, deren Rauch inhaliert wurde. Weiterhin wurde es als krampflösendes Mittel (Antispasmodikum), Beruhigungsmittel (Sedativum)

[7] L. Roth, M. Daunderer, K. Kormann, Giftpflanzen, Pflanzengifte, Hamburg 2012, S. 291 f.

[8] G. Madaus, ebenda, S. 2629

[9] G. Madaus, ebenda, S. 2629

sowie auch als Schmerzmittel oder beim Ausbleiben der Regelblutung genutzt.

Das Bundesamt für Arzneimittel (BfArm) kam schließlich zu dem Urteil (Bundesanzeiger 1990), dass eine therapeutische Anwendung dieser Droge nicht zu vertreten sei.[10] Die Aufnahme von Stechapfel kann schnell zu bedrohlichen Vergiftungen führen. Hierbei kann es zu starken Halluzinationen (Horrortrip) kommen, die nach hohen Dosen auch mehrere Tage andauern können. Schon die Aufnahme von 4 bis 5 Gramm der Blütenblätter kann bei Kindern tödlich wirken. Vergiftungssymptome sind zunächst eine allgemeine Erregung gefolgt von Heiterkeits- bis Tobsuchtsanfällen, weiten Pupillen, Übelkeit, Sehstörungen, Benommenheit und schließlich einer tödlichen Atemlähmung.[11] Es muss also betont werden, dass es sich bei dem Stechapfel um eine sehr giftige Pflanze handelt.

[10] Negativ-Monographie, Bundesanzeiger Nr. 22a, 1. Febr. 1990

[11] L. Roth, M. Daunderer, K. Kormann, ebenda, S. 292

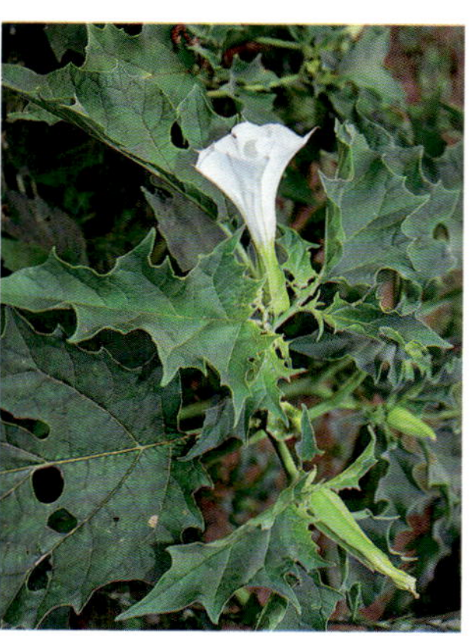

Dennoch wird Stramonium in der Homöopathie nach wie vor eingesetzt. S. Hahnemann äußerte sich dazu wie folgt: „So wie von Quecksilberdampf und eine von Schreck entstandene Art Veitztanz von Sidrèn mittelst des Stechapfels geheilt ward, oder eigentlicher von seiner Kraft für sich dergleichen Arten von Zuckungen zu erregen, wie man bei Kaaw Boerhaave und Lobstein findet. [...] Und ebenso konnte auch Schmalz eine mit Manie abwechselnde Melancholie mit Stechapfel heilen, weil dieser, wie a Costa erzählt, solche alternierenden Gemüthsverwirrungszustände auch für sich zu erzeugen im Stande ist.“ [12]

[12] G. Madaus, ebenda, S. 2630

In der Homöopathie stand von Beginn an die Behandlung von akuter Manie, Delirium tremens, Epilepsie oder auch Nymphomanie im Vordergrund. Später wurde Stramonium bei Tetanus, Krampfhusten oder „starker Hirnreizung und Krampfbereitschaft“ verordnet.[13] Heute wird unterschieden: Bei schweren Erkrankungen des Nervensystems wie Epilepsie, Fieberkrämpfen bei Kindern oder Muskelzuckungen muss ein Arzt die Behandlung mit Stramonium begleiten. Leichtere Erkrankungen wie kindlicher Autismus und Verhaltensstörungen, Einnässen, Manie, Stottern oder Angsterkrankungen können auch selbstständig behandelt werden.[14]

[13] G. Madaus, ebenda, S. 2630

[14] Anonymous, Stramonium Globuli, www48

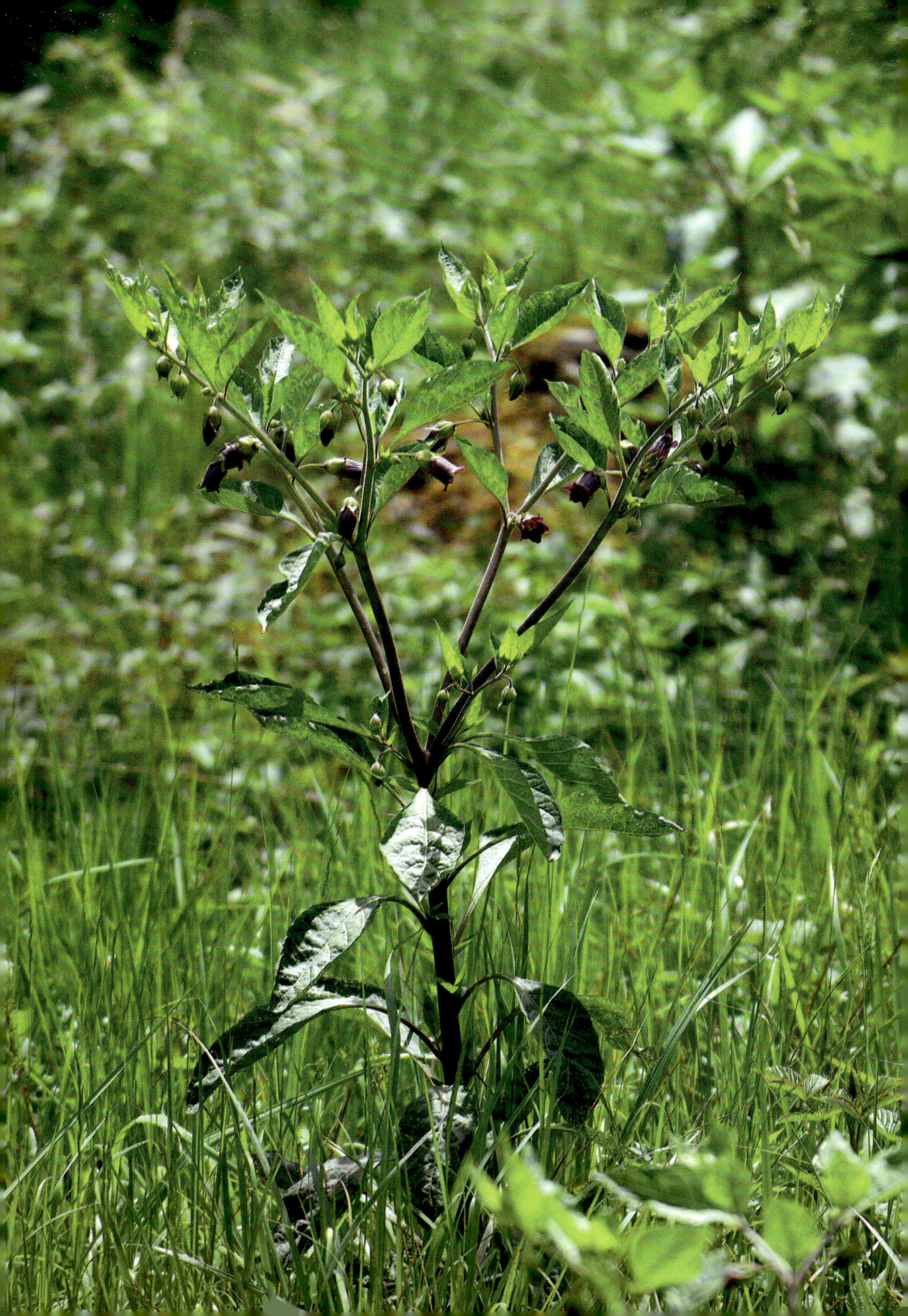

Die Schöne und das Biest

Tollkirsche

Atropa belladonna

Der Name ist Programm. „Atropa" leitet sich zum einen von dem griechischen Begriff „átropos" ab, was so viel wie „unabwendbar" bedeutet (wegen der Giftwirkung), aber auch der Name einer der drei griechischen Schicksalsgöttinnen ist – sie durchschneidet den Lebensfaden. Zum anderen ist die Wirkung auf die Augen der schönen Damen (ital.: Bella Donna) gemeint, die mit Hilfe des in der Tollkirsche enthaltenen Atropins eine Pupillenerweiterung und damit „schöne, große Augen" erreichen konnten. Es sah sicherlich bezaubernd aus. Ihre Sicht war jedoch für geraume Zeit ziemlich eingeschränkt, was sie aber offensichtlich nicht sonderlich störte.

Die Pflanze zählt zur Familie der Nachtschattengewächse (Solanaceae). Wegen ihrer vergleichsweise ausgeprägten Toxizität wurden ihr verschiedene Namen gegeben, wie beispielsweise „Tollkirsche", „Deiwelskersche" (Nahegebiet) oder „Tüfelsberi" (Schweiz).[1] Der gebräuchliche Name „Tollkirsche" bezieht sich auf die schwarz-glänzenden, etwa kirschgroßen Beeren, die nicht selten Kinder dazu verführen, diese „Kirschen" im Wald zu pflücken und zu essen. Der Verzehr kann zunächst zu Schwindel in Verbindung mit einem taumelnden Gang führen. Gelegentlich kommt es auch zu Delirien und ausgeprägter motorischer Unruhe oder Halluzinationen wie nach der Einnahme von LSD.[2] Hierfür sind auch die in einigen Nachtschattengewächsen vorkommenden Substanzen Scopolamin und L-Hyoscyamin mitverantwortlich.

Da die Tollkirsche nicht selten Erbrechen auslöst, ist es schwer, eine giftige und gefährliche Dosis anzugeben. Es wurden schon Todesfälle nach dem Verzehr von nur fünf Beeren, aber auch eine vollständige Erholung nach dem Konsum von 20 Beeren beschrieben.[3] Einige Vögel, wie zum Beispiel Drosseln oder Fasane, können die Beeren problemlos verzehren.[4]

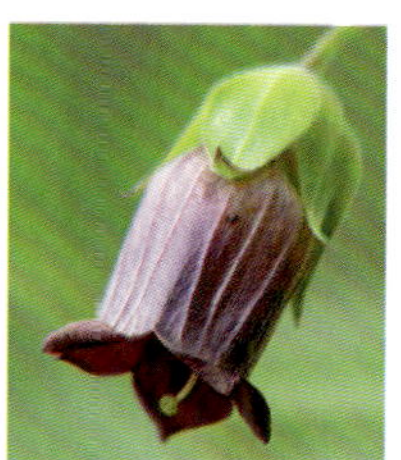

Die Blüte der krautigen, bis zu 1,5 m hohen Pflanze ist etwa drei Zentimeter groß, glockenförmig, außen braun-

[1] G. Madaus, Lehrbuch der Biologischen Heilmittel, Bd. 1, Hildesheim, New York 1976, S. 675 f.

[2] A. Lupp, Rauschmittel in: Toxikologie, H. Marquardt, S. G. Schäfer, H. Barth (Hrsg.), Stuttgart 2019, S. 937 f.

[3] F. Flury, H. Zangger, Lehrbuch der Toxikologie, Berlin 1928, S. 288 f.

[4] G. Tubes, Die giftigsten Pflanzen Deutschlands, Wiebelsheim 2017, S. 176 f.

rot und innen gelblich-grün. Sie verbreitet einen unangenehmen Geruch, der an Buttersäure erinnert.
Atropa belladonna kommt in praktisch allen Ländern Mittel- und Südeuropas sowie der Türkei und auch dem Südkaukasus vor. Im Norden Deutschlands ist sie eher selten, in Skandinavien praktisch nicht zu finden.

Historische Berichte

Inwieweit Atropa belladonna im Altertum bekannt war, ist nicht sicher belegt. Es spricht einiges dafür, dass die Pflanze und ihre Wirkung unter Theophrasts Bezeichnung „Mandragoras" genutzt wurde. Dagegen spricht nicht viel dafür, dass mit „Strchynos manikos", wie es bei Dioskurides heißt, ebenfalls die Tollkirsche gemeint war.
Sicher ist es, dass sie im 15. Jahrhundert allgemein verbreitet war. Beispielsweise präsentierte L. Fuchs[5] (1501 – 1566) eine gute Abbildung der Pflanze in seinem Kräuterbuch. Sie firmierte bis C. von Linné auch unter dem Namen „Solani genus silvaticum", was auf den häufigsten Fundort in Laubwäldern Mittel- und Südeuropas hindeutet. Zu dieser Zeit wurde sie als Schlafmittel und gegen die Ruhr eingesetzt, was wahrscheinlich von zweifelhaftem Erfolg gekrönt war. Überwiegend wurde sie jedoch äußerlich angewendet.
Mit Beginn des 18. Jahrhunderts wurde begonnen, die Tollkirsche gegen die verschiedensten Erkrankungen einzusetzen. Mediziner wie van den Block oder Darlue rühmten sie als Mittel gegen Krebs[6], H. Boerhave (1668 – 1738) gegen den Keuchhusten bei Kindern.
Die Alkaloide der Nachtschattengewächse, neben der Tollkirsche vorzugsweise aus Alraune, Stechapfel und Bilsenkraut, spielten auch in Hexensalben eine bedeutende Rolle. Mit dieser Salbe wurden die Besen und die Körper für die Walpurgisnacht eingerieben. Aufgrund der recht guten dermalen Resorption (Aufnahme über die Haut) erzeugte sie psychotrope Effekte und ließ diejenigen, die sie verwendeten, glauben, mit dem Besen durch die Lüfte zu reiten.[7] Zudem wurden die Salben auf die Schleimhäute der Genitalien aufgetragen, um erotische Effekte zu erzielen.
Ein bulgarischer Bauer namens Raeff bewarb um 1900 lautstark die Anwendung von Atropa belladonna bei Parkinsonismus und berichtete über die großen Erfolge. Da sich jedoch häufig starke Nebenwirkungen wie Sehstörungen, Harnverhalten oder eine ausgeprägte Mundtrockenheit einstellten, wurde die Therapie meist abgebrochen.[8]

5 G. Madaus, ebenda, S. 676

6 G. Madaus, ebenda, S. 676

7 A. Lupp, Rauschmittel, ebenda, S. 962

8 L. Roth, M. Daunderer, M. Grünsfelder (Hrsg.), Giftpflanzen, Pflanzengifte, Hamburg 2012, S. 157 f.

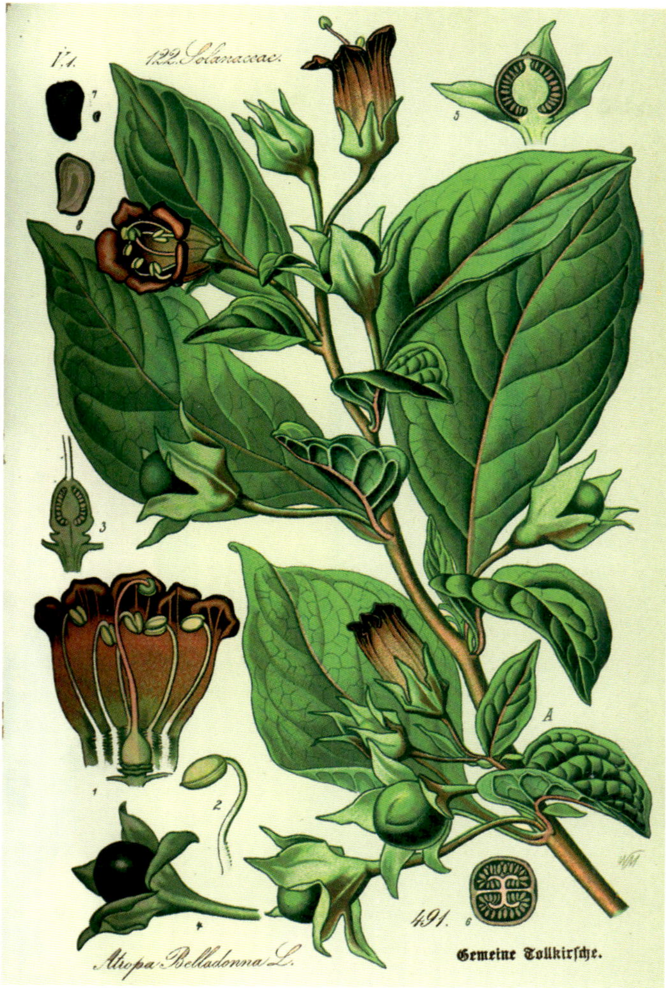

Dennoch beeindruckte diese Therapie die damalige Königin von Italien, Elena (1873 – 1952), so sehr, dass sie ihm das Rezept für seine „bulgarische Kur" für vier Millionen Lire abkaufte.[9] Damals war der Wechselkurs wohl deutlich besser als heute. Nach einiger Zeit erwies sich dieser Therapieansatz jedoch als zu risikoreich und wurde nicht weiter verfolgt.

9 G. Madaus, ebenda, S. 677

Die ausgeprägte Giftwirkung der Tollkirsche stand immer wieder im Vordergrund. So wurde berichtet, dass die Schotten den dänischen Angreifern ein Bier anboten, das sie mit Atropa belladonna versetzt hatten. Nach einem feuchtfröhlichen Gelage waren die Dänen nicht mehr in der Lage, sich entsprechend zu wehren und wurden aus Schottland vertrieben. In Rumänien wurde auf die großen Zauberkräfte der Pflanze gesetzt, vermutlich, weil mit ihrer Hilfe durchaus Halluzinationen hervorgerufen werden konnten, die denen anderer Rauschmittel ähnlich waren. Neben derartigen Anekdoten wurden aber besonders bei Kindern häufig schwere bis tödliche Vergiftungen beobachtet.

Inhaltsstoffe und Wirkungen

Die Tollkirsche enthält drei Substanzen, die für die Giftwirkung verantwortlich sind: das L-Hyoscyamin, Atropin und Scopolamin (Hyoscin). Diese Alkaloide finden sich zum Teil auch in anderen Nachtschattengewächsen.

In den ersten Beschreibungen der Wirkung der Tollkirsche, wie der des Paracelsus, wird sie als ein „wahnsinnig machendes Mittel“ bezeichnet.[10] Die spätere Verwendung von Atropa belladonna ist wie so oft von einer unglaublichen Vielfalt geprägt. Einige Beispiele sollen dies zeigen: Während A. von Haller[11] sie äußerlich gegen Brustkrebs anwendete, wurde die Tollkirsche von A. F. Hecker[12] (1763–1811) gegen Gemütskrankheiten wie Depressionen aber auch gegen Keuchhusten (Pertussis) oder gegen Karzinome der Brust, des Uterus oder der Lippen eingesetzt. Andere nutzen Atropa belladonna bei Epilepsie oder Cholera. Die Therapien waren zu dieser Zeit selten von einer wissenschaftlichen Basis und Beobachtung oder Schlussfolgerung geprägt, sondern vielmehr von Wunschvorstellungen und dem Glauben an die „Heilkraft der Natur“, die immer wieder zu tödlichen Vergiftungen geführt haben.

Die moderne pharmakologische Forschung weiß heute, dass die Hauptwirkung wohl dem Atropin zugeschrieben werden muss. Reife Früchte der Tollkirsche enthalten praktisch ausschließlich diesen Wirkstoff. Die Wurzeln enthalten dagegen auch die anderen Alkaloide. Atropin wird gut aus dem Magen-Darm-Trakt aufgenommen und innerhalb von etwa einem Tag unverändert mit dem Urin ausgeschieden. Etwa eine halbe Stunde nach der Auf-

[10] G. Madaus, ebenda, S. 677

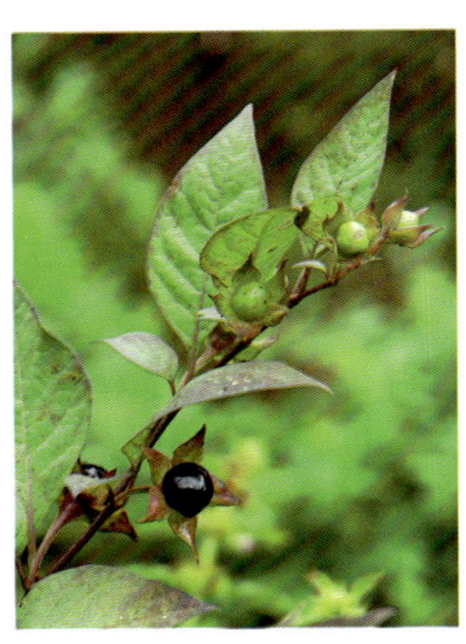

[11] V. Haller, Medicin. Lexikon, 1755, S. 195

[12] Hecker, Pract. Arzneimittel., Bd. 1, 1814, S. 463

nahme beginnt die Wirkung. Im Vordergrund stehen Symptome wie eine Pupillenerweiterung (Mydriasis), eine erhöhte Körpertemperatur und Hautrötungen, eine erhöhte Herzfrequenz, Delirien und Halluzinationen mit einem zunehmenden Kontrollverlust. In besonders schweren Fällen kommt es zu Krampfanfällen, Koma und einer Atemlähmung.

Atropin wird auch heute noch medizinisch verwendet. Hauptsächlich werden seine Eigenschaften in der Augenheilkunde genutzt, um es dem Augenarzt zu ermöglich, den Augenhintergrund besser untersuchen zu können. Auch wird es zur Behandlung schielender Kinder verordnet. Jedoch werden inzwischen meist modernere Mittel eingesetzt, da ihre Wirkdauer kürzer und somit der Patient nicht solange in seiner Sehfähigkeit eingeschränkt ist. Eine besondere Bedeutung hat Atropin als Antidot (Gegengift) nach einer Vergiftung mit Organophosphaten (chemische Kampfstoffe) und Carbamaten (Insektizide).

Auch in der Homöopathie wurde Atropa belladonna früh eingesetzt. S. Hahnemann (1755–1843) sagte dazu folgendes: „Auch heilt die Belladonna Arten von Manie und Melancholie.“[13] In der moderneren Homöopathie wird sie in erster Linie bei akuten und fieberhaften entzündlichen Erkrankungen, besonders bei zentralen Störungen bei Hochfieberkranken, bei akuter Manie, Epilepsie, lähmungsartigen Zuständen, Keuchhusten, Gallenstein- und Nierenkoliken sowie als Kopfschmerzmittel verordnet.[14] Heute zählt Atropa belladonna zu den wichtigsten homöopathischen Mitteln bei entzündlichen Krankheitsbildern wie Hals- oder Mittelohrentzündungen. Auch bei Wut- und Trotzanfällen erscheint Atropa belladonna als geeignet.[15]

[13] G. Madaus, ebenda S. 683

[14] G. Madaus, ebenda S. 683

[15] Anonymous, Atropa belladonna Globuli, www49

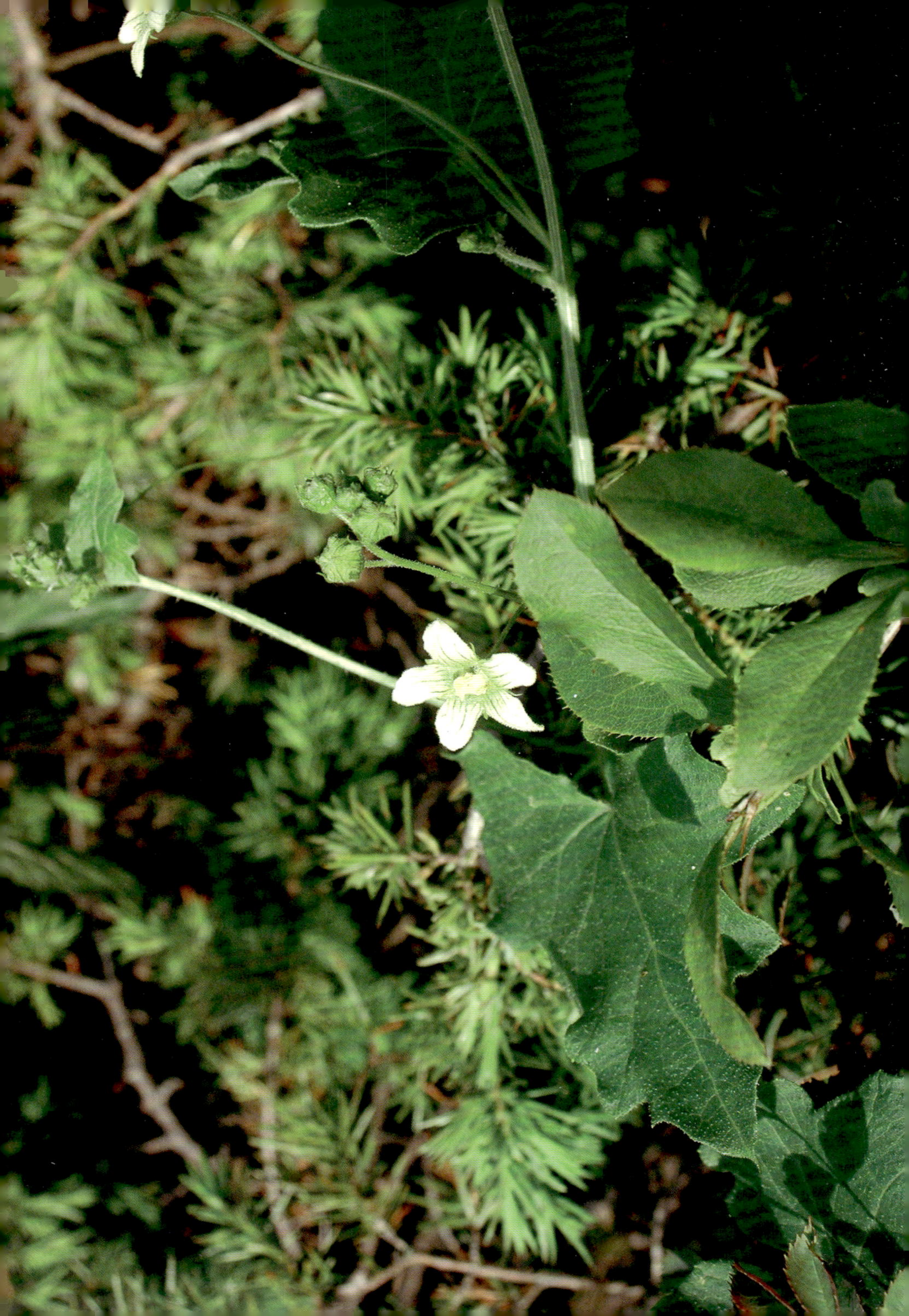

Vorsicht vor dem Klettermax

Weisse und Rote Zaunrübe

Bryonia alba und *Bryonia dioica*

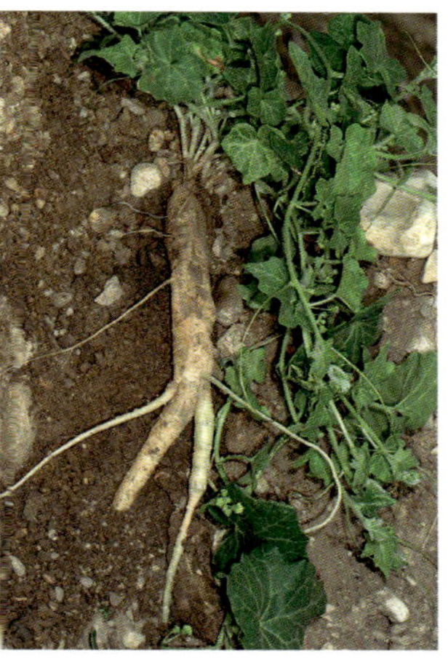

Bryonia ist ein alter Name, der schon in der Antike Plinius d. Ä. (23 – 79) bekannt war. Es handelt sich um eine mehrjährige Kletterpflanze, die im Herbst abstirbt und im Frühjahr wieder lange, bis zu fünf Meter lange Triebe aus einer kräftigen Wurzel schießen lässt. Die Zaunrübe kann fast die Größe einer Zuckerrübe und ein Gewicht von bis zu 2,5 kg erreichen. Die Pflanze gehört zur Familie der Kürbispflanzen (Cucurbitaceae).

Der Name „Zaunrübe" bezieht sich auf ihren häufigen Standort und die knollige, rübenartig verdickte Wurzel, ähnlich der Alraune. Es wird angenommen, dass der im Elsass verwendete Name „herbe aux femmes battues" (Kraut der geschlagenen Frauen) daher rührt, dass sie die durch Schläge der Ehemänner hervorgerufenen Flecken rasch verschwinden lässt.[1] Die volkstümlichen Namen beziehen sich auf ganz unterschiedliche Aspekte. In Mecklenburg steht der Schutz des Viehs im Vordergrund, wenn sie „Hilg-Räuw" (Heilige Rübe) genannt wird. Die „Tollrübe" und die „Totenwurzel" (Nahegebiet) deuten auf ihre Giftigkeit hin. Dabei ist es unerheblich, ob man von der Weißen oder Roten Zaunrübe spricht, da die Inhaltsstoffe sich nicht unterscheiden. Die krautige Pflanze wächst kletternd oder auch auf dem Boden kriechend. Sie hat männliche und weibliche Blüten, die meist auf getrennten Pflanzen zu finden sind (zweihäusige Pflanze = diözisch). Es sollte erwähnt werden, dass die Zaunrübe die alleinige Nahrungspflanze für die „Zaunrüben-Sandbiene" ist.

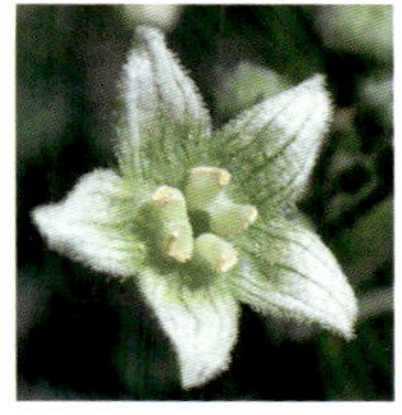

[1] G. Madaus, Lehrbuch der Biologischen Heilmittel, Bd. 1, Hildesheim, New York 1976, S. 733

Historische Berichte

Die Zaunrübe wurde bereits in der Antike vielfach verwendet. Alle zu jener Zeit bekannten Ärzte, darunter Dioskurides (1. Jahrhundert) und Hippokrates (460 – 370 v. Chr.), nutzten sie für ganz verschiedene Indikationen. Während Dioskurides sie zum Enthaaren der Haut sowie bei Epilepsie, Schlaganfällen, Schwindel und als Abortivum (Abtreibung) verordnete, wurde sie von Hippokrates als gynäkologisches Mittel eingesetzt. Bei Asclepios (griechischer Gott der Heilkunst) wird gesagt, dass man Bryonia gegen Asthma und Wassersucht verordnen könne.

Die heilige Hildegard von Bingen (1098 – 1179) nannte sie „Stichwurz" und setzte sie gegen Seitenschmerzen ein.[2] Man kann jedoch nicht ausschließen, dass es sich bei dem Namen um einen Schreibfehler handelt und sie die Pflanze eigentlich „Schitwurz" nannte. Sie

[2] G. Madaus, ebenda, S. 734

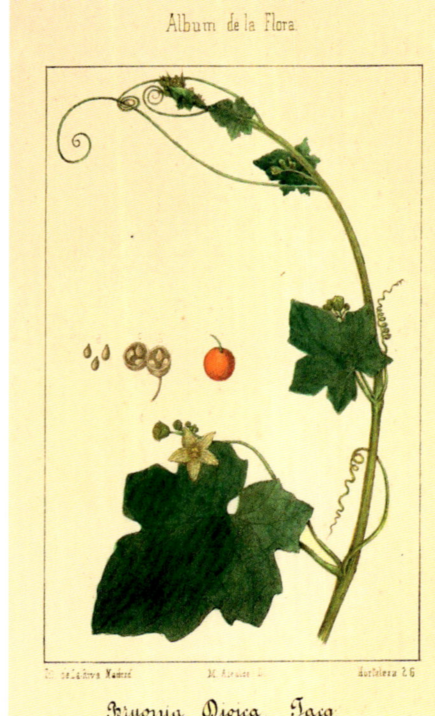

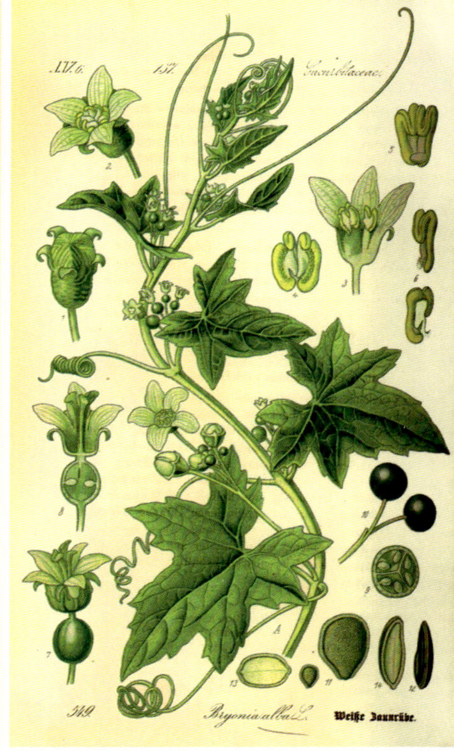

hat auch beschrieben, dass der Geruch der gekochten Rüben sowohl Schlangen als auch Kröten vertreibe.

Im Mittelalter war die „falsche Alraune", wie die Zaunrübe auch genannt wurde, unter anderem als Aphrodisiakum, als halluzinogene Droge und besonders als Zaubermittel sehr gefragt.[3] Gelegentlich wurde Bryonia auch als sehr wirksames Abführmittel genutzt. Ansonsten gibt es einige anekdotische Berichte über die Verwendung der Zaunrübe. So sollen beispielsweise im Badischen Schwindsüchtige den Wurzelsaft ausgesaugt haben, um geheilt zu werden. Aufgrund einer gewissen physiologischen Wirkung auf die Sexualorgane legten sich die Bauernmädchen, ehe sie zum Fest gingen, Scheiben der Wurzel in die Schuhe und besprachen sie: „Körfchenwurzel in mein Schuh, ihr Junggesellen, lauft mir zu."[4] Noch heute dient die Zaunrübe in den südslawischen Ländern als „Alraun" und genießt dort hohes Ansehen.

[3] G. Tubes, Die giftigsten Pflanzen Deutschlands, Wiebelsheim 2017, S. 195 f.

[4] G. Madaus, ebenda, S. 735

Inhaltsstoffe und Wirkungen

Die wirksamen Inhaltsstoffe gehören zu den Bitterstoffen aus der Gruppe der Cucurbitacine. Aus dieser Stoffgruppe sind das Bryonidin und Bryonin von besonderer Bedeutung. Insgesamt wurden ca. 20 verschiedene giftige Bitterstoffe identifiziert. Daher muss davon ausgegangen werden, dass alle Teile der Pflanze giftig sind, insbesondere jedoch die Beeren und die Rübe. Hinzu kommt ein hautreizendes, ätherisches Öl, das ebenfalls in den Wurzeln und Beeren konzentriert ist.[5] Der milchige Saft kann zu entzündlichen, allergischen Reaktionen wie Hautrötungen, Hautblasen oder pustulösem Hautausschlag führen.

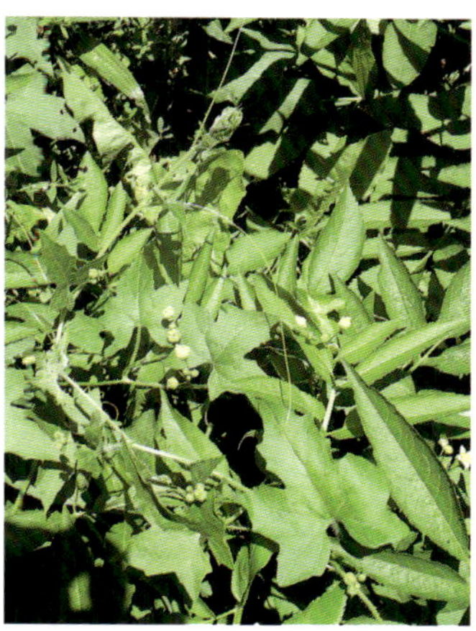

Es wird berichtet, dass bereits 15 der kleinen schwarzen Beeren bei Kindern tödliche Vergiftungen auslösen können. Nach dem Verzehr von etwa 40 Beeren besteht auch für einen Erwachsenen Lebensgefahr.[6] Trotz des unangenehmen, scharfen Geschmacks kommen immer wieder Vergiftungsfälle vor. Da die kleinen schwarzen Beeren verlockend aussehen, sollte man insbesondere Kinder auf die Gefahren hinweisen. Bei Vergiftungen treten Übelkeit, Erbrechen, Erregung, Schwindel, blutiger Durchfall, häufig Koliken und Krämpfe auf. Darüber hinaus werden Nierenschäden, schneller Puls und schließlich eine Atemlähmung beobachtet.

[5] Anonymous, Schwarzfrüchtige Zaunrübe – Bryonia alba, www50

[6] L. Roth, M. Daunderer, K. Kormann, Giftpflanzen, Pflanzengifte, Hamburg 2012, S. 176

In der Antike wurde die Zaunrübe beispielsweise von Hippokrates häufig bei Starrkrampf oder auch bei Mastdarmvorfällen eingesetzt. Hildegard von Bingen (1098 – 1179) nutzte die Pflanze bei Leibschmerzen, die durch Blähungen hervorgerufen wurden. Bei H. Bock[7] (1498 – 1554) wurde Bryonia als reinigendes Mittel bei Epilepsie, Schwindel und anderen Gehirnerkrankungen sowie bei Husten und Asthma verwendet. Äußerlich setzte er sie zur Behandlung von Wunden, Geschwüren, Muttermalen oder auch Flechten ein. A. von Haller (1708 – 1777) verwendete die Zaunrübe bei Wunden oder auch bei der Behandlung des Uterus sowie bei „Fluor albus" (physiologischer Sekretabgang aus der Scheide), Fieber, Schwindel oder beim Ausbleiben der Regelblutung (Amenorrhöe). Wieder andere setzten die Pflanze bei Gicht, Epilepsie oder Manie ein. C. W. Hufeland (1762 – 1836), verordnete die Zaunrübe bei Schmerzen im Bereich des Rippenfells (Pleurodynie), die oftmals auf eine Entzündung hinweisen. In England wurde sie als reinigendes Mittel und zur Steigerung der Urinausscheidung (Diuretikum) eingesetzt. In der Volksmedizin wurde die Zaunrübe vorwiegend bei Gicht und rheumatischen Beschwerden verwendet. In Russland wurde sie darüber hinaus als Mittel zur Verkürzung des Krankheitsverlaufes oder präventiv (Abortivum) und als Abführmittel eingesetzt. In anderen Ländern, wie zum Beispiel in Tschechien, wurde die Zaunrübe in unterschiedlichen Zubereitungen unter anderem als Salat oder Getränk, das aus der Wurzel gewonnen wurde, für eine Vielzahl von Erkrankungen genutzt. Beispiele dafür sind Epilepsie, Schlangenbisse, Husten, Asthma oder innere Blutungen.[8]

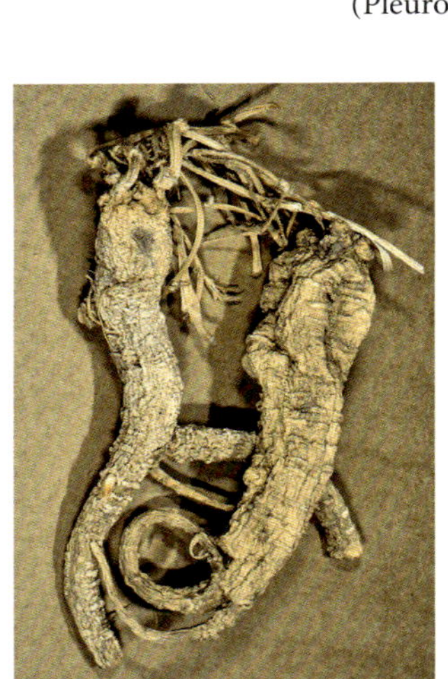

In der Homöopathie wurde Bryonia früher hauptsächlich bei kruppöser Lungenentzündung (Pneumonie), Grippe, Infektion des meist einseitigen Beckenzellgewebes (Parametritis) und bei einer Brustentzündung (Mastitis) genutzt. Heute gelten folgende Krankheiten als typisch, bei denen die Homöopathie Bryonia einsetzt: Hexenschuss, Bauschmerzen, Husten und Bronchitis, Halsschmerzen, Zahnschmerzen, Migräne oder Durchfall. Daneben werden aber auch Brustentzündungen, Verdauungsbeschwerden oder Verstauchungen und Ähnliches erwähnt.[9]

[7] H. Bock, Kreuterbuch, 1565, S. 304 in: G. Madaus, ebenda, S. 735

[8] G. Madaus, ebenda, S. 736

[9] M. Mai, Bryonia, www51

Vergiftungszentralen und Informationsquellen *(Stand 2021)*

Informationszentren für Vergiftungsfälle im deutschen Sprachraum. Der Giftnotruf ist bundeseinheitlich **19240** (wenige Ausnahmen). Diese Behandlungszentren bieten einen 24-Stunden-Dienst an (Stand Februar 2021, www.mobil.bfr.bund.de).

Berlin

Giftnotruf Berlin Charité – Universitätsmedizin
Hindenburgdamm 30, **D-12203 Berlin**
Tel.: +49-30-19240 (**Notruf**) | Fax: +49-30-450569-901
E-Mail: mail@giftnotruf.de | www.giftnotruf.charite.de

Institut für Toxikologie, Klinische Toxikologie und Giftnotruf Berlin, Giftnotrufzentrale
Oranienburger Str. 285, **D-13437 Berlin**
Tel.: +49-30-192 40 (**Notruf**); +49-30-30686 711 (Beratungsstelle) | Fax: +49-30-30 68 67 21
E-Mail: mail@giftnotruf.de | www.gifte.de

Bonn

Informationszentrale gegen Vergiftungen, Zentrum für Kinderheilkunde des Universitätsklinikums Bonn
Venusberg – Campus 1, **D-53127 Bonn**
Tel.: +49-228-192 40 (**Notruf**); +49-228-287332, +49-228-28733480 (Sekretariat)
Fax: +49-228-287332 78, +49-228-287333 14
E-Mail: info@giftzentrale-bonn.de oder gizbn@ukbonn.de | www.gizbon.de

Erfurt

Giftnotruf Erfurt, Gemeinsames Giftnotrufzentrum der Länder Mecklenburg-Vorpommern, Sachsen, Sachsen-Anhalt und Thüringen, c/o HELIOS Klinikum Erfurt
Nordhäuser Str. 74, **D-99089 Erfurt**
Tel.: +49-361-730730 (**Notruf**) | Fax: +49-361-730 7317
E-Mail: ggiz@ggiz-erfurt.de | www.ggiz-erfurt.de

Freiburg im Breisgau

Vergiftungs-Informations-Zentrale, Zentrum für Kinder- und Jugendmedizin
Universitätsklinikum Freiburg
Mathildenstr. 1, **D-79106 Freiburg im Breisgau**
Tel.: +49-761-192 40 (**Notruf**) | Fax: +49-761-270 44 570
E-Mail: giftinfo@uniklinik-freiburg.de | www.giftberatung.de

Göttingen

Giftinformationszentrum-Nord der Länder Bremen, Hamburg, Niedersachsen und Schleswig-Holstein (GIZ-Nord), Universitätsmedizin Göttingen – Georg-August-Universität Göttingen
Robert-Koch-Str. 40, **D-37075 Göttingen-Weende**
Tel.: +49-551-192 40 (**Notruf**); +49-5 51-38 31 80 (Für Ärzte/Fachleute),
Fax: +49–5 51-383 1881 | E-Mail: giznord@giz-nord.de | www.giz-nord.de

Homburg/Saar

Informations- und Beratungszentrum für Vergiftungsfälle, Klinik für Kinder- und Jugendmedizin, Universitätsklinikum des Saarlandes, Geb. 9
Kirrberger Str. 100, **66421 Homburg/Saar**
Tel.: +49-68 41-1 92 40 (**Notruf**); +49-6841-1628436 (Sekretariat)
Fax: +49-68 41-1 62 84 38 | E-Mail: giftberatung@uniklinikum-saarland.de
www.uniklinikum-saarland.de/de/einrichtungen/kliniken_institute/kinder

Mainz

Giftinformationszentrum (GIZ) der Länder Rheinland-Pfalz und Hessen,
Klinische Toxikologie
Universitätsmedizin der Johannes Gutenberg-Universität Mainz
Langenbeckstr. 1, **D-55131 Mainz**
Tel.: +49-6131-192 40 (**Notruf**); +49-61 31-2324 66 (Infoline)
Fax: +49-6131-23 24 68 (**nicht für Notfälle**)
E-Mail: mail@giftinfo.uni-mainz.de (**nicht für Notfälle**) | www.giftinfo.uni-mainz.de

München

Giftnotruf München, Abteilung für Klinische Toxikologie und Giftnotruf München,
Klinikum rechts der Isar der Technischen Universität München
Ismaninger Str. 22, **D-81675 München**
Tel.: +49-89-192 40 | Fax: +49-89-4140 4789
E-Mail: tox@mri.tum.de | www.toxikologie.mri.tum.de/giftnotruf-muenchen

Österreich – Wien

Vergiftungsinformationszentrale, Gesundheit Österreich GmbH, AKH Leitstelle 6 Q
Stubenring 6, **A-1010 Wien**
Tel.: +43-1-406 4343 (**Notruf**); +43-1-406 6898 (Allgemeine Beratung)
Fax: +43-1-406689821 | E-Mail: viz@goeg.at | www.goeg.at/Vergiftungsinformation

Schweiz – Zürich

Schweizerisches Toxikologisches Informationszentrum (STIZ)
Freiestr. 16, **CH-8032 Zürich**
Tel.: +41-145 (**Notfälle**) | Auskunft: +41-44-251 6666
Aus dem Ausland: +41-44-252 5151 | Fax: +41-44-2 52 88 33
E-Mail: info@toxinfo.ch | www.toxinfo.ch | (Sprachen: Deutsch, Englisch, Französisch)

Namenregister (Auswahl)

Namen	**Lebenszeit**
Alexei I. (russischer Zar)	1629 – 1676
Aristophanes (griechischer Diplomat)	450 – 380 v. Chr.
Aristoteles (griechischer Philosoph)	384 – 322 v. Chr.
Avicenna, Abu Ali al-Husain ibn Abd Allah ibn Sina (persischer Arzt, Naturforscher)	980 – 1037
Bingen, Hildegard von (Äbtissin, Naturheilerin)	1098 – 1179
Bock, Hieronymus (Arzt, Botaniker)	1498 – 1554
Boerhave, Herman (niederländischer Arzt)	1668 – 1738
Brunschwig, Hieronymus (Arzt, Botaniker)	1450 – 1512
Brunfels, Otto (Arzt, Theologe)	1488 – 1534
Bulliard, Jean Baptiste François (französischer Arzt)	1752 – 1793
Canvane, Peter (englischer Botaniker)	1720 – 1786
Caventou, Joseph Bienaimé (französischer Chemiker)	1795 – 1877
Celsus, Aulus Cornelius (Mediziner)	25 v. Chr. – 50 n. Chr.
Corvisart, Jean-Nicolas (Leibarzt Napoleons)	1755 – 1821
Dioskurides, Pedanios (griechischer Arzt)	1. Jahrhundert
Ehrlich, Paul (Mediziner)	1854 – 1915
Elena von Montenegro (Königin von Italien)	1873 – 1952
Eugster, Conrad Hans (schweizerischer Chemiker)	1921 – 2012
Ferdinand III. (Erzherzog von Österreich)	1608 – 1657
Flury, Ferdinand (Pharmakologe, Toxikologe)	1877 – 1947
Fuchs, Leonhart (Arzt, Botaniker)	1501 – 1566
Führer, Hermann (Pharmakologe, Toxikologe)	1871 – 1944
Geiger, Philipp Lorenz (Chemiker, Pharmazeut)	1785 – 1936
Gesner, Conrad (österreichischer Arzt, Naturforscher)	1516 – 1565
Grünewald, Matthias (Maler)	1480 – 1530
Haen, Anton de (niederländischer Arzt)	1704 – 1776
Hahnemann, Samuel (Arzt, Begründer Homöopathie)	1755 – 1843
Haller, Albrecht von (schweizerischer Arzt, Botaniker)	1708 – 1777
Hecker, August Friedrich (Arzt)	1763 – 1811
Hippokrates (griechischer Arzt)	460 – 370 v. Chr.
Hohenheim, Theophrastus Bombast von; Paracelsus (Arzt)	1493 – 1541
Home, Everard (englischer Arzt)	1756 – 1832
Hufeland, Christoph Wilhelm (Leibarzt der Herzogin Amalia)	1762 – 1836
Kiliani, Heinrich (Chemiker)	1855 – 1945
Laennec, René (Arzt)	1781 – 1826

Lauingen, Albert von; Magnus, Albertus (Gelehrter)	1200 – 1280
L'Ecluse, Charles de (niederländischer Arzt)	1526 – 1609
Levier, Émile (schweizerischer Botaniker)	1839 – 1911
Linnaeus, Carl Nilsson; Linné, Carl von (Naturforscher)	1707 – 1778
Lonicerus, Adam (Arzt, Botaniker)	1528 – 1586
Maclean, John (schottischer Arzt)	1711 – 1814
Magnus, Albertus; Lauingen, Albert von (Gelehrter)	1200 – 1280
Magnus, Hugo (Herzog von Franken)	895 – 956
Markow, Georgi (bulgarischer Schriftsteller)	1929 – 1978
Mattioli, Pietro Andrea; Matthiolus (italienischer Arzt)	1500 – 1577
Moreau, J. J. (französischer Psychiater)	1804 – 1884
Murray, J. A. (schwedischer Arzt, Botaniker)	1740 – 1791
Murrell, William (englischer Arzt, Pharmakologe)	1853 – 1912
Orfila, Mathieu Joseph Bonaventur (spanischer Chemiker, erster Toxikologe)	1787 – 1853
Osiander, Friedrich Benjamin (Arzt)	1759 – 1822
Paracelsus; Hohenheim, Theophrastus Bombast von (Arzt)	1493 – 1541
Pelletier, Pierre-Joseph (französischer Chemiker, Pharmazeut)	1788 – 1842
Pergamon, Galenos von; Galen (griechischer Arzt)	129 – 216
Platon (griechischer Philosoph)	427 – 347 v. Chr.
Plinius der Ältere (Gelehrter, Naturkundler)	23 – 79
Pythagoras (griechischer Philosoph)	570 – 510 v. Chr.
Radziwillowicz, Rafal (russischer Arzt aus Dorpat, heute Tartu in Estland)	1860 – 1929
Rudolph II. (Kaiser des Heiligen Römischen Reiches)	1552 – 1612
Schenk, Gustav (Schriftsteller)	1905 – 1969
Schmiedeberg, Oswald (Pharmakologe)	1838 – 1921
Schwabe, Wilmar (Apotheker, Homöopath)	1839 – 1917
Sertürner, Friedrich Wilhelm Adam (Pharmazeut)	1783 – 1841
Sokrates (griechischer Philosoph)	469 – 399 v. Chr.
Sommier, Carlo Pietro Stefano (italienischer Botaniker)	1848 – 1922
Stoll, Arthur (schweizerischer Biochemiker)	1887 – 1971
Störck, Anton von (österreichischer Arzt)	1731 – 1803
Straub, Walter (Pharmakologe)	1874 – 1944
Swieten, Gehard van (niederländischer Arzt)	1700 – 1772
Tabernaemontanus, Jacobus Theodorus, Jakob Dietrich oder Jacob Ditter/Diether (Arzt, Apotheker)	1522 – 1590
Traube, Ludwig (Arzt, Mitbegründer der deutschen experimentellen Pathologie)	1818 – 1876

Tschesche, Rudolf (Chemiker)	1905 – 1981
Virchow, Rudolf Ludwig Carl (Arzt, Pathologe)	1821 – 1902
Wall, Monroe E. (amerikanischer Chemiker)	1916 – 2002
Wani, Mansukh C. (indisch-amerikanischer Chemiker)	1925 – 2020
Wehmer, Carl (Chemiker, Mykologe)	1858 – 1935
Wiechowski, Wilhelm Friedrich (tschechischer Pharmakologe)	1873 – 1928
Wieland, Heinrich Otto (Chemiker, Nobelpreis (1927))	1877 – 1957
Wilke, Günther (Chemiker)	1925 – 2016
Williams, William Carlos (amerikanischer Arzt und Schriftsteller)	1883 – 1963
Windaus, Adolf Otto Reinhold (Chemiker, Nobelpreis (1928))	1876 – 1959
Withering, William (englischer Arzt)	1741 – 1799

Register

Internetquellen

www1: https://www.hallo-homoeopathie.de/mittel/cyclamen (22.01.2021)
www2: https://www.hallo-homoeopathie.de/mittel/mandragora (22.1.2021)
www3: https://www.lis.bremen.de/sixcms/media.php/13/Pflanzenliste.pdf (02.02.2021)
www4: https://de.wikipedia.org/wiki/Riesen-B%C3%A4renklau (21.01.2021)
www5: https://www.globuli.de/einzelmittel/globuli-von-g-bis-i/hyoscyamus/ (03.02.2021)
www6: https://www.pascoe.de/service/newsletter-naturmedizin/detail/christrose-helleborus-niger-die-kuehle-schoenheit.html (04.02.2021)
www7: https://www.kraeuter-verzeichnis.de/blog/eibe.shtml (04.02.2021)
www8: https://de.wikipedia.org/wiki/Paclitaxel (04.02.2021)
www9: https://www.globuli.de/einzelmittel/globuli-von-t-bis-z/taxus-baccata/ (04.02.2021)
www10: https://www.netdoktor.de/homoeopathie/aconitum/ (04.02.2021)
www11: https://www.globuli.de/einzelmittel/globuli-von-d-bis-f/digitalis/ (04.02.2021)
www12: https://www.hallo-homoeopathie.de/mittel/digitalis (04.02.2021)
www13: https://www.pascoe.de/wirkstoffe/detail/fliegenpilz.html (16.02.2021)
www14: https://remedia.at/homoeopathie/lexikon/agaricus/?back=/homoeopathie/lexikon/?letter=A (16.02.2021)
www15: https://www.homoeopathie-online.info/veratrum-album-nieswurz/ (04.02.2021)
www16: https://www.netdoktor.de/homoeopathie/veratrum-album/ (04.02.2021)
www17: https://www.onlinelibrary.wiley.com/doi/abs/10.1002/ardp.19322700202 (18.02.2021)
www18: https://www.globuli.de/einzelmittel/globuli-von-c-bis-c/cytisus-laburnum/ (05.02.2021)
www19: https://de.wikipedia.org/wiki/Gew%C3%B6hnliche_Haselwurz (05.02.2021)
www20: https://www.hallo-homoeopathie.de/mittel/asarum-europaeum (05.02.2021)
www21: https://www.pascoe.de/wirkstoffe/detail/herbstzeitlose.html (05.02.2021)
www22: https://www.globuli.de/einzelmittel/globuli-von-c-bis-c/colchicum/ (05.02.2021)
www23: https://de.wikipedia.org/wiki/Hundspetersilie (05.02.2021)
www24: https://www.hallo-homoeopathie.de/mittel/aethusa (05.02.2021)
www25: https://www.bfr.bund.de/cm/343/salatmischung_mit_pyrrolizidinalkaloid_haltigem_geiskraut_verunreinigt.pdf (05.02.2021)
www26: https://propolis-honig.de/jakobskreuzkraut-gift-im-honig/ (05.02.2021)
www27: http://www.homoeopathiewelt.com/einzelmittel/senecio-aureus/ (05.02.2021)
www28: https://www.pascoe.de/wirkstoffe/detail/goldenes-kreuzkraut.html (05.02.2021)
www29: https://de.wikipedia.org/wiki/Amerikanische_Kermesbeere (08.02.2021)
www30: https://www.homoeopathie-quelle.de/einzelmittel/phytolacca (18.02.2021)
www31: https://www.netdoktor.de/homoeopathie/phytolacca/ (08.02.2021)
www32: https://de.wikipedia.org/wiki/Amygdalin (08.02.2021)

www33: https://www.pascoe.de/wirkstoffe/detail/kirschlorbeer.html (08.02.2021)
www34: https://www.aerzteblatt.de/nachrichten/77221/Pilzvergiftungen-bei-Migranten-Aerzte-warnen (09.02.2021)
www35: https://www.maintrac.de/Grundlagen/Naturheilmittel/amanita-phalloides/ (09.02.2021)
www36: https://www.remedia-homoeopathie.de/shop/Agaricus-phalloides/a9000651?searchTerm=Knollenbl%C3%A4tterpilz%2C+gr%C3%BCner (08.02.2021)
www37: https://www.globuli.de/einzelmittel/globuli-von-r-bis-s/scilla/ (09.02.2021)
www38: https://www.bfr.bund.de/cm/343/mutterkornalkaloide_in_roggenmehl.pdf (09.02.2021)
www39: https://www.pascoe.de/wirkstoffe/detail/mutterkorn.html (09.02.2021)
www40: https://www.hallo-homoeopathie.de/mittel/oleander (09.02.2021)
www41: https://europepmc.org/article/MED/22069699?singleResult=true (18.02.2021)
www42: https://de.wikipedia.org/wiki/Rizin (10.02.2021)
www43: https://www.pascoe.de/wirkstoffe/detail/rizinusoel.html (10.02.2021)
www44: https://www.hallo-homoeopathie.de/mittel/robinia (10.02.2021)
www45: https://www.globuli.de/einzelmittel/globuli-von-c-bis-c/conium/ (10.02.2021)
www46: https://www.homoeopathie-quelle.de/einzelmittel/mezereum (10.02.2021)
www47: https://de.wikipedia.org/wiki/Stech%C3%A4pfel (10.02.2021)
www48: https://www.globuli.de/einzelmittel/globuli-von-r-bis-s/stramonium/ (10.02.2021)
www49: https://www.globuli.de/einzelmittel/globuli-von-b-bis-b/belladonna-2/ (11.02.2021)
www50: https://www.pflanzen-deutschland.de/Bryonia_alba.html (11.02.2021)
www51: https://www.netdoktor.de/homoeopathie/bryonia/ (11.02.2021)

Bildnachweis

Andreas Zehm: S. 8, 9 (r. u.), 17, 18, 19, 22, 23, 24 (l. u.), 26, 27, 28, 32, 33, 37, 38, 39, 42, 43, 44, 47, 49, 50, 54, 55, 61, 62, 64, 71, 75, 76, 78, 80, 81, 83, 85, 86, 88, 89, 90, 92, 94, 95, 96 (l. u.), 97, 99, 100, 102, 107, 108, 125, 126, 128, 129, 135, 136, 138, 144, 145, 147, 149, 150, 153, 154, 155, 158, 160, 161 (r. u.), 163

Roland Spohn: S. 9 (r. o.), 12, 13, 15, 16, 30, 35, 56, 57, 59, 66, 67, 69, 70, 73, 103, 104, 105, 111, 112, 113, 115, 116, 118, 119, 134, 139, 140, 161 (r. o.), 164

Pixabay: fallonrw: S. 74; *Daniel Borker:* S. 93; *Annette Meyer:* S. 130